帮孩子

走出困境

学习困难门诊中的128个问与答

冷贵生　温树勤 ◎ 主编

全国百佳图书出版单位
中国中医药出版社
·北 京·

图书在版编目（CIP）数据

帮孩子走出困境：学习困难门诊中的 128 个问与答 /
冷贵生，温树勤主编 . -- 北京：中国中医药出版社，
2024. 8. -- ISBN 978-7-5132-8825-5

Ⅰ . G76-44

中国国家版本馆 CIP 数据核字第 2024AL9368 号

中国中医药出版社出版

北京经济技术开发区科创十三街 31 号院二区 8 号楼
邮政编码　100176
传真　010-64405721
山东临沂新华印刷物流集团有限责任公司印刷
各地新华书店经销

开本 710×1000　1/16　印张 19　字数 307 千字
2024 年 8 月第 1 版　2024 年 8 月第 1 次印刷
书号　ISBN 978 - 7 - 5132 - 8825 - 5

定价　58.00 元

网址　www.cptcm.com

服 务 热 线　**010-64405510**
购 书 热 线　**010-89535836**
维 权 打 假　**010-64405753**

微信服务号　**zgzyycbs**
微商城网址　**https://kdt.im/LIdUGr**
官 方 微 博　**http://e.weibo.com/cptcm**
天猫旗舰店网址　**https://zgzyycbs.tmall.com**

如有印装质量问题请与本社出版部联系（010-64405510）
版权专有　侵权必究

《帮孩子走出困境：学习困难门诊中的 128 个问与答》

编委会

主 审

韩新民　张 明

主 编

冷贵生　温树勤

副主编

吕建光　陈 刚　吴 敏　张青龙　南继发　李红艳

编 委

（按姓氏笔画排序）

马文洲　王 虎　王姣艳　成 春　成姣姣　刘淑萍

刘新琼　纪烈琴　张 静　张文治　张秀伟　胡 芹

徐冬晨　崔 敏　鄢秀梅　樊风海　潘四海

序言

XUYAN

"少年智则国智""少年强则国强"。当前，部分孩子学习困难的现状引起了社会的广泛关注。导致孩子学习困难的原因有很多，有的是脑神经功能障碍引起的，有的是心理、情绪问题导致的。学习困难的孩子不仅学习时间较普通孩子长，经常熬夜写作业，而且大多在学校学习时不开心，不愉快，有的会感到自卑，缺乏自信，交不到朋友，总是感到孤独，更严重的甚至会厌学、逃学、辍学，孩子痛苦遭罪，家长也备受煎熬。其实，这些孩子非常渴望得到帮助，走出学习困难的困境。

孩子在学习上出现困难，往往不是因为父母对孩子不够关爱，更多的是由于知识储备不足，对孩子存在的问题缺乏认知。本书的主编、副主编和编委都是长期从事儿童学习困难诊疗工作的知名中西医专家和资深心理咨询专家，他们拥有丰富的帮助学习困难儿童康复的经验，家长可以在专家的帮助下分析孩子的学习存在什么问题，出现问题的原因是什么，是孩子的学习能力有问题，还是学习态度不端正、内驱力不够？是学习方法不对，还是学习环境有问题？是孩子有心理问题，还是有态度问题？家长和老师在了解这些情况后，能够更好地帮助孩子解决学习困难的问题。

本书旨在帮助学习困难的儿童，供家长及老师阅读，语言通俗易懂，采用了一问一答、图文结合的形式，同时配有专家问答短视频。期待通过我们医生、家长、老师和孩子自身的共同努力，能够帮助更多的孩子摆脱学习困难，相信会有更多的孩子爱上学习！

乐意将本书推荐给需要的朋友！

北京中医药大学东直门医院儿科

甲辰龙年谷雨

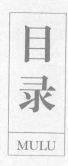

目录

MULU

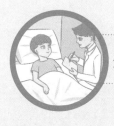

基础篇

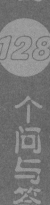

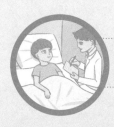

家庭篇

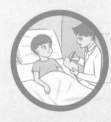

学校篇

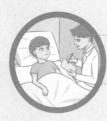

治疗篇

帮孩子走出困境：学习困难门诊中的 128 个问与答

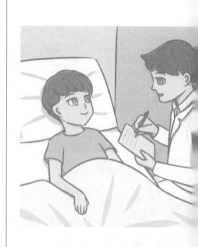

基础篇

帮孩子走出困境：学习困难门诊中的128个问与答

001

学生的学习成绩是由什么因素决定的?

一个孩子要想学习好，成为尖子生，有三个方面至关重要，其一是孩子的学习能力，其二是学习方法和技巧，其三是学习驱动力，三个方面缺一不可，其中最为重要的是学习能力。学习能力差的孩子，即使学习方法和技巧再好，学习驱动力再强，每天都学习十几个小时，也很难取得好的学习成绩，更别说成为尖子生了。

微信扫描二维码
看医学专家解答视频

002

孩子学习成绩不好，与什么因素有关? 如何改善?

孩子的学习成绩牵动着千千万万父母的心，作为父母，总是有望子成龙、望女成凤的期待，然而在现实生活中，每个孩子的学习表现各不相同。孩子学习成绩不好，与什么因素有关呢? 怎样能帮助孩子提高学习成绩呢?

（1）学习动机

学习动机是学生对学习产生的一种心理需要，反映了学生的学习愿望和学习目的。通过对学习成绩优秀学生的观察发现，他们往往学习劲头特别足，对学习有浓厚的兴趣。

那么，如何激发和培养孩子的学习动机呢? 对小学低年级的孩子来说，学习动机主要来自外部，比如当孩子取得优异的成绩或者是进步时，家长和老师要及时赞扬他们，这样可以激发孩子的成就感和自豪感，从而让他们对学习更加感兴趣。对小学高年级和初高中的孩子来说，他们的学习动机主要来自内部，他们会思考学习的意义，探索学习的目的，因而家长和老师帮助他们找到自己的目标、获得自我价值感是激发学习动机的重要方面。

（2）学习策略

当孩子有了积极的学习动机后，如何有效学习就开始发挥重要作用了。孩子的生理、心理发展遵循一定的规律顺序，我们要顺应孩子的发展趋势，既不能拖孩子的后腿，也不能拔苗助长，这样才能事半功倍。

在孩子的整体学习规划上，学校会根据孩子的发展水平制订相应的科学的课程安排，如果家长急于求成，会给孩子增加额外的负担，造成心理压力和对学习的不自信。另外，大脑是学习的主要器官，需要获得充足的休息，因此在学习的整体规划上，要考虑给孩子安排休息和娱乐时间，保证运动和睡眠时间，从而使大脑更好地发挥作用。

以上是宏观的学习策略，具体到细节方面，比如预习方法、听课方法、理解方法、记忆方法、笔记方法、复习方法、考试方法、背诵方法等，在不同学科的学习上也分别有着不同的高效方法，可以咨询相关学科老师及心理老师。

（3）学习意志

学习是一件长期持续进行的事情，学习的成果往往不是立竿见影的，要在一段时间的不懈努力后才能得到回馈，并且这个过程中还会有挫败，这就需要孩子有很强的意志力，在遭遇困难和阻碍的时候，仍然不气馁、不灰心、不放弃，鼓起勇气和信心坚持下去，这样得到的学习成果回馈是让人欣喜和自豪的。

在孩子学习意志力的培养方面，家长和老师要帮助孩子树立坚定的理想信念，还要帮助孩子克服困难，鼓励孩子改进方法，不断进行尝试，提高意志坚韧性。当然，榜样的力量也非常重要，杰出的科学家、运动员等人物，都可以成为孩子的榜样，他们能带给孩子坚持的力量。

（4）家庭、学校、社会环境

家是孩子出发的地方，心理学研究表明，家庭氛围对孩子的学习成绩有重要影响。良好的家庭氛围可以带给孩子安全感和舒适感，有利于孩子的身心发展，从而促进孩子的学习。相反，紧张、消极的家庭氛围可能会让孩子感到焦虑、压抑和不安全，孩子需要应对负性情绪，无法集中更多的精力用于学习。所以，父母要为孩子营造轻松、自在、快乐、温馨的家庭氛围。

学校是孩子学习的主要阵地，学校要为孩子营造积极的学习环境及友好的人际环境。同时，每个孩子都是在社会大环境中长大的，和谐美好的社会环境也有利于孩子全身心地投入学习。

（5）疾病因素

在此要特别强调的是，以上四点是在孩子没患会影响学习成绩的疾病的情况下，家长可以帮孩子提高学习成绩的方法，但是如果家长发现孩子平时写作业注意力不集中，写会儿作业就要去喝水、上厕所，或者盯着作业半天也写不了两个字，或者老师反馈孩子上课爱走神、小动作多，甚至不能遵守课堂纪律等，建议家长尽快带孩子到专业的医院检查是否患有注意缺陷多动障碍（俗称"多动症"）、抽动障碍（俗称"抽动症"）、孤独症（俗称"自闭症"）等各种影响孩子学习成绩的疾病，如果确实患有这类疾病，就需要进行专业的评估和治疗，这样才能帮助孩子提高学习成绩。

微信扫描二维码
看医学专家解答视频

003

什么是学习能力?
为什么说注意力在学习能力中非常重要?

学习能力是指个体从事学习活动所具备的心理特征，是顺利完成学习活动的各种能力的组合。从完成学习形成认知这一活动的心理特征角度来分类，学习能力可分为注意力、记忆力、思维能力。从学生学习形成认知掌握知识的学习过程和环节角度来分类，学习能力可分为课前预习能力、上课听讲能力、课后复习能力、写作业的能力、阅读能力和写文章的动力，而这些能力也离不开注意力、记忆力、思维能力。绝大多数适合上普通学校的孩子智力都是正常的，而对于智力正常的孩子，注意力是最为重要的学习能力。如果孩子注意力缺陷，写作业拖拉，学习成绩下滑，就要及早到专科医院就诊，明确诊断并进行治疗，干预得越早，对孩子的危害就越小。

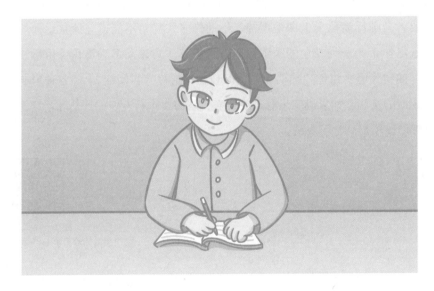

那什么是注意力呢？

注意力是指人的心理活动指向和集中于某种事物的能力。其中，"指向"是指人的心理活动在同一时间内不能感知很多对象，而是通过调动视觉、听觉、触觉、动作等有选择地指向有关对象，离开无关对象；"集中"指心灵活动停留在被选择对象的强度，集中性越强，被无关对象干扰的程度越弱，越不容易被无关对象干扰，比如注意力好的学生上课时眼睛会盯着老师的表情、动作及板书，耳朵会专注地听老师讲的内容，脑子会专注于理解所学的知识，手也会记录相关内容，对与讲课内容无关的人物和声音会忽略不见，听而不闻。根据年龄的不同，学生的听课时间通常有几十分钟，甚至一个多小时，而注意力差的孩子只能专心听讲几分钟或十几分钟，很容易被外界的声音干扰。

我们在几十年的临床工作中每年都会收治和帮助大量的学习困难儿童，其中绝大部分儿童都非常聪明，智力非常高，就是有注意力缺陷、专注力差的问题，学习成绩逐年下滑。有的儿童在一、二、三年级时可以排在班级里的前几名，四、五年级就下滑到班级的中下水平，到了六年级，尤其是到了初中，学习成绩会大幅下滑，考试不及格，即使家长在课后增加辅导时间，孩子的成绩也没有起色。有的孩子由于课上小动作多、注意力差、学习成绩差被老师批评，被家长训斥，甚至打骂，会出现厌学、抑郁、焦虑、性格缺陷和品行障碍的情况。许多家长在孩子平时写作业拖拉磨蹭时就有所警觉，认识到孩子可能存在注意力缺陷，于是及时带孩子到专业医院进行检查和针对性治疗，孩子接受专业的治疗后，注意力会很快得到改善，孩子注意力好了，学习就轻松了。干预治疗时的年龄越小，孩子学习困难的程度越轻。有的学生到了初中，成绩只考几十分，甚至出现厌学、沉迷于游戏、性格缺陷和品行障碍的情况时才来就诊，治疗效果往往不尽如人意，家长悔不当初，痛哭流涕，后悔莫及，耽误了孩子。

004

孩子的注意力和记忆力与什么因素有关？

在上一个问题中我们介绍过，注意力是指人的心理活动指向和集中于某种事物的能力，注意力越集中，学生学习起来就越轻松。

（1）人的注意力与什么因素有关

人的注意力是由大脑前额叶的神经元细胞功能决定的，前额叶皮层是大脑中在发生时间上最晚出现、在个体发育中最晚成熟的结构，一般 25 岁以后才完全发育成熟。前额叶皮层细胞与其他皮层及皮层下结构具有广泛的神经投射联系，前额叶是控制大多数高级认知的关键脑区，因此被认为是大脑的"总司令"，其中前额叶背外侧皮层负责注意力、动机和计划性，前额叶腹外侧皮层参与空间注意、行为抑制，前额叶眶部皮层、内侧皮层与情感控制、动机有关。

一般来说，随着年龄的增长，孩子的前额叶皮层会逐渐发育成熟，注意力会逐渐变好，但大约有 8% 的学龄期儿童，会因为各种原因出现额叶功能发育差，前额叶神经细胞分泌的去甲肾上腺素、多巴胺等神经递质减少，削弱了对皮层各区功能的控制作用，导致孩子注意力缺陷，行为抑制作用减弱而出现不可控制的小动作、情绪异常、冲动任性，表现为典型的多动症症状，上课无法专心听讲，也无法专心写作业，随着年级的升高、学习难度的增大而逐渐出现学习困难。

（2）人的记忆力与什么因素有关

记忆力是大脑的一种能力，是大脑对经历过的事情的识记、保持，并能在以后再现的能力。记忆分两种形式，一种是外显记忆或陈述性记忆，通常是对事实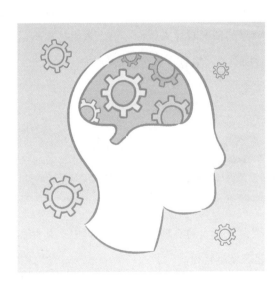或事件的记忆，能用语言表达出来，比如背诵文章或讲一个经历过的事件；另一种是内隐记忆或非陈述性记忆，通常是指技能或者程序的获得，它们通过运动或活动无意识地表达，一般无法用语言陈述，比如学骑自行车、打乒乓球。记忆的生理基础是神经细胞之间形成的突触网络，客观事物以一定的关系经过人体感官器官在大脑皮层中形成电信号，该信号通过神经纤维传递到相应的记忆中枢区域，外显记忆一般是传递到颞叶海马进行编码、固定、储存，形成短期记忆，然后大脑有选择地将相关信息通过前额叶皮层纤维传递到新皮层进行储存，形成长期记忆，而内隐记忆主要是与新纹状体、额叶皮层、运动皮层、小脑有关。人的大脑在以下四个时间节点记忆力较强，一般是早上 6：00 ~ 7：00，8：00 ~ 10：00，晚上 8：00 ~ 10：00，以及睡前 1 小时。据研究，一个人的大脑记忆如果被全部开发出来，他可以将地球上最大的图书馆藏书内容全部记住。由以上分析可见，额叶皮层与记忆有密切关系，参与短期记忆向长期记忆的转化，与内隐记忆和外显记忆均有关联。

（3）注意力与记忆力的关系

通过以上介绍可知，注意力主要与额叶功能有关，而记忆力又与额叶密切相关，所以如果孩子的额叶功能发育不完全，就会出现典型的注意力缺陷、多动、冲动任性等症状，有的孩子还会出现记忆力的减退，尤其是长久记忆力差，记住的东西容易忘，就会导致孩子学习困难。

注意力与记忆力密切相关，注意力是记忆力的基础，记忆力是注意力的结果。有注意力严重缺陷的孩子一般也存在记忆力差的问题。注意力在学生学习知识的过程中起到主导作用，注意力是观察力、记忆力、思维能力和想象能力的准备和基础。只有注意力好了，人们才能集中精神去感知学习内容，继而观察、记忆、理解、思考和想象，才能形成认知；没有注意力，人们的各种智力因素，比如观察、记忆、思考和想象将因得不到一定的支持而失去控制，学生在课堂上将无法完成对新知识的理解和掌握，也无法在课后专心地温习功课和应用所学的知识写作业和解答问题，做作业拖拉磨蹭，半小时的作业用两小时都完不成。一个学生要想成绩优秀，有两个方面必须要做到：其一是上课时专心听讲，课堂效率高；其二是课后专心温习功课，高效地写作业。这两方面都需要孩子有非常好的注意力才能做到。如果孩子的学习能力存在问题，应及早治疗和改善，尤其是注意和记忆力缺陷大多可以通过专业的治疗恢复正常，孩子的逻辑思维能力、观察力、想象力也可以通过专业的训练得到改善。

005

理解能力与什么因素有关？为什么会影响学习效率？

日常学习工作中，每个人对在同等条件下接收到的同类信息的接受理解、加工处理程度有所不同，有些人理解能力强，会得到"悟性高、灵光"的评价，而有些人理解能力差，甚至被说成"不开窍、愚笨"。

（1）什么是理解能力

理解能力是指一个人对事物、知识的理解能力，这种能力对于一个人的学习、工作和生活都非常重要，因为它涉及对信息的接收、分析和应用，是衡量学习效益的重要指标。理解能力有三个层次：低层次理解是知觉水平上的理解，是仅对事物表象的命名，知道它"是什么"；中层次理解是在知觉水平理解的基础上，对事物的本质与内在联系的揭露，能够理解概念、原理和法则的内涵，知道它"怎么样"；高层次理解则指间接理解，是在概念理解的基础上，让事物更加系统化和具体化，重新建立或者调整认知结构，达到知识的融会贯通，知道它"为什么"。

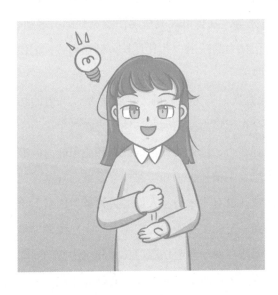

（2）理解能力与什么因素有关

①智力：智力水平会影响人对事物的理解能力，影响人的认知能力和认知结构。例如，解决同样的问题时，有智力障碍的人会无从下手，给不出解决问题的方法，而智力高的人就能迅速找到问题的关键点，给出答案。

②注意力：注意力集中是接收新信息的关键，如果注意力不集中，导致接收的信息碎片化，结果就是知其一，不知其二，以偏概全，断章取义。

③记忆力：记忆力越强，知识储备就越丰富，那么大脑提取和加工信息的能力就越强。一个人对某个领域的知识了解得越多，可能就越容易理解该领域的相关信息。例如，一个医生对医学领域的知识储备较多，那么他可能更容易理解医学术语和疾病症状信息，而其他人则需要花更多的时间和请他人帮忙解释才能明白些皮毛。

④语言知识和文化背景：语言知识是理解能力的基础。一个人的语言知识越丰富，对语言环境越熟悉，对语言的理解能力就越强。例如，一个母语为英语的人可能更容易理解英语单词和句子的含义，而一个母语为汉语的人则需要付出更多的时间和努力来理解英语。文化背景也是影响理解能力的重要因素。不同文化背景下，人们对于信息的理解和解释可能存在差异。例如，在某些文化中，人们可能更注重个人隐私和独立性，而在其他文化中，人们可能更注重集体性和合作。因此，有不同文化背景的人，对于同一信息的理解能力也不同。

⑤思维方式和阅历：一个人的思维方式也会影响他的理解能力。有些人可能更善于分析和推理，而有些人可能在直觉和感性认识上更有优势。一个阅历丰富、见多识广的人，会从多方面、多角度去理解判断，做出合理的决定。

⑥情绪和心理状态：情绪和心理状态也可能影响一个人的理解能力。当一个人感到焦虑、紧张或疲劳时，他的理解能力可能会下降。相反，当一个人感到放松和自信时，他的理解能力可能会提高。

从上面的介绍中不难看出，儿童的学习效率与理解能力密切相关，提升理解能力的关键就是提高注意力和记忆力。注意力不集中导致学习困难，也就无法进行语言积累和知识储备：忘东忘西，记忆力差，如同猴子掰玉米，知识匮乏，会导致自信心不足或自卑，产生情绪问题等，这些都会影响一个人的理解能力，进而影响学习效率。出现上述一系列问题时，寻求专科医生的帮助是非常正确的选择，专科医生会根据实际情况制订个性化治疗方案，可以更专业、更精准地帮助每一个有需求的家长。

【案例】

患儿男，8岁，一年级学生，来诊时多动，安坐 1～2 分钟就扭来扭去，甚至离座；注意力不集中，容易被周围干扰分神，读书时漏字、串行，写错字，完不成作业；没有等待意识，常插话、抢话；认知理解力差，不会 20 以内的加减法，颜色、形状不分，不知常见物品的用途，授教困难，学习成绩很差。患儿以"注意缺陷多动障碍伴学习困难，精神发育迟滞"入院，经中医针刺、穴位埋线、认知训练、注意力训练、安坐能力强化和书写指导等专业的个性化治疗半年，理解能力明显增强，现能在课堂安坐 25 分钟左右，不主动干扰他人。注意力改善后，孩子听课较前认真，不再回避学习中遇到的困难，对学习产生了兴趣，知识积累也越来越多，更强化了理解能力，进而提升了学习效率；家长十分开心。

006

孩子应该掌握的高效学习方法和技巧有哪些?

世上没有笨学生，只有没找对学习方法的学生。好的学习方法和习惯要从小培养，我们总结了各省数十名尖子生的学习方法，给大家做一个简单的介绍。

(1) 进行海量阅读

自幼家长就要培养孩子读书的习惯，一两岁时就与孩子一起读绘本，让读书成为一种习惯，长期坚持，家长可以根据孩子的年龄、喜好、兴趣、特长选择不同的书籍。哈佛大学教授曾对哈佛学生进行了一项调查研究，发现他们有一个共同的特点就是热爱阅读。书籍是智者智慧的结晶，大量阅读就是让孩子站在巨人肩膀上看世界，看人生。海量阅读的学生智慧会有飞跃式提升，思想也会更加成熟。阅读是一切学科的基础，不爱阅读的孩子知识储备量不足，思维跟不上，各项能力都很弱，越到高年级越吃力，发展后劲不足。阅读就是与智者交流沟通，边读书边做笔记，写读后感，会更加事半功倍，从读书中获得更多智慧，获得更多快乐。

（2）养成良好习惯，培养兴趣特长

家长要从小培养孩子好的学习习惯和行为习惯，自幼就要培养孩子的独立性和自律性。在孩子成长的过程中，家长要多鼓励、表扬，保护孩子的好奇心和爱学习的天性，要注重培养孩子的兴趣，发现和培养孩子的特长，以兴趣为导向，提升孩子的学习内驱力，让孩子认为学习是轻松快乐的事，孩子的学习感受好了，学习过程快乐了，学习内驱力就强了。

（3）每个学习环节都要做到科学高效

课前预习很重要，上新课前要提前预习，把新知识的难点和问题搞清楚，带着问题听课会更有针对性，从而提高课堂学习效率。上课时要专心听讲，抓重点、难点，当堂课没有听懂的地方当堂问，课堂上没有理解的知识，当天课后要通过其他途径学会、学懂。要注重课后高效率地写作业，重视复习。学习其实就是反复训练的过程，可以根据艾宾浩斯提出的遗忘曲线的规律安排学习及复习计划，写作业前要把当天上课的内容认真全面地复习一遍，随后把近三天的学习内容快速简单地复习一遍。另外，每个周末和月末要把近两周和当月所学习的知识点温习一遍。为每个学科都要准备一个错题积累本，把作业中的错题和考试中犯的错误记录在本上，找出哪些知识没掌握，哪些方面需要改进和提高。

（4）做好时间管理

家长要培养孩子科学安排学习时间的能力，做好时间管理。海马记忆研究显示，晨起40分钟和睡前1小时是记忆的最佳时间，此时间段内适合学习需要记忆的内容，比如背英语单词、语文课文、数学公式等，晚上六点至十点的整块时

间可以用来温习功课和写作业。高年级学生也可以合理地利用零碎的时间，如睡前洗漱、乘公交车时背诵单词等，积零成整，进而大大提高学习效率。

下面分享给大家一个自我学习的方法——费曼学习法。该法的实质是模拟教学，分为三个核心步骤：第一步，将学习的内容自己看三遍，学习、理解所学的内容；第二步，脱离书本将知识复述出来；第三步，用自己的话教会别人。这个方法其实就是让学生学习后自己做老师，用最简单的话语将新学的知识准确地教给其他人。该法可以显著提高学习效率，知识吸收率高达 90%，而传统学习法的知识吸收率低于 30%。

（5）制订学习目标及激励措施

家长可以与孩子一起制订学习考核目标和激励措施，调动孩子的学习驱动力。当然，目标制订要根据孩子当前的学习能力进行，从低目标开始，逐渐提高目标要求，鼓励孩子要有高目标，赢别人，赢自己，超越自己，不断进步，这样才会让孩子有成就感，增加学习驱动力。考核目标周期要短，以两周或一个月为佳，初始要求不能过高，应当孩子略微用心就可完成，完成考核目标后家长要及时兑现奖励，让孩子获得完成目标的成就感和快乐感，从而强化学习动力。考核目标包括平时课堂表现、作业完成质量和速度、课外读书进展及考试成绩等，每天进行记录。如果孩子没有完成考核目标，家长也要多鼓励，不要责骂。

最后强调的是，学生在求学的生涯中，要遵循我国教育家孔子提出的关于学习的两个重要方法：其一就是要学思结合，孔子曰"学而不思则罔，思而不学则殆"，一定要带着问题，带着思考去学习，在学习过程中多问为什么，不断思考，寻根问源，学思结合，这样可以显著提高学习效率和学习效果；其二就是要遵循孔子"学而时习之，不亦乐乎"的学习方法，将学习的知识反复应用于实战，用所学的知识解决问题，多写文章，多做各种各样的题目，查漏补缺，通过不断的努力，定会成为学生中的佼佼者。

想要孩子成为尖子生，良好的家庭环境和学习氛围也具有重要作用。父母要引导孩子制订远大的学习目标和人生规划，从小就要有赢的思维，从幼儿时期就要注重培养孩子的自信心和责任心，要有不服输的勇气，不断超越自己，超越别人。

微信扫描二维码
看医学专家解答视频

007

什么是学习内驱力？如何调动孩子的学习内驱力？

近十年来，由于手机等电子产品的广泛运用，很多孩子迷恋上了游戏，也有很多孩子患有多动症、抽动症、抑郁症等病症而未经系统治疗，长此以往可能导致学习困难、厌学、"躺平"，甚至逃学，许多家长非常焦虑和不安。要想改变现状，帮助孩子摆脱学习驱动力不足的状态很重要。

（1）什么是学习驱动力

学习驱动力是指驱动孩子进行学习活动，从而满足孩子从学习结果中获得某种需要的内在力量，分为来自孩子的自身学习动力，即内驱力，和来自外界的老师或家长的外部驱动力，即外驱力。一个学生要想取得好的学习成绩，自身内在的学习驱动力是极其重要的，其中学习动机是学习驱动力的重要组成部分。如果自己不想学习，内驱力不足，即使外部的老师、家长给予再多的外驱力，也不会取得好的学习成绩。

（2）如何调动孩子的学习内驱力

首先，不要破坏孩子与生俱来爱学习的天性，每个孩子都是天生的模仿者和学习者，家长和老师不要人为无意识地破坏孩子的学习内驱力。

孩子刚一出生就会对世界充满好奇，出生后数天就会用眼睛去观察外部世界，通过皮肤、手脚去触碰外物，感知外界的物品和人，家长要从孩子出生之日起顺应孩子爱学习的天性，多带孩子接触大自然，感知世界，给孩子提供学习外界知识的机会。在孩子成长的过程中，家长要多鼓励、表扬，保护孩子的好奇心和爱学习的天性，要注重培养孩子的兴趣，发现和培养孩子的特长，以兴趣为导向，提升孩子的学习内驱力。

但是，家长要注意，不要透支孩子的学习兴趣，不要违背儿童心智发展的规律，老师和家长不要给孩子过多的压力，不要为了学习成绩或为了造就某方面特长的神童，而给孩子布置大量的作业，甚至打骂、吼叫、施压，过度的外驱力会使孩子感到恐惧、悲伤、厌倦，导致厌学、逃学，人为地破坏了孩子的学习内驱力。

其次，家长要自幼培养孩子好的学习习惯和行为习惯，培养孩子的独立性、自律性和责任心，自己的事自己做，有自信心和责任心的孩子入学后学习也会很好。要让学习成为轻松快乐的事，孩子的学习感受好了，学习过程快乐了，学习的内驱力就强了。

好的学习习惯要自幼养成，包括课前预习、上课专心听讲、课后有效地计划学习时间、专心地复习功课和高效地写作业。要养成好提问、爱思考的习惯，不要死记硬背，不会的问题要当天解决，家长和老师要鼓励孩子大量阅读有益的书籍，培养孩子边读书边记笔记的学习习惯，在读书过程中获得智慧，获得快乐。

（3）如果孩子已经有厌学、"躺平"等表现，应该如何调动孩子的学习内驱力

首先，要分析孩子缺乏学习内驱力的原因，把原因去除掉。有许多孩子是因为患有多动症、抽动症、抑郁症等疾病导致注意力缺陷，学习能力差的，随着学业难度的增大，还会出现厌学的情况，家长应及早发现，尽早带孩子到专科医院进行系统检查和规范治疗，注意力好了，学习轻松了，孩子自然就愿意学习了。对于有网瘾的孩子，家长应在医务工作者的指导下协助孩子戒掉网瘾。

其次，要让孩子明白为什么要学习。想让一个孩子改变厌学的行为，首先要让他懂得学习的重要性。家长要鼓励孩子努力学习，树立远大目标，争取考上自

己理想的学校，获得学习更多专业知识的机会，为国家和社会做贡献，要让孩子明白努力学习能改变自己的命运和决定未来人生的高度。

另外，我们建议家长给"躺平"的孩子制订一个符合当前能力的短期（一周或两周）学习小目标。如果孩子能完成家长要及时奖励，让孩子能获得完成目标的成就感，切记制订的学习目标的完成难度不要太高，要让孩子比较轻松地就可以完成，这样随着一个又一个小目标的完成，孩子能不断地获得正性强化奖励，从学习中获得成就感，享受学习过程中的快乐。

微信扫描二维码
看医学专家解答视频

008

心智年龄对儿童学习动机的影响有哪些?

什么是心智年龄？心智年龄是相对于自然年龄而言的心理学术语，是指依照个体心理活动的健全程度确定的个体年龄。其主要依据如下：

①个体在社会实践中发展起来的，以思维和语言为核心的认知、情感和意志相统一的心理活动过程。

②个体构成意识活动的独特心理组织系统。

那么什么是学习动机呢？先进行教学前，先要使儿童喜欢学习、想学习、要求学习。喜欢学、想学、要求学，这种心理活动是推动儿童进行学习的主观动力，心理学上称为学习动机。儿童如果不想学，你强迫他学，他总是学不起劲的，效果也不会好。所以，激发儿童的正确学习动机是保证教学顺利而有效进行的前提之一。

心智年龄对儿童学习动机有什么影响呢？

学龄前儿童的学习模式以感官探索、游戏互动为主，他们对任何事情都是充满好奇的，喜欢探究事物，处于直观形象思维阶段，学习的动机更多来自感官的刺激和好奇探究之心，所以在这个阶段多鼓励孩子动手思考，多去尝试，帮助孩子体验到学习探索的乐趣最为重要。

当儿童的心智年龄再往前发展，思维发展水平达到具体运算阶段时，儿童就会进入小学进行学习。小学生的学习动机表现中，有的是对学习的内容或形式产生兴趣，有的是对学习的结果感到满意，有的是对智力活动的过程感兴趣，有少数儿童是认识到了学习的社会意义，以及学习的目的、理想。该年龄段儿童对感受型刺激特别敏感，在意学习的感受和别人的评价，而这些心理因素都可以成为推动儿童学习的动力，但是在不同的年龄发展阶段会有不同的表现和作用。

针对低年级儿童的特点，培养和发展学习动机主要体现在让儿童对学习过程的形式感兴趣。"背起书包上学校"和上课活动本身对他们有很大的吸引力，成为他们最初的学习动力。"背起书包"标志着他不再是幼儿园的小朋友而是小学生了。按照铃声上课和下课，又发书又发本子，一会儿学拼音，一会儿学计算，又是全班读，又是分排念，许多新的学习方式让他们感到新鲜有趣。主观上他们是为了参加这些活动形式而学习的，至于为什么要学，学习的结果如何，他们还不是很了解，也不太会重视。有经验的教师善于利用儿童对新的学习方式本身感兴趣的特点，巧妙地使这些学习过程具有更大的吸引力，从而激发儿童想学习、要求学习的主动积极性，引导他们学习更多的知识。

但是，如果单纯迁就儿童这种仅仅是对学习形式感兴趣的动机还是不够的，因为他们一旦对学习过程不感到新鲜有趣，或者是在学习过程中遇到了困难，就会不想学，所以必须及时引导儿童重视学习结果。儿童最初注意的学习结果是老师的评价，老师对儿童的学习结果做出恰如其分的、能够促进儿童更想学习的评价，是激发儿童学习动机的重要方法之一。老师的评价必须以肯定成功的部分为主，使儿童及时看到自己的学习成果，同时要根据具体情况，引导儿童认识到还要从哪些方面努力才可以获得更好的学习成绩。这样，学习的结果就可以转而成为推动儿童学习的新动力。

当然，对低年级儿童学习动机的培养不能要求过高。学习目的教育仅是开始，为了巩固和加强儿童的学习动机，培养兴趣还要起相当重要的作用。但是，老师不应该停留在最初那种培养儿童对学习过程的形式感兴趣的阶段，而应该引导儿童对智力活动的过程感兴趣。带有游戏性质的智力活动，是培养低年级儿童学习动机的一个重要方面。

到中、高心智年龄阶段，儿童的思维水平，以及认知能力、意志力的发展又有了显著飞跃，学习动机由外部转向内部，儿童开始喜欢探究学习的意义，明确学习的目的，学校和家庭会更加重视学习的结果，有部分儿童也比较重视学习结果，但是有更多的孩子开始凸显个性化发展，对外界的评价和观点持有自己的态度，渴望展现不一样的自我，对挑战性智力活动或者自己擅长的活动感兴趣，这几种因素推动处于中、高心智年龄阶段的孩子研究学习背后的意义，探究个性发展，这在学习动机的培养中起到很重要的作用，可以帮助孩子找到自己的目标、自我价值、自我效能感，是促进学习动机的重要方面。所以，初中、高中孩子的老师和家长要从思想、学习目标及未来职业规划上调动孩子的学习动机，也需要在心理疏导和亲子沟通方面给予支持，帮助儿童缓解不安情绪，解决困惑迷茫，将注意力和精力更多地放在学习的过程之中。

当然，有的孩子心智年龄比实际年龄落后，这就需要家长、老师根据孩子的心智年龄发展水平给予相应感官、感受、思想上的外来刺激来调动学习动机，激发学习驱动力。

009

什么是学习困难？哪些原因可导致学习困难？

许多带孩子来医院学习困难门诊就诊的家长，对孩子出现的学习成绩下降，不写作业，甚至逃学等异常表现非常焦虑，常常急切地问医生："我的孩子怎么了？为什么会出现学习困难？学习困难是如何造成的？如何干预和治疗呢？"

学习困难是指智力正常或基本正常的个体在学习方面存在障碍，表现为视听、阅读、写作、计算、理解和语言表达能力等方面存在缺陷，从而导致学业水平远低于普通儿童的平均水平，有的甚至无法完成基础的学习内容，如阅读、拼写、数学运算、推理应用等。出现学习困难的原因可能与大脑神经发育或神经功能异常有关，也可能与孩子心理行为异常或品行障碍有关，既有疾病因素，也有非疾病因素。

（1）疾病原因

①注意缺陷多动障碍（ADHD）：常见于儿童，简称"多动症"，是由于前额叶功能发育不完全导致的注意力缺陷伴多动，常表现为上课走神发呆，小动作多，做作业拖拉，脾气大，冲动任性，一般会随着孩子年龄增大、年级升高、学习难度增大而出现学习困难，在小学高年级和初中尤为常见，这些症状在学习过程中会严重影响学生的专注力和自制力。

②抑郁症：抑郁症会影响学生的学习动力和兴趣，导致他们无法专心学习。此外，抑郁症还会影响学生的情绪状态，使他们在面对学习困难时感到沮丧和无助。

③焦虑症：焦虑症会导致学生在学习过程中过度紧张和担忧，影响他们的注意力和记忆力。这种状况会使学生难以集中精力学习，进而导致学习困难。

④孤独症谱系障碍（ASD）：孤独症患者通常存在社交障碍和沟通障碍，这会影响他们与他人的交流和学习合作。此外，孤独症患者还可能有重复性行为和学习风格异常，这些也会导致学习困难。

⑤抽动障碍：躯体或发声抽动可能导致儿童无法正常听课和学习，引起学习困难。

⑥脑部生物学发育障碍：可能导致书写障碍、阅读障碍、计算障碍，从而引起学习困难。

（2）非疾病原因

①学习方法不当：有些学生可能没有掌握有效的学习方法，导致学习效率低下。例如，他们可能无法合理安排学习时间或无法理解课程内容，这会使他们在

学习过程中遇到困难。

②学习环境不佳：家庭或学校环境可能会影响学生的学习状态。例如，家庭不和、学校教学质量差或班级氛围不和谐等环境因素会使学生无法专注于学习，从而影响学习成绩。

③缺乏学习动力：有些学生可能对学习没有兴趣或目标，导致缺乏学习动力。他们可能没有意识到学习的重要性，或者缺乏追求个人目标的动机，因此在学习上表现不佳。

④有情绪问题：情绪问题，比如焦虑、抑郁、孤独等可能会影响学生的学习状态和效率。例如，焦虑和抑郁可能导致学生过度担忧学习结果，无法专注于学习任务；孤独则可能使学生缺乏社交支持，缺少学习伙伴，影响他们的学习参与度和成绩。

除以上原因外，不良习惯、网络成瘾、性格因素等也可能导致学习困难。例如，拖延、过度使用社交媒体等不良的学习习惯会影响学生的学习效率；而过于消极、自卑或依赖性强等性格因素可能影响学生的学习积极性和独立性。

总之，导致学习困难的原因多种多样，既有疾病原因也有非疾病原因。对学生和家长来说，了解这些原因并采取相应的干预措施可以帮助孩子改善学习困难状况，提高学生的学习成绩和个人发展水平。同时，学生也应该端正学习态度，掌握正确的学习方法，培养健康的生活习惯和良好的心理素质，以应对学习和生活中的各种挑战。

【案例】

患儿男，9岁，南通人，三年级学生。孩子注意力不集中1年，好动，小动作多，上课说话、走神、东张西望，写作业拖拉磨蹭，学习成绩下滑严重，脾气暴躁易怒，经常招惹别的同学，甚至打架，不服从老师的管教，和家长顶嘴，家长很着急，来院就诊后经过专业检查诊断为注意缺陷多动障碍伴学习困难（智商正常）。经过2个月的治疗，效果明显，孩子上课能够认真听讲了，回家能主动完成作业了，情绪也稳定了很多，考试成绩有了很大的提高。

微信扫描二维码
看医学专家解答视频

010

学习困难的儿童有哪些临床表现？

近年来，因学习成绩不好来学习困难门诊就诊的患儿逐渐增多。家长诉说孩子看着聪明伶俐，就是学习成绩逐渐下降，上课注意力不集中，小动作多，容易走神，写作业拖拖拉拉，马虎大意，丢三落四，阅读不顺畅，动作不协调，计算困难，而且偏科，喜欢的科目成绩就好一点儿，不喜欢的科目成绩就相当差。家长为了提高孩子的学习成绩也采用了多种方法，比如增加课后练习时间等，可学习成绩就是不见提高。

学习困难是学龄儿童会出现的普遍问题，很多儿童学习困难是因为认知理解能力的某部分技能不足，导致学习技能不足，比如部分儿童语文成绩落后是阅读障碍导致的，部分儿童会出现读写障碍，部分儿童会表现出计算能力不足，也就是计算障碍。无论是哪项技能不足和缺失，都会导致学业成绩下降和落后，表现

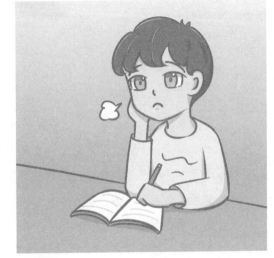

为学习困难。

那么，学习困难有哪些常见的临床表现呢?

①注意力差:不能够集中注意力，容易走神，坐立不安，很难集中精力做好一件事，自控力差，容易从一件事情跳跃至另一件事情。

②阅读障碍:在阅读理解时常出现无意识省略、替代、歪曲或添加单词的情况，读词组时不能提取相应的词汇，不能回忆阅读过的内容，部分孩子在辨认字母、音节和单词的过程中常出现错误，阅读速度很慢，对所读文章内容的理解和记忆困难，会将字看反或看颠倒，阅读时出现漏字、跳字，读错行，必须用手指指着每一个字阅读，因果顺序表达欠佳，甚至无法阅读。这些孩子往往语文成绩差，对数学应用题的理解辨析能力较差。

③语言表达障碍:语言表达困难常表现为语音异常，语用能力差，词汇贫乏，语法句型错误，语言组织混乱，等等。

④数学学习障碍:部分孩子会在数学概念的理解、计算和解决问题上遇到困难。他们在数学基本概念的理解、数学公式的记忆等方面存在障碍，计算时忘记进位或借位，直式计算排位错误，常抄错或抄漏题，数字排列顺序颠倒，数字记忆不良，导致对数量概念的理解和应用题的计算出现困难;不能辨认数学符号，不理解数学术语，在解决数学运算和推理问题时容易出错;不能比较两个数字的大小。

⑤书写、绘画障碍:主要表现为缺少主动书写，写字时或丢偏旁部首，或张冠李戴，字迹潦草不易懂，涂抹过多，错别字多，书写短语的能力较差;不能正确地拼写单词，书面表达存在困难，书写时总是尽可能地将字简化或者字迹潦草。由于孩子空间定位的能力差，在画图时常分不清左右，无法把人物放在恰当的位置，不能把正确的颜色涂在规定的线条内。

⑥理解困难:思考能力差，对大小、形状、颜色等分辨不清，在判断远近、长短、高低、轻重，以及辨别方向等方面存在困难。概念形成模糊，推理困难，解决问题的能力差。

⑦学习技巧和策略掌握不足:部分学习困难的孩子在收集学习材料、制订学习计划和管理学习时间等方面会有技巧上的困难，缺乏有效的学习策略，导致学习效果不佳，学习动力和自信心丧失。

⑧情绪行为异常：大多有多动、冲动、注意力缺陷，可继发情绪问题，常常过于"自我"，学习动机不良，对学习缺乏兴趣或厌倦学习，在课堂上打扰他人，可有攻击、破坏、挑衅或强迫行为，社会适应能力差，人际关系不良，可能有品行问题，情绪不稳定，易激惹，焦虑，过于自卑，部分孩子有网络成瘾的问题。

⑨动作不协调：不善于接球、投球、踢球等，不会骑自行车，动作协调平衡能力差，经常碰坏东西。

⑩缺乏自信心：不能很好地展现自己真正的能力，遇事经常退缩，有挫败感，甚至在身边环境的压力下变得孤僻内向。

⑪人际关系差：常常无法完整、顺畅地表达自己的想法，或听不懂别人说的话，无法理解别人的肢体语言，喜欢插嘴，常常干扰别人，可能会因成绩不好而被同学嘲讽、被老师批评，往往在学校交不到朋友，性格比较孤僻，社交能力差。

学习困难发生于孩子在学校学习的各个时期。各种不良因素出现得越早，作用的时间越长，后果就越严重，所以一旦孩子出现注意力不集中、计算困难、记忆力不好、情绪不稳定、社交障碍等临床表现时，建议家长及时带孩子到专科医院就诊，明确诊断后及时进行干预治疗，让孩子的学习成绩有所提高。

【案例】

患儿男，五年级学生，足月剖宫产。男孩在上一年级的时候就有上课注意力不集中的情况，走神，小动作多，写作业拖拉，到五年级时症状加重，除上述表现外，还出现了阅读理解问题，经常把字看反，阅读时漏字、跳行，写下的字结构不协调，手指不灵活，经常把东西弄坏，胆小易退缩，自信心差，与同学的关系不好，学习成绩逐渐下降，即使加强了课后练习，成绩也还是不见提高，所以家长带孩子到医院就诊。经过一系列检查，男孩被确诊为注意缺陷多动障碍伴学习困难，给予综合治疗，治疗一个疗程后孩子就有了明显的变化，上课能注意听讲了，写作业的速度加快了，阅读理解能力改善了，考试成绩明显提高了，动手能力明显提高了，孩子的自信心也增强了，对自己的未来充满了希望！

微信扫描二维码
看医学专家解答视频

011

学习困难有哪些分类?

每个学习困难的儿童都有自己与众不同的特征，引起学习困难的原因也各不相同。根据国内外学者的研究及我们在日常诊疗中获得的经验，学习困难可以按不同的标准进行分类，有的从病原学角度进行分类，有的从功能角度进行分类。

学习困难的病原学分类是从病理原因角度对学习困难进行的分类，比如视觉障碍或听觉障碍引起的学习困难，以及脑功能障碍导致的学习困难等。其中，脑功能障碍导致的学习困难的严重程度多与病情的轻重及知识难度的高低有关，病情越重，知识的难度越高越容易出现学习困难。采用病原学分类划分出的类型也常常被称为特定学习障碍。

我国一般从功能角度对学习困难进行分类，这也是从更广泛的范围来认识学习困难的分类方法，可以将学习困难分为发展性学习困难、学业性学习困难、情绪－行为性学习困难三类，分别阐述如下。

（1）发展性学习困难

发展性学习困难是指在儿童的成长过程中，某些心理功能和语言功能的发展偏离了正常的发展轨道，对儿童的心理造成损伤而导致的学习困难，临床上以注意力缺陷伴多动最为常见，其成因可以分为以下 6 种类型。

①注意力缺陷：常见于儿童多动症，多动症是由于前额叶功能发育不完全导致的疾病，常表现为上课走神发呆、小动作多、做作业拖拉、脾气大、冲动任性等，一般随着孩子年龄的增大、年级的升高、学习难度的增大而出现学习困难，在小学高年级和初中学生中尤为常见。当然，有些患有抽动障碍、抑郁症的孩子由于没有得到及时的治疗，也会出现注意力缺陷。

②知觉缺陷：听觉、视觉缺陷也会导致儿童接收信息困难，从而引起学习困难。

③知觉 – 动作缺陷：一般分为视觉 – 动作协调异常和听觉 – 动作协调异常，常表现为书写困难（写错结构、偏旁）、阅读困难（跳字、漏字、读错行）等。

④记忆缺陷：有些孩子因为有记忆缺陷而无法正常学习。

⑤语言困难：儿童运用语言的能力受到损伤，可分为语音异常、语形异常、语法困难、语意困难及语用困难等，表现为词汇学习困难、语法句型错误等。

⑥思考能力缺陷：可分为分类困难（大小、形状、颜色、材料）、推理困难、概念形成困难及解决问题困难等。

（2）学业性学习困难

学业性学习困难是指儿童在各门学科的学习上存在困难，一般属于特定学习障碍，可能与大脑分管阅读、书写、计算的中枢部位的发育异常有关，常见的类型有书写障碍（写字困难和书面表达困难）、阅读障碍（认字困难和内容理解困难）、数学学习困难（计算困难和推理困难）等。

（3）情绪 – 行为性学习困难

情绪 – 行为性学习困难是指由情绪和行为问题导致的学习困难，通常有以下3 种表现。

①有品行问题，如有攻击行为、破坏行为和挑衅行为等。

②有不适应行为和不成熟行为，常常漫不经心，对学习缺乏兴趣，厌倦学校生活。

③过于敏感、自卑，常常乱发脾气，情绪不稳定，有的会染上网瘾。

对以上类型的学习困难儿童如果能够做到早期发现，早期诊断，并尽早针对具体的病因进行专业的干预和治疗，大部分儿童都可以获得明显的改善。

当然，还有一些儿童的学习困难是由智力落后引起的（智商测评在 70 以下，包括继发性智力障碍，如脑炎后遗症、脑外伤后遗症等）引起的，他们的理解力、逻辑思维能力差，学习和掌握新知识的能力与智力正常的孩子有明显差距。这些孩子的学习困难经过治疗也会有一定程度上的改善，但很难达到正常水平。

微信扫描二维码
看医学专家解答视频

012

孩子的语言理解和表达能力差，是导致学习困难的原因吗？怎样改善？

在医院的学习困难门诊上，常有带孩子来就医的家长向医生诉说：孩子平时看着聪明，但不喜欢和别的小朋友一起交流，在日常生活中，对自己的需求表达也通常不是很清晰，同时写作业时粗心大意，拖拖拉拉，阅读不顺畅，语言理解能力差，学习成绩不好。孩子语言理解和表达能力差，是导致学习困难原因吗？

（1）造成学习困难的原因

我们先来复习一下什么原因会造成孩子学习困难呢？

视听－语言障碍、智力障碍、注意缺陷多动障碍等疾病可能会使学龄儿童出现某些方面的认知理解能力缺陷，导致学习技能不足，部分儿童出现语言表达差、语文成绩落后的情况，还有部分儿童会出现读写困难、计算困难。无论是上述哪项技能不足或者缺失，使得学习成绩下降，最终都会导致学习困难。

（2）语言理解能力和表达能力与学习困难有关系吗

众所周知，语言是孩子认知和表达的重要方式，是学习的基础。语言表达能力弱的孩子在学习过程中会遇到很多困难，比如在听力、理解、表达和阅读等方面可能会出现以下问题。

①阅读书写困难：将字看反或颠倒，阅读时经常跳行、漏字，通常喜欢用手指指着每一个字阅读，阅读的速度较慢，不顺畅，不易理解阅读的内容，导致阅读困难。书写时总是尽可能地将字简化，字迹潦草。

②理解困难：听不懂老师在课上讲的内容，理解能力较差，表达能力较差，导致学习成绩下降。

③社交困难：在人际交往中经常很难用简练的语言准确表达自己的想法，常常听不懂别人说的话，难以与同龄人进行交流和互动。

④计算困难：缺乏数字概念，理解能力欠缺，不能比较两个数的大小，进行多位数加法计算时不会进位。

（3）如何提高孩子的语言理解能力和表达能力，改善学习困难

首先，要积极治疗造成孩子语言理解和表达能力差的原发疾病，如注意缺陷多动障碍、智力障碍、语言发育迟缓、认知障碍、心理障碍等神经系统发育障碍。

其次，家长在积极配合专科医院诊治的同时，可以通过以下 3 种方法提高孩子的语言理解能力和表达能力。

①督促孩子大量阅读：家长可以陪伴孩子一起读绘本，朗读趣味故事，循序渐进地增加科普、思品类书籍，促进孩子思维能力的提高，培养孩子的阅读和写作能力。通过大量阅读可以提高孩子的知识储备，从而提高逻辑思维能力。在阅读过程中，家长要引导孩子找到文本的构思、主题和论点，帮助孩子提高逻辑思维能力。另外，还要注重数学和自然科学的学习，提升孩子的推理归纳和逻辑演绎能力。

②给孩子创造良好的语言环境：为了提高孩子的语言表达能力，家长需要给孩子创造良好的语言环境，多与孩子交流，通过模仿和学习不断引导孩子学习正确地使用语言进行表达。

③多让孩子参加社交活动：孩子在参加社交活动时可以更多地与其他孩子互动，通过模仿和学习提高自己的交流能力。

总之，孩子的语言理解能力和表达能力与学习困难密切相关，家长要重视对孩子语言理解及表达能力的培养，提高孩子的语用能力，有效地提高孩子的学习成绩，改善学习困难。

【案例】

患儿11岁，小学四年级学生，上课容易发呆，专注力差，写作业时粗心大意、拖拉，经常把字看反，阅读时跳字、漏字，写字的时候丢三落四，平时上课时不爱回答问题，也不喜欢主动与同学交流，考试时写的答案总是与题目的要求有差异，在日常生活中对自己需求的表达也经常不是很清楚，一度出现了不喜欢读书的情况，考试成绩下降，在班中垫底，家长因此非常焦急，带孩子到专科医院就诊后确诊为注意缺陷多动障碍伴学习困难，给予专业的"N+1"（"N"代表"多维度综合疗法"，包括针灸治疗、中药汤剂治疗、康复训练、物理治疗、西药治疗及多学科联合干预等；"1"代表"心理治疗"）综合治疗，同时家长也积极配合医生，治疗后孩子上课时专注力提高了，会主动举手发言，同时在阅读、语言表达及与同学主动交流方面都有明显的进步，课后按时完成作业，学习成绩明显提高。孩子的自信心增强了，对自己的未来充满了希望，家长也感到很欣慰。

微信扫描二维码
看医学专家解答视频

013

学习困难，做作业拖拉磨蹭，是因为没有从小养成好的行为习惯吗？

爸爸妈妈看着才上小学一年级的孩子每天要写作业到后半夜很是纳闷，心想学校怎么会留那么多的作业呢？后来才发现，原来是孩子在做作业的时候，一会儿喝水，一会儿上厕所，一会儿看看这个，一会儿摸摸那个，就连削铅笔也是削削停停的，还经常会望着天花板发呆，2 小时过去了，也没做完几道题。爸爸妈妈看到孩子有这些表现，心里非常焦虑、着急。

为什么孩子会出现写作业拖拉的问题？家长应该怎么办？

孩子做作业拖拉磨蹭，做事慢，是没有规划性、计划性的表现，如果还有上课走神发呆、小动作多等自控力差的表现就不完全是习惯问题了，可能是患上了一种脑额叶发育障碍引起的疾病，即多动症。注意力缺陷、活动过度可导致孩子听课质量差，做作业不认真、粗心大意，学习困难，从而出现不同程度的学习成绩下降。孩子学习成绩下降出现的时间不完全一致，有的在小学入学后就开始出现，也有的到了初中才会出现。多动症越早治疗对孩子的危害越小，治疗效果也越好，所以如果孩子有上述表现，建议家长要尽早带孩子到专科医院进行全面的检查，确诊后要接受专业、标本兼治的干预治疗。目前三位一体的脑神经康复治疗方法使用较多，如果能够及时治疗，预后一般比较好。

当然，有的孩子上课时注意力很集中，听讲情况非常好，不走神，不发呆，小动作很少，但还是写作业拖拉磨蹭，这可能与没有养成好的行为习惯有关。对于这类情况，使用下面介绍的 3 种方法，可能会让孩子的表现有明显改善。

（1）改变考核指标

不以时间为考核标准，而以任务完成程度为考核指标。具体来说，如果你的孩子是一名小学生，则规定每天晚上 10 点必须上床睡觉。如果他在 8 点就完成了作业，那么 8 点到 10 点就是他自由支配的时间；如果在 9 点完成了作业，那么 9 点到 10 点就是他自由支配的时间；如果到 10 点才完成作业的话，就没有自由支配的时间了；如果到 10 点还没有完成作业，也不能继续做了。

（2）分段作业法

分段作业法就是把所有作业分为几个板块依次进行，最简单的方法就是按学科分段，比如晚上需要做数学、语文和英语三科的作业，那么可以在做完数学作业后休息或玩耍 10 分钟，然后做语文作业，做好后再休息 10 分钟，最后做英语作业。

（3）代币奖励法

"代币法"是心理学中的一种行为疗法，效果很好，操作起来也不困难。家长要在孩子每一次有良好行为出现时都给予奖励，比如本来晚上做作业需要 3 小时，今天只用两个半小时就完成了，那就奖励他 1 颗五角星，孩子得到 10 个五角星后就可以得到他所期盼的奖励，比如去现场看一场足球比赛等。

"代币法"有两个显而易见的好处，一是解决了不可能每次的奖励都让孩子感兴趣的问题，二是起到了激励孩子重复做出良好行为的作用。例如，喜欢到现场看足球比赛的孩子，经过一段时间的努力，已经攒了 5 个五角星了，一想到只要攒够 10 个五角星就能去看足球比赛了就非常开心，肯定不想浪费手中已经得到的 5 个五角星的。这种正向的期盼是一种强大的动力，对当前作业任务的完成及专注力的培养都有很大的好处。

微信扫描二维码
看医学专家解答视频

014

睡眠障碍与学习困难有关系吗?

医院儿童学习困难门诊上，一位家长说："这半年时间，孩子整天沉迷于手机游戏，放学后一玩就是四五个小时，经常拖欠作业，学习成绩下降，考试成绩在班里垫底，有时玩手机游戏到深夜两三点还不睡觉，我们家长干涉时孩子会发脾气，平时情绪急躁，易激惹，经常晚上失眠，白天上课犯困，精神涣散，厌学。孩子为什么会出现这种情况呢?"根据孩子的实际情况，专业的医生在为孩子进行全面的检查、测评后明确诊断为游戏障碍、焦虑状态、继发睡眠障碍伴学习困难。

(1) 什么是睡眠障碍

儿童睡眠障碍是指睡眠不能满足生理需要，有效睡眠时间减少，睡眠、觉醒节律与常规状态不符，导致失眠或睡眠过度，常

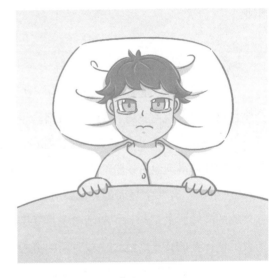

表现为入睡困难，或频繁觉醒，或醒后再难入睡，或早醒等。

(2) 引起睡眠障碍的原因有哪些

儿童群体中由于各种原因存在着不同程度的睡眠障碍问题，有的是某种疾病的伴发症状，如注意缺陷多动障碍、孤独症谱系障碍、睡眠呼吸暂停综合征、精神障碍性疾病（抑郁症、焦虑症、躁狂症）等，这就需要在专科医生的帮助下进行病因治疗，而有的是由非疾病因素所致，但不论何种原因，如果儿童长期睡眠障碍将会引起或加重情绪障碍，注意力不集中，久而久之会导致学习困难，学习成绩下降，甚至还会影响身心发展。

儿童睡眠障碍可能由一种或多种因素诱发。下面我们来谈谈常见的引起儿童睡眠障碍的非疾病原因有哪些。

①作息不规律：生物钟紊乱，白天过度兴奋、激动，晚上熬夜或起得太早，睡前过度贪玩，过度使用电脑、手机等电子产品以致影响睡眠。日夜颠倒，起居无常，没有养成良好的睡眠习惯。

②家庭因素及社会心理因素：家人常争吵，家庭关系不和睦；学业压力过重；因意外事件等导致焦虑、紧张而影响睡眠。

③环境因素：入睡时周围环境嘈杂、喧闹，室温过高或者过低，灯光太亮等可导致睡眠环境不舒适，导致入睡困难。

④生理因素：睡前饥饿、饱食、口渴、激素水平改变等。

⑤吃某些食品或药物：睡前喝咖啡、浓茶或其他兴奋性饮料，服用中枢神经兴奋剂等对睡眠有影响。

（3）睡眠障碍与学习困难之间有什么联系

如果孩子出现反复觉醒和睡眠结构紊乱，夜间辗转反侧，睡眠浅，多梦，易醒，或醒后不易入睡，睡眠潜伏期延长，睡眠质量下降，且异常症状持续时间超过一个月或更长，会导致大脑血流灌注不足，多种神经递质功能紊乱，使得孩子情绪低落、焦虑不安，影响认知和行为发育。孩子如果作息时间不规律，经常熬夜，会导致夜间睡眠少或失眠，白天犯困或嗜睡，疲乏困倦，伴头痛、头晕，注意力不集中，记忆力下降，精神涣散，情绪易激惹，脾气暴躁，有冲动行为，焦虑抑郁，厌学，学习成绩下降，最终导致学习困难。

（4）如何预防睡眠障碍导致的学习困难

①睡前尽量控制电子产品的使用频率，减少玩手机的时间。

②睡觉前尽量避免过度兴奋或剧烈运动。

③孩子的卧室环境要安静，床铺要舒适。

④晚餐不要吃得过于油腻或口味过重，清淡饮食即可，注意不要过饱。

⑤睡前可以让孩子用热水泡脚或洗个热水澡，还可以听一些舒缓的音乐来缓

解情绪。

孩子如果出现睡眠障碍伴学习困难，家长应高度重视，尽早带孩子到儿童专科医院就诊，在专业医师的帮助下明确病因，对症治疗。临床上常用的治疗睡眠障碍伴学习困难的方法有针灸、穴位注射、心理治疗、物理治疗、中西药物治疗等，常采用心脑同治康复综合治疗，帮助孩子早日摆脱睡眠障碍及学习困难，健康成长。

【案例】

> 　　患儿男，13 岁，初中一年级学生。患儿两个月前因备战数学竞赛，每天复习到凌晨一两点，赛后恢复正常作息时间，晚上 10 点上床睡觉，但却发现上床后一个半小时仍无法入睡，睡眠较浅，容易醒，夜间醒来好几次，睡眠质量很差，直到早晨 7 点仍不愿意起床。白天自觉疲倦，困乏，头晕，上课打瞌睡，注意力不集中，记忆力下降，学习成绩明显下降，情绪很焦虑，爱发脾气，家长为此很是焦急，所以带着孩子来到学习困难门诊就诊。经过专业、全面的检查测评，医生告诉家长孩子目前被诊断为睡眠障碍伴学习困难、焦虑状态，而后给予穴位注射、经颅磁物理治疗、心理干预及中西药物综合治疗。在家长的积极配合下，经过两个疗程的治疗，孩子的作息变得规律了，失眠症状消失，睡眠质量明显提高，情绪稳定，心情愉悦，上课时精力充沛，学习成绩明显提高。孩子进步了，家长也非常开心。

015

学习困难的儿童需要做哪些检查？

学习困难是比较复杂的综合性问题，涉及神经心理、社会教育和文化等多个方面，因此诊断起来并不容易，需要深入了解病史，仔细检查，必要时需要儿科、神经精神科、心理学、教育学、语言学、社会学专家共同努力。

在进行检查前，医生需要详细地询问儿童的病史，包括出生史、个人史、发育史、家族史、家庭背景、家庭环境、亲子关系、学习态度、老师的情况、学校课程的设置、社会交往情况，以及父母的身体情况、孕产史、性格、文化素养、养育态度及方法等。

在临床上，学习困难的儿童一般需要做什么检查呢？

①体格检查

• 一般检查：了解孩子的营养、发育状况，有无重要脏器疾病。

• 神经系统检查：检查有无神经系统阳性体征，协调运动能力、认知辨别能力如何，以及有无额外动作。

• 视力、听力检查：判断有无严重的视觉及听觉障碍。

②实验室检查：甲状腺功能、苯丙氨酸、血尿半乳糖、肾功能、肝功能、重金属、微量元素等。

③影像学检查：颅脑 CT 或核磁共振检查，以及脑电图检查等。

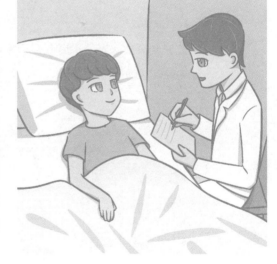

④专项检查：智力测验、注意力测定、记忆力测定、学习障碍筛查、语言能力检查、感觉统合检查、儿童多动症测评、儿童行为发育测评、社会生活能力测评、心理评估等。

总之，当家长发现孩子考试成绩明显下降，出现学习困难时，应尽早带孩子去专科医院进一步检查、诊治，查明病因、对症治疗是关键，要针对不同病情会采取不同治疗方案。如果仅是因为一些家庭环境因素的影响导致孩子学习困难，可通过心理沟通解决，家长配合医生帮孩子做一些康复训练即可。

【案例】

　　患儿男，11 岁，四年级学生，因好动、上课注意力不集中就诊。患儿在幼儿期活动多，喜欢与小朋友追逐打闹，经常主动挑起事端，好冒险，不顾后果，不能安静下来看图书或听故事。进入小学后上课时小动作多，不遵守课堂纪律，常无故离开座位，学习成绩差，写家庭作业时拖拉，边做边玩耍，需要大人督促才能完成，做事有始无终，作业、课本、文具等老是弄丢，不受同学欢迎，不时与同学发生摩擦，甚至打架，为此父母很是着急，带孩子到多家医院就诊，吃了不少药，但疗效甚微，后经朋友介绍，来本院学习困难门诊就诊。问诊刚开始时患儿较配合，但随着谈话时间的延长，患儿开始无法安静，在诊室内来回跑，乱翻东西，也不能静心听医生讲话。经过相关检查，结合的临床表现，患儿被诊断为注意缺陷多动障碍，医生为患儿制订了个性化治疗方案。经过两个疗程的系统治疗，患儿症状明显好转，注意力集中了，乱跑及动作多等表现也明显改善了，后巩固康复治疗一疗程，上述症状全部消失，学习成绩明显提高，相关检查指标均正常。

微信扫描二维码
看医学专家解答视频

016

学习困难是否还会伴随其他障碍？

　　学习困难儿童常常会伴有较多其他障碍，如注意缺陷多动障碍、品行障碍、心理发育迟缓、情绪障碍、人格障碍等。

（1）注意缺陷多动障碍

学习困难儿童往往会伴有注意力缺陷，表现为与年龄发育水平不相称的注意力不集中和注意力维持时间短。儿童不能集中注意力完成一项任务，经常有走神、发愣的表现，常因其他的轻微刺激就放弃在做的事情，注意力非常容易被分散。注意缺陷多动障碍儿童会表现出爱跑爱动、手部小动作较多、爱和同伴打闹等，容易冲动，遇到轻微的外界或者自我刺激即出现较强的情绪波动，表现为易怒、喜欢干涉别人说话等。

（2）品行障碍

品行障碍儿童会表现出与年龄不相符的冲动行为，严重时会危害他人安全及社会治安。品行障碍儿童冷酷无情，但是可以与同伴建立社交关系，轻者会出现说谎或者违反纪律的行为，重者会表现出喜欢拉帮结伙，可能还会伴有打架、抢劫、赌博等反社会行为，最严重时甚至会出现行凶杀人的情况。

（3）心理发育迟缓

心理发育迟缓的学习困难儿童，会伴有语言能力发育迟缓，语言表达能力弱于同龄儿童，可能不能维持正常的对话，表达能力通常比较差，无法说出一定量的单词，甚至会出现失语的情况；会出现较多的行为异常，比如乱跑、不停地走动等；会出现情感问题，比如易怒、焦虑、兴奋性攻击等；会伴有社交能力低下，无法理解别人的情绪，较容易激怒他人，很难与同龄儿童建立友情关系。

（4）情绪障碍

学习困难儿童常常伴有情绪障碍，开始时通常表现为情绪管理问题，比如当老师布置作业时，会出现逆反和愤怒的情绪，不过这种情绪问题较轻，对儿童的学习和生活影响不大，可以通过简单的转移注意力的方式消解掉负性情绪。如果学习困难儿童长期存在情绪问题，又没有有效方式进行疏解，就会发展为情绪障碍。情绪障碍是一个广泛的心理疾病类别，主要指一组以严重和长期情绪困扰为表现特征的严重心理疾病，包含了广泛性焦虑障碍、惊恐障碍、广场恐惧、社交焦虑、强迫症、抑郁症等。

广泛性焦虑障碍是指儿童的焦虑弥散在生活的方方面面，不是只对一种刺激和情境焦虑，而是对生活中的几乎所有方面都有焦虑情绪，会特别痛苦和无助。

惊恐障碍是患者会突然发作的、不可预期的、反复出现的惊恐体验，一般历时 5～20 分钟，伴有濒死感，患者在发作后的间歇期仍心有余悸，担心再次发作，因而痛苦万分。

广场恐惧是指当患者在公共场合或者开阔的地方停留时，会产生极度恐惧的情绪，因此患者想要逃离这种地方，而这会导致患者无法正常生活。

社交焦虑是指患者在社交场合会出现焦虑、紧张的情绪反应，会不敢看别人的眼睛，会回避让自己感到焦虑的社交情境。

强迫症是指一种反复持久出现的强迫观念或强迫行为，变现为反复出现刻板行为或者仪式动作，患者明知道这些观念或动作无意义却无法控制，因此非常苦恼。

抑郁症患者会出现情绪低落，兴趣下降，经常感到疲倦，行为减少，什么都不想做。

（5）人格障碍

人格障碍是指一种持续的情感、思维和行为模式，这种模式会给学习困难的儿童及其身边的人带来情绪上的痛苦，并且降低儿童的学习效率，导致孩子做出各种问题行为，包括偏执型人格障碍、反社会型人格障碍、边缘型人格障碍、表演型人格障碍等类型。

017

心理和情绪对出现学习困难表现的儿童有哪些影响？

很多出现学习困难表现的儿童面对学业都有焦虑、挫败等负性情绪，如果家长看到儿童不学习或者学习态度不好时，采用批评、发火训斥等教育方式，还容易让儿童产生愤怒的情绪。不适应的心理状态和情绪对出现学习困难表现的儿童有诸多负面影响。

（1）不适应的心理和情绪影响学习投入度和学习动机

不适应的心理和情绪对儿童最直观的影响就是降低学习动力，学习对于优秀的儿童是一件有趣、富有成就感的事情，但是对大多数普通儿童来说是一件枯燥、乏味又辛苦的事情。我们天生有趋利避害的特性，会本能地对让我们不舒服的事情表现出不喜欢，如果在学习中儿童还要承受较多的焦虑、挫败、愤怒等负性情绪，这些负性情绪会让儿童难受、痛苦，进一步导致儿童对学习的兴趣直线下降，出现缺乏学习动机的表现。

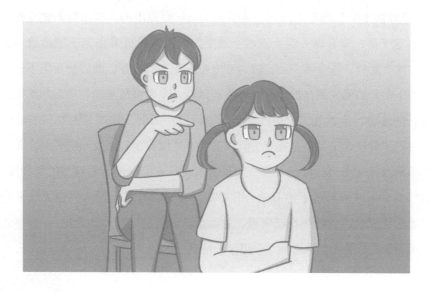

（2）不适应的心理和情绪影响学习效率和学习成绩

情绪是行为的原动力，情绪通过唤起舒服或者不舒服的身体感受，驱动人的行为来完成它的动机功能，然后引导并维持行为，直到达到特定的目标。而学习困难的儿童很多时候会有强烈的焦虑、愤怒等情绪体验，而这些情绪会占用儿童较多的心理能量和注意力资源。人的心理能量和注意力资源是有限的，用在了情绪上，就会导致儿童用在学习上的心理能量变少，进而在学习和做事时表现出心不在焉、丢三落四、注意力不集中等，比如面对学业特别焦虑、有压力感的儿童，在写作业时就很容易出现一会儿摸摸这儿，一会儿摸摸那儿，时常玩铅笔、橡皮，写作业拖拉，速度慢，难以长时间将注意力集中在当下的学业上等情况。

（3）愤怒情绪影响学习配合度

如果儿童积压了太多的愤怒情绪，会做出对学习的对抗和逆反行为，对学习行为极度不配合，缺乏学习动机。

（4）持续的不适应心理和情绪容易让儿童出现"习得性无助"现象

"习得性无助"现象是美国心理学家塞利格曼提出的，他用狗来做实验，把狗关在笼子里，蜂音器一响，就给予难受的电击，狗被关在笼子里逃避不了电击，多次实验后，蜂音器一响，改为在电击前把笼门打开，此时狗不但不逃，反而不等电击开始就先倒在地上开始呻吟和颤抖，本来可以主动地逃避却绝望地等待痛苦的来临，这就是"习得性无助"。"习得性无助"指的是人在过去的经验中学习到了自己无论如何挣扎努力都没有用，所以在面临困难和痛苦时会无动于衷，不采取任何努力行动的状态。如果儿童在学业上积攒了足够多的负性体验，对自己的学习成果再也不抱有信心和希望，会觉得自己无论如何也无法提升成绩，无法让家长、老师和自己满意，这就是学业上的"习得性无助"，很可能导致儿童无法完成学业，出现休学、退学的情况。

微信扫描二维码
看医学专家解答视频

018

大量阅读为什么有助于学习困难的儿童?

学习困难是指智力正常儿童在阅读、书写、拼字、表达、计算等方面的基本心理过程存在一种或一种以上的特殊性障碍。学习困难已成为学龄儿童常见的临床就诊原因之一,通常伴有社会交往、社会认知、自我控制等方面的问题。

学习困难的主要表现为阅读困难、拼写困难、数学学习困难、语音障碍、推理困难、视觉 - 空间障碍、多动性行为和注意力分散等。

出现学习困难的孩子一般分为两种情况:一种是与神经系统发育有关,包括认知能力缺失,阅读、书写、数学学习障碍,注意缺陷多动障碍,精神发育迟缓,孤独症谱系障碍,等等;另一种是存在情绪和精神心理障碍,比如学校适应障碍、焦虑、抑郁等,使得孩子在紧张、情绪低落的影响下精力减退,注意力不集中,遇到困难时容易放弃,缺乏自信。

为什么大量阅读对学习困难的儿童有帮助呢?

研究发现,阅读,尤其是大量阅读,对学习困难儿童有非常多的好处。引导孩子大量阅读对开发认知能力、开拓思维想象能力、增进注意力、增强语言表达能力等都有很好的作用。大量阅读对孩子的能力培养主要有以下 6 个方面的作用。

(1) 开发智力

孩子在阅读的时候,他所看到的词汇、句子等信息都会储存在大脑中。人的大脑是具有可塑性的,如果孩子经常阅读,就可以经常给大脑以语言刺激。如果没有重复刺激,大脑就会慢慢地删减这些未被使用的信息,从而影响孩子的语言、阅读和写作能力。广泛阅读能够开发孩子的智力,让孩子越来越聪明。

(2) 开拓思维

思维能力是学习能力的核心,儿童和成人的任何学习都离不开有效思考。孩子会通过阅读材料学习到别人是如何思考的,包括分析、综合、概括、抽象、比较、具体化、系统化、判断和推理等。读书多的孩子，学习能力和创造力更强；读书少的孩子，学习起来会有一定的局限性。读书多的孩子在思考问题时，丰富的语言积累会帮助他更深刻地理解问题并解决问题。大量阅读能够增强孩子思维的广阔性、深刻性、逻辑性和灵活性，提升孩子钻研及解决问题的能力。

（3）增强理解力、记忆力

在阅读活动中，孩子会接触到大量语言文字，以及图标、公式等非语言符号，它们的数量、丰富程度大大高于日常生活中接触到的语言和非语言符号。通过持续阅读，孩子对这些符号的理解力会越来越强，对它们含义的理解也会越来越精准。记忆力好不好，确实有天赋上的差异，但更重要的是使用什么样的记忆方法。真正有效的记忆是在理解的基础上形成的，学习新知识时，孩子越是有自己的思考，能用自己的语言解释它，越容易记得牢固。

（4）提高语言表达能力

多读书的孩子会接触各种文章内容，会思考书中人物的语言、行为，在思考能力、解读能力得到培养的同时，表达能力也自然得以提升了。爱读书的孩子接触到的知识层面会更广，在与人交谈时不至于畏首畏尾，胸无点墨。在人际交往中，有效的沟通与交流还可激发、培养孩子良好的交际能力。

（5）有助于扩充词汇量

孩子读的书越多，碰到的词汇就越多，词汇量也就增加得越快。我们可以通过阅读他人作品学到好词好句，而用词得当对任何学习和工作来说都很重要，这会带给他人良好的印象，让人觉得孩子很有素养，孩子自己也会因此变得博学、健谈。

（6）培养孩子良好的品德

那些好的书籍，那些正能量、积极向上的书籍，那些主人公有着美好品格的书籍，很容易打动读者，很容易与读者的美好向往产生共振。读好书有助于孩子形成良好的道德品质，一本好书可以影响孩子的一生，教孩子明辨是非，教孩子有所为有所不为。

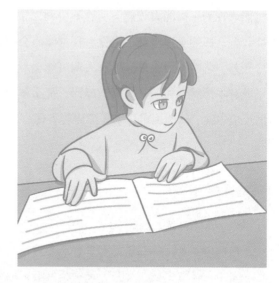

阅读的真正价值在于帮助构建一个人一生必备的学习能力，特别是对学习困难的儿童，家长一方面要在专科医生的帮助下明确学习困难的原因，积极治疗，另一方面要教会孩子阅读，因为阅读是培养学习能力的重要途径。一个不会阅读的孩子，不但很难学好文史科目，也很难学好数理科目。通过阅读获取的学习能力在学校各科目的学习当中都有着非常重要的作用，更有助于孩子终生的学习成长。

019

学习困难和感觉统合失调有什么联系？

学习困难也称学习障碍，可表现为书写障碍、阅读障碍、数学学习困难、计算困难、逻辑思维差等。学习困难儿童的学业水平远远低于同龄儿童的正常水平。

说到学习困难就有一个绕不开的一个话题——感觉统合失调。学习困难与感觉统合失调有什么联系呢？

感觉统合失调，简称"感统失调"，是大脑能力失调的一种。正常情况下，各种感觉神经将各种感觉信息传到大脑，大脑对各种感觉信息进行统合处理，使个体与环境相协调。如果大脑发育存在问题，身体各部分的协调出现障碍，则会导致感统失调。如果存在感统失调，就容易导致学习困难：前庭平衡障碍的患儿可能表现为平衡能力较差、动作不协调，导致书写障碍；本体感觉障碍会导致坐姿较差，影响听课质量；听觉、视觉障碍会导致走神、发呆、注意力不集中或反应较差，影响学习效果。感统失调可能会对应不同的学习困难表现，比如有的孩子既有本体感觉失调又有听觉障碍，那么就会有多动、坐不住、走神发呆、听课时反应迟钝、阅读困难、书写障碍等表现。

【案例】

> 患儿杜某，男，10 岁，四年级学生，出生时足月剖宫产。自幼儿园期间老师就反映孩子好动，静坐困难，上小学以后又发现上课注意力不集中，经常走神、发呆，老师提问时对刚讲过的内容也不能完全叙述清楚，成绩较差，每科成绩为 30～40 分，在家写作业时拖拉，需要家长全程监督，经常要写到晚上十一二点。通过门诊测评和检查，我们发现孩子既有本体感觉失调又有听觉、视觉障碍表现，于是采用综合治疗方案，包括穴位埋线治疗、中药汤剂口服、盐酸托莫西汀口服溶液口服、超低频经颅磁治疗及感统训练。进行针对性治疗 3 个月后，孩子多动、走神、发呆的症状均明显好转，在课堂上能主动举手回答问题，在家中能独立完成作业，考试成绩也明显提升。后续进行了 2 个月的巩固治疗，随访 2 年，孩子的学习状态和成绩较好，未见复发。

微信扫描二维码
看医学专家解答视频

020

什么是特定学习障碍？

我们在临床接诊过程中，经常会发现有些孩子已经到了上小学的年龄，甚至已经上了二、三年级，但还是会出现很难辨认某个字，或者漏字、填字，或者在阅读一段文字后不理解所读的内容，或者经常把偏旁部首写颠倒，甚至写反字的现象，也有的孩子分辨不清左右，不会画画，不会拼图，游戏能力差，还有的孩子计算困难，或者不会计算。面对这样的情况，家长很是困惑，经常对医生说"我的孩子其他方面的能力都很好，和其他同学没什么不一样，就是这个方面，怎样教、怎样练习都改变不了"。其实，这些孩子是患上了我们医学上所说的特定学习障碍。

什么是特定学习障碍呢？

特定学习障碍（SLD）是指孩子在使用某些学习技能时出现困难的情况，通常于学龄期发病。这些孩子通常没有智力障碍或其他发育障碍，不存在听觉或视觉障碍，没有精神疾病或神经系统疾病，没有语言沟通不畅的问题，不是教育指导出了问题，更不是遇到了心理或社会逆境。特定学习障碍的发病原因至今不明，可能与遗传因素或缺乏早期教育、管理有关。

特定学习障碍的发病率为4%左右，男女比为（2～3）∶1。其中，阅读障碍的男女发病比例相当，数学学习（计算）障碍的女性发病率明显高于男性，书写障碍的男性发病率是女性的3倍。

特定学习障碍对个体的影响可以持续终生，最常见的结果是学业成就差，高中阶段辍学率高，很少愿意接受继续教育，自信心下降，人际关系比较差，找工作困难，收入也比较低。

孩子出现特定学习障碍后，家长需要尽早带孩子到专科医院就诊，做到早发现，早诊断，早干预。专科医生会根据孩子的病情制订治疗方案，比如专业针灸疗法、物理仪器治疗、个性化康复训练等。家长要带孩子坚持治疗一段时间，有的甚至需要经过几年的治疗才能达到治愈或显效的目的。

【案例】

患儿周某，男，出生于 2016 年 5 月 5 日，母亲孕期无先兆流产史，无妊娠期高血压疾病、妊娠期糖尿病史，第一产程和第二产程均无异常，足月顺产，出生时体重 3.2 千克，身长 51 厘米，新生儿评分 10 分，无新生儿黄疸，出生后 11 个月可独立行走，就诊时大运动正常，语言发育正常，IQ（韦氏）89，注意力指数 63，记忆力指数 61，学习障碍测定显示语言类 24、非语言类 38，社会生活能力测定结果为 7 岁 6 个月，感觉统合轻度失调。患儿听写能力差，自己阅读、抄写课文的能力与班级同学相当，但是一到老师所写时就不能完成，10 个字里只能勉强写出来两三个。针对这一问题，我们采用中医针刺等治疗配合个体康复训练，每个月连续治疗 15 天，连续治疗半年多后，孩子可以完成 90% 以上的字词听写，嘱家长回家后对孩子加强练习。3 个月后回访，孩子的听写困难已经基本康复了。

微信扫描二维码
看医学专家解答视频

021

什么是儿童多动症？为什么会出现学习困难？

在门诊经常有家长自述："我家孩子很聪明，理解、表达很正常，情感表达也不错，但上课注意力不集中，小动作多，坐不住，经常说话，随意离开座位，招惹别人，干扰课堂，写作业拖拉，不能按时完成作业，学习成绩明显下降，偶尔还会撒谎、搞破坏、骂人，脾气不好，讨厌上学，刚上学的时候，这些症状都比较轻，学习成绩还可以，现在越来越严重了，学习成绩越来越差，记忆力不好了，阅读也有困难了，老师让我们陪读，搞得我们家长很苦恼很焦虑，孩子这样下去可怎么办啊？"

是什么原因导致孩子出现了上述情况呢？

常见的原因之一就是孩子可能患有儿童多动症。什么是儿童多动症？儿童多动症指的是注意缺陷多动障碍（ADHD），俗称"多动症"，是一种脑功能轻微失调综合征，主要由大脑前额叶功能发育差导致，是一种常见的儿童行为异常疾病，这类患儿智力正常或基本正常，但在学习、行为及情绪方面有缺陷，主要表现为注意力不集中、注意力持续时间短，活动过多，情绪不好，易冲动，学习成绩普遍较差，部分孩子存在知觉障碍，有些孩子甚至分不清左右，做精细动作有困难，表现为双手交换翻掌、手指快速轮换不灵，做握笔、书写、扣扣子、系鞋带等动作笨拙，阅读时眼球运动不协调，认字时常把偏旁相似的字混淆，造成阅读书写问题，导致学习困难。

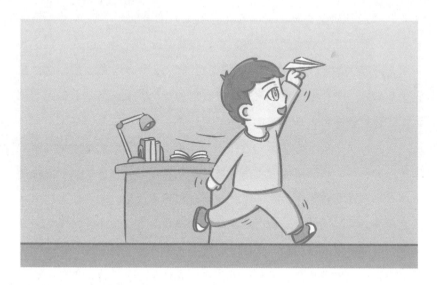

学习困难一般是指有适当学习机会的学龄期儿童，由于环境、心理和素质等方面的问题，使得学习技能的获得或发展存在障碍，表现为学习成绩不佳或因此而留级，这类儿童一般没有智力缺陷，但普遍存在较多的情绪和行为问题，以多动和注意力不集中的表现最为常见。此外，不同性别的儿童有不同的行为特征，

男性的攻击、破坏、违纪等外向性行为问题突出，女性的焦虑、抑郁、退缩等内向性行为问题明显。

多动症导致学习困难的孩子学习成绩不好，甚至厌学、逃学等，在学校经常受到老师的批评、同学的歧视远离，在家经常受到家长的训斥打骂，久而久之会给孩子造成严重的心理压力，继而产生自卑、焦虑、抑郁情绪。为了寻找安慰，孩子会做出一些过激行为，比如搞破坏、打人、骂人、逃学、偷盗、撒谎等，如果不及时纠正，会影响孩子的一生，家长和老师应该高度重视！

【案例】

患儿男，三年级学生，在上一年级的时候就出现了上课注意力不集中，小动作多，不听老师指令的情况，有时还会招惹别人，但当时家长认为孩子只是调皮，并未在意。可是，男孩上了二年级后上述症状加重，而且写作业拖拉，任性冲动，经常和小朋友发生矛盾。到了三年级，男孩的情况更严重了，不但不听讲，还影响课堂纪律，因为怕他干扰别人，老师把他单独放在了讲台前的一个位置，同学们都不和他玩，这让男孩感觉很自卑，情绪不稳定，于是和同学打架、骂人、搞破坏，而且出现了厌学的情况。老师让家长陪读，这让家长很苦恼。家长带孩子就医后，孩子被确诊为注意缺陷多动障碍，治疗方案以中医经络治疗为主，以药物治疗为辅。经过三个月的标本兼治，患儿的上述症状明显改善，学习成绩较以前有所提高了，比以前有自信了，对学习感兴趣了，同学对他的态度也转变了。希望各位家长和老师对多动症给予重视，一旦孩子出现多动、注意力不集中的表现应尽早就诊，由专科医生制订诊疗方案，家长和老师积极配合，越早干预越好。

022

学习困难等于多动症吗？二者有什么区别？

儿童学习困难是由多种原因引起的，可有书写障碍、阅读困难、计算困难或逻辑思维能力差等表现，学业成绩远远低于普通同龄孩子。

多动症的全称为注意缺陷多动障碍，是一种儿童时期常见的神经发育障碍。多动症儿童和青少年会出现与年龄不相称的注意力分散、注意广度缩小、注意时间短，以及不分场合的活动过度伴情绪冲动、行为幼稚等。有的多动症孩子在小学低年级时成绩尚可，但到了小学高年级或初中时会因注意力缺陷出现学习困难。

学习困难与多动症的区别主要体现在以下 3 个方面。

（1）病因方面

儿童学习困难是由多种原因导致的，包括学习态度、心理因素、行为因素等，阅读书写障碍、思维能力差、脑功能发育障碍（如多动症、抽动症、感觉统合失调等）也可导致学习困难；多动症是一种神经发育障碍性疾病，可以导致学习困难。

（2）行为方面

多动症儿童主要表现为过度活跃、冲动、行为幼稚等，而学习困难儿童可能没有以上表现。

（3）学习方面

多动症儿童往往会因无法集中注意力、容易分心而明显影响学习成绩，不过很多多动症儿童在低年级时成绩尚可，只表现为多动、注意力差，严重者可表现为成绩不理想，学习困难，难以独立完成作业和试卷；学习困难的孩子可能在某些学科的学习或技能的掌握上有困难。

无论是由多动症还是其他原因导致的学习困难，都需要引起家长和老师的重视，应及时带孩子到专科医院就医，明确诊断，积极治疗，帮助学习困难的孩子提高学习能力和成绩，促进他们健康成长。

023

多动症与学习困难有怎样的联系？

多动症主要表现为与年龄不相称的注意力分散、注意广度缩小、不分场合的过度活动、情绪冲动，伴有认知障碍和学习困难，智力正常或接近正常。

多动症导致学习困难的原因包括感知觉障碍和脑功能轻度障碍。感知觉障碍是指感知觉功能性缺失或者不足造成的信息加工通道不畅通，脑功能轻度障碍是指大脑功能局部或者全部较弱，感觉统合失调。多动症可细分为三种类型：单纯的注意力缺陷型多动症儿童注意力不集中，但不会干扰课堂教学或其他活动；多动、冲动复合型多动症儿童同时表现出多动和冲动行为，以活动过度为主要表现；混合型多动症儿童可同时出现注意力缺陷型和复合型的表现，是最为常见的多动症类型。多数多动症儿童会表现出学习困难。

多动症孩子出现学习困难的时间与多动症的严重程度有关，病情重的孩子出现学习困难的时间早，一般在小学一、二年级就会有相应的症状，中度多动症的孩子一般在小学四、五年级时出现学习困难，轻度的可能到初中或高中才出现学习困难。一般来说，年级越高，学习的知识难度越大，越需要上课认真听讲、提高课堂听讲效率，多动症孩子的学习困难表现越明显。

当然，有的学习困难并不是由多动症导致的，语言发育迟缓、语音学缺陷、脑病、脑外伤及心理行为异常（如厌学、染上网瘾等）均可导致学习困难。

【案例】

患儿男，12岁，小学五年级学生，平时不喜欢读课文，朗读时跳行、漏字，不喜欢背书，做抄写作业时丢三落四，经常写错偏旁部首，写作文时语句不通顺，讲话时语言组织混乱，语文考试成绩较差，上课时经常发呆、走神，做作业拖拉，家长督促学习时会发脾气，情绪暴躁，易怒，家长因此非常焦急，带着孩子到专科医院就诊，确诊为注意缺陷多动障碍伴学习困难，医生给予"N+1"综合治疗后，孩子上课时专注力提高了，在阅读及写作水平上都有明显的进步，上课会主动举手发言，能按时完成作业，学习成绩明显提高，自信心也增强了，家长感到很欣慰。

微信扫描二维码
看医学专家解答视频

024

多动症导致学习困难的发病率有多高？
与遗传因素有关吗？

有位家长说自己的孩子学习一点儿也不认真，上课发呆走神，不是玩铅笔就是玩橡皮，课堂作业需要老师督促才能完成，只要不督促就做不完，在家里做作业时需要家长看着，而且即使看着孩子也是一会儿要吃，一会儿要喝，一会儿要上厕所，借故玩耍。由于孩子上课时不能安静听讲，学习成绩一年比一年下降，一年级时还处在班级中上游，二年级时就掉到中下游了，现在上三年级了，语文成绩不及格，数学成绩也经常不及格，英语因为刚开始学习还可以，但是这样下去考高中是无望了，更别提考大学了。后来家长带孩子到医院做了检查，发现孩子患上了多动症伴学习困难。

多动症导致学习困难的孩子多吗？与遗传有关系吗？

要想知道由多动症引起的学习困难发病率有多高，首先要清楚多动症的发病率有多高。当然，不是患有多动症的孩子个个都会出现学习困难的。根据国际报道，学龄儿童的多动症发病率为 3% ～ 5%，国内报道为 4.31% ～ 5.83%，由多动症导致的学习困难占所有学习困难的 40% ～ 50%。

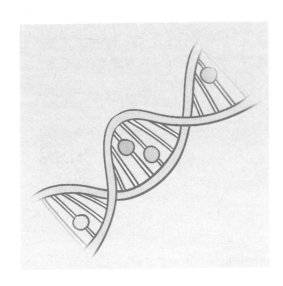

与很多其他疾病一样，由多动症导致的学习困难也与遗传因素有关。家族中有多动症病史的，后代中多动症的发病率较高。当然，还有许多多动症孩子的发病与遗传没有关系，可能与孕期或围生期涉及的理化因素，以及药物使用、缺氧、感染等因素有关，但无论多动症的发病与遗传因素有无关系，都要求家长抓个"早"字，也就是早发现、早诊断、早干预。

025

多动症导致学习困难的原因是什么？

多动症是导致学习困难最常见的原因之一，可能与以下 4 个方面有关。

①围生期有害因素：母亲早孕反应严重，孕期感染，服用药物，精神紧张，情绪抑郁、焦虑，过度劳累，接触有毒物质及环境（如尼古丁暴露、铅暴露等），孩子有宫内缺氧或呼吸窘迫等围生期并发症，可导致孩子中枢神经系统损伤，功

能失调。

②遗传因素：如果家族中的亲属患有类似疾病，容易遗传给后代，阅读障碍和数学学习障碍的遗传现象更为明显。

③环境因素：包括养育环境不良、教养方式不当、学习环境不好、心理应急能力差及认知功能紊乱等。

④生理发育因素：在身体发育早期微量元素摄入不足，或膳食不合理、营养不均衡。

当然，许多其他儿童疾病也可以有与多动症相似的临床表现，但一般不单独诊断多动症，如智力障碍、孤独症谱系障碍、抑郁症、焦虑症、强迫症、适应障碍、人格障碍、营养不良、脑外伤后遗症、脑炎后遗症、脑血管疾病、缺氧性脑病等。

多动症的病理机制是孩子的额叶功能发育不全，神经递质分泌减少，对大脑皮层各区功能的抑制作用减弱，削弱了中枢神经系统的抑制活动及对注意力相关神经的控制作用，导致孩子出现注意力差、自控力差、脾气暴躁、容易冲动等症状。由于注意力缺陷，孩子上课时走神发呆，小动作多，无法专心听讲，写作业拖拉，不能专注地学习、理解、掌握所学知识，导致学习困难，学习成绩逐年下滑。

多动症孩子要尽早到专科医院检查，并在专科医生的指导下进行有针对性的干预和治疗，这样孩子学习困难的现象才能得到良好的改善。

【案例】

患儿男，9岁，上课不认真听讲，在座位上动来动去，有时候会离开座位钻到桌子下面，自己玩自己的，课上讲的内容听不懂、学不会、理解不了，前记后忘，甚至老师留的是什么作业都不知道，不写也不交作业，不愿意上学，不参加考试，老师多次叫来家长反映孩子的情况，家长非常着急和焦虑。接诊医生在问诊时，家长讲述孩子是早产儿，产程过长，有缺氧史，曾放置于保温箱内三周，走路晚、说话晚，从上一年级开始学习上就有困难，成绩一直排在班级倒数。根据以上情况，接诊医生初步考虑孩子患有重度注意缺陷多动障碍，给孩子制订了个性化治疗方案，针对性强，突出了中医标本兼治、辨证施治的治疗宗旨。治疗一段时间后，孩子的各种症状大有改善，学习的自觉性和效率明显提升，成绩也能达到及格水平，老师经常表扬孩子，家长对治疗效果很满意。

微信扫描二维码
看医学专家解答视频

026

孩子在学校注意力差，多动，不守规则，常和小朋友发生冲突，是多动症导致的吗？

2023 年 7 月，一个 9 岁的三年级小朋友在父母陪同下来到医院求诊。男孩上课时坐不住，多动，经常在纸上乱画，有时离开座位随意走动，有时躺到地上或跑到教室外，有时自言自语，老师提问时还没有点名就抢先回答，心情不佳时会在课堂上喊叫；上体育课时乱跑，不守规则，不做广播体操，喜欢和同学玩，但自幼社交技能差，经常拉、抱、推同学，和同学们冲突不断，不能建立友谊关系；是否写作业和参加考试随心情而定，每天都需要父母陪着写作业，考试时如果有老师在旁边督促能写一部分，没有老师督促的话有时一个字也不写，家长陪读了两年多也无济于事。近两年在多个省市级儿童医院被确诊为多动症，一直服用治疗多动症的药物盐酸哌甲酯，服药后多动情况有所改善，但还是不守规则，我行我素，无法融入学校生活，喜欢自言自语。根据男孩的情况我们进行了相关的检查，男孩的智商测评为 92（正常），注意力指数 46（中度缺陷），儿童孤独症评定量表（CARS）19 分（正常），脑电图检查正常，结合病史特点，确诊男孩患有孤独症谱系障碍。

我们在每天的门诊中经常会遇到类似的情况，家长往往以为孩子患的是多动症，甚至大部分医院也会诊断为严重的多动症。多动症和孤独症谱系障碍的临床表现有相似的地方，也有明显的不同，很多经验不足的医生容易将这两个疾病混淆。那两者有什么区别呢？

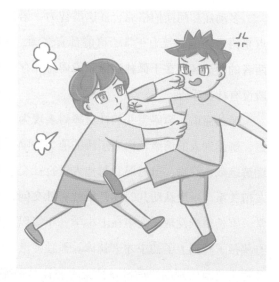

多动症是前额叶发育不全引起的以注意力缺陷伴多动、冲动任性为主要表现的神经行为发育障碍性疾病，常表现为上课或写作业时注意力持续时间短，容易被外界声音分散注意力，经常走神发呆，小动作多，写作业拖拉，脾气大，冲动任性，丢三落四，做事情没有计划性、规划性，语言、智力正常，有时虽然与同学有冲突、矛盾，但一般都是有特殊原因的，冲突也是偶发的。患多动症的孩子一般不存在社交问题，这些孩子课堂纪律差，经常做小动作，会和同学讲话，但很少离开座位，在课堂上喊叫，不守规则，跑到教室外，也不会处处以自我为中心，我行我素。多动症的孩子经过专科医院的治疗（标本兼治），临床效果大多非常好，用几个月的时间就能和其他同学一样正常写作业了。

孤独症谱系障碍是由广泛脑发育障碍引起的以社交障碍为主要临床表现的综合征，其中大部分孩子伴发注意力缺陷、多动等，他们不仅有前额叶发育不良的问题，更重要的是负责社交能力的大脑区域，以及边缘系统、小脑等也存在发育问题。当然，孤独症谱系障碍可再进行细分，其中一类就像前面提到的男孩一样，智力和语言功能正常，只是有社交障碍，叫作阿斯伯格综合征。2013 年由美国精神医学学会出版的 *DSM-5*〔《精神疾病诊断与统计手册（第五版）》〕中取消了阿斯伯格综合征的单独诊断，与孤独症、非典型孤独症合并，统称为孤独症谱系障碍。

多动症和阿斯伯格综合征这类智力、语言功能正常的孤独症谱系障碍的共同点是语言功能和智力正常，可能都有多动、注意力缺陷、感觉统合失调的表现，两者的明显区别在于孤独症谱系障碍患儿存在严重的社交障碍，而多动症患儿一般没有社交障碍。

孤独症谱系障碍患儿的社交障碍表现为在社交过程中以自我为中心，我行我素，解读别人的情绪及内心想法的能力缺陷，共情能力差，缺乏规则意识，难以理解幽默、隐喻，虽然愿意与他人进行社交，但因社交技能不足，很难建立长期友谊关系，一般从幼儿时期开始就有社交问题，只是因为语言功能和智力发展正常，家长很难发现，大多在上小学一年级以后因无法融入学校生活来诊，当然也有些孩子直到上了初中才来就诊。孤独症谱系障碍中的阿斯伯格综合征与典型孤独症也是有区别的，后者在社交中往往是退缩、回避的，对周围的人不感兴趣，对物品却有独特的兴趣，而前者智力、语言功能正常，一开始很愿意社交，只是社交方式笨拙，社交技能差，以自我为中心；另一个区别是后者语言发育迟缓，语言沟通能力存在不同程度的障碍，智力落后，而前者语言功能和智力都正常。当然，他们也有共同表现，就是一般都合并有注意力缺陷、多动、脾气大，兴趣狭窄，喜欢一个人沉浸在自己的世界里。

患有孤独症谱系障碍的孩子该怎样治疗呢？

孤独症谱系障碍也需要标本兼治，进行综合治疗，临床上通过专业的中医针灸、穴位埋线治疗，以及物理仪器治疗和药物治疗能显著改善孤独症谱系障碍孩子的注意力缺陷，在治疗的同时一般会结合专业的心理治疗、社交融合训练、学校融合训练，以提高孤独症谱系障碍孩子的社交技能。当然，社交融合训练可能需要长期坚持才能取得好的效果。

027

为什么孩子上课时走神、写作业拖拉，玩游戏、玩玩具时却非常专注？

我们在临床门诊工作中，常听到孩子的家长困惑地述说："我的孩子上课时走神、写作业拖拉，但在玩游戏或玩玩具时却非常专注，这是为什么呢？"

这种现象有可能与孩子患有多动症密切相关。多动症是一种神经发育障碍性疾病，其发病本质在于大脑前额叶发育不完全，单胺类神经递质分泌紊乱，主要表现为注意力不集中、活动过多、冲动、控制能力差等，这些表现会严重影响孩子的学业、社交和日常生活。

然而，这并不意味着多动症患儿在所有情况下都会表现出注意力不集中。事实上，许多患有严重多动症的儿童在打游戏、玩玩具、观看感兴趣的动画片或电视节目时，会表现出极高的热情，注意力非常集中，可以端坐几小时，但在课堂上学习和写作业时却无法调动主动注意力。这是为什么呢？因为孩子在做自己特别感兴趣的事情时，大脑神经会处于高度兴奋状态，5-羟色胺、去甲肾上腺素和多巴胺等神经递质的分泌增多，使得注意力相对集中（但这属于被动注意力）。许多家长因为孩子打游戏、玩玩具时注意力相对集中而误认为孩子的注意力没问题是错误的，会耽误孩子的治疗，引起各种危害。

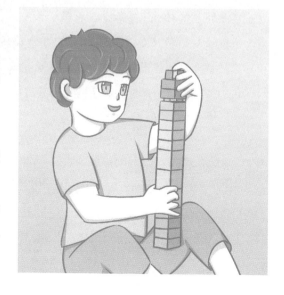

针对孩子的注意力缺陷问题，家长可以采取以下措施来帮助孩子改善。

①寻求专业医生的帮助：如果孩子的注意力问题已经明显影响到了他们的学习和生活，那么

就要积极到专科医院就诊。如果被确诊为多动症，就必须尽早、积极地采取相应的治疗措施。临床上多采用中西医结合治疗，如针灸、中药、穴位注射、穴位埋线、物理治疗等，加上心理支持、行为矫正，以及老师、家长的共同参与，形成综合诊疗模式，帮助多动症儿童提升专注力和自信心，走出学习困境。

②创造良好的学习环境：确保孩子的学习环境安静、舒适，减少干扰和刺激，有助于提升他们的专注力和学习效果。

③制订合理的学习计划和目标：与孩子一起制订明确的学习计划和目标，帮助他们养成良好的学习习惯，培养他们的时间管理能力。

④建立积极的反馈机制：给予孩子积极的反馈和鼓励，以增强他们的自信心和学习动力。

【案例】

　　患儿男，8 岁，因上课走神、写作业拖拉、小动作多 2 年余就诊，经过专业检查和系统的量表分析，被诊断为注意缺陷多动障碍。据其母亲介绍，孩子上课注意力不集中，走神发呆，好动，写作业特别拖拉，经常需要家长提醒和督促，但是打游戏、玩玩具时却非常专注。平时写作业和考试时不注意细节，成绩一落千丈，还学会了撒谎顶嘴，做事情不管不顾，情绪越来越冲动。综合治疗 3 个疗程以后，孩子的注意力明显提升，能静下心来学习，并主动完成作业，成绩比之前提高了一大截，情绪也趋于稳定，孩子的母亲感到非常欣慰！

微信扫描二维码
看医学专家解答视频

028

导致学习困难的多动症的主要临床表现有哪些？

多动症多起病于学龄期，主要表现为与年龄不相称的注意力难以集中，注意力广度缩小，注意力持续时间短，有不分场合的过度活动和情绪冲动，任性，常伴有学习困难、认知障碍、品行障碍和适应不良等，是一种常见的神经心理行为异常疾病。

多动症的典型症状可分为以下三大类。

①注意力涣散：注意力不集中，上课走神，容易被外界干扰，只要听到教室里有一点儿响声，或是看到窗外有人走过，就会马上转头张望。做作业时不能全神贯注，边做边玩，做事有始无终，粗心大意，丢三落四。

②活动过度：坐不住，小动作多，手脚不停，话多，经常抢话插话，不管是在家里还是在课堂上，总像装了马达一样忙个不停。

③易冲动：任性，脾气大，暴躁，没有耐心，总是等不及，情绪不稳定，在课堂上常常在老师的问题还没问完的时候就已经将答案脱口而出。做游戏时如果需要排队轮流参加，往往会因为等不及而插队，所以经常为此受到老师的批评。在家里经常和家长顶嘴，不听话，不服管教，乱发脾气。

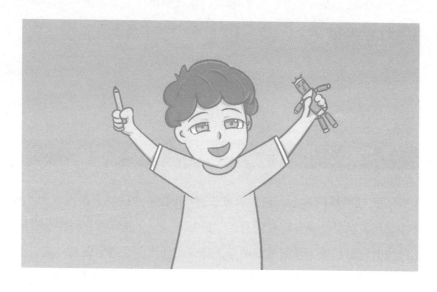

多动症常常会引起学习困难，尤其是到了小学高年级或初中时，学业难度加大，如果孩子注意力不集中，不能认真听讲，导致课堂效率低下，写作业拖拉，无法完成课后的知识巩固和复习，造成学习困难，经常被老师、家长批评，被同学嘲讽，还会导致孩子自卑、对立违抗、品行障碍、性格孤僻等，有的孩子甚至会出现厌学现象。

【案例】

患儿男，8 岁，家长反映孩子上课不认真听讲，坐不住，小动作多，东张西望，容易被外界事物干扰，经常与周围同学说话，不愿写作业，拖拉磨蹭，考试时试卷答不完，各科考试成绩下滑严重，班级垫底，老师多次找家长反映孩子的表现，"孩子不愿学习，不听话，油盐不进，都快把我急疯了"。通过专科检查，医生的初步诊断是注意缺陷多动障碍伴学习困难，采用中西医结合、医康教一体的诊疗模式，制订了针对性强的个性化治疗方案。经过两个疗程的治疗，孩子能坐得住了，能看着黑板听老师讲课了，一节课能认真听半小时左右了，上课能积极发言了，写作业也主动一些了，但还有一些拖拉磨蹭。老师说孩子有了很大的进步，跟变了个人一样，家长也很高兴，觉得轻松多了。

029

儿童多动症伴学习困难会产生哪些危害？

在医院学习困难门诊上，经常有家长感到困惑："孩子上课注意力不集中，小动作多，经常插话，离开座位随意走，招惹别人，干扰课堂，写作业时拖拖拉拉，不能按时完成作业，学习成绩明显下降，出现厌学、逃学现象，偶尔还会撒谎、搞破坏、骂人，脾气不好，讨厌上学。刚上学的时候，这些症状都比较轻，学习成绩也还可以，但现在越来越严重了，学习成绩越来越差，记忆力不好了，阅读也有困难了，老师让我们陪读，搞得我们家长很焦虑，孩子这样下去可怎么办啊？"

多动症儿童的智力水平大多正常或接近正常，然而注意力持续时间短、活动过度和任性冲动会给学习带来困难，影响患儿的学习效果，以及完成作业的速度和质量，导致学习成绩下降。

儿童多动症合并学习困难产生的危害主要表现在以下 5 个方面。

（1）性格方面

情绪不稳定，波动较大，容易受外界环境影响，可能会突然发脾气、哭泣、大笑、自残等，性格偏激，孤僻，难以保持稳定的情绪行为。

（2）学习方面

无法集中精力上课，小动作多，总是招惹别人，注意力持续时间短，经常开小差，无法认真听课，不能理解讲课内容，也不能全面掌握学习内容，写作业拖拉，学习成绩下降，学习困难会助长厌学情绪，严重者甚至逃学，对孩子以后的发展产生严重的负面影响。

（3）社会适应能力和交际能力方面

总是无法安静下来，难与人进行有效的交流，不善与人沟通，经常会与同学发生矛盾，经常打架，总是感到自己被孤立，没有朋友。

（4）情绪和行为方面

多动症伴学习困难儿童普遍存在较多的情绪和行为问题。老师的批评、家长的训斥、同学的歧视远离会给孩子造成严重的心理压力，久而久之孩子会产生自卑、焦虑、抑郁情绪，为了寻找安慰，孩子就会做出一些过激行为，如搞破坏、打人、骂人、偷盗、撒谎等，有的孩子还会逃学、厌学、沉迷于游戏，如果不及时纠正，会产生严重的学业问题，影响一生。

此外，不同性别的儿童有不同的行为特征，男性的攻击、破坏、违纪等外向性行为问题更突出，女性的焦虑、抑郁、退缩等内向性行为问题更明显。

（5）社会危害方面

有些多动症儿童性格偏激，爱打架，经常受到老师、家长的批评，也比较容易患上焦虑症、抑郁症、反社会型人格障碍等，甚至出现自杀倾向。这些孩子会对家长和老师产生对抗行为，甚至仇视心理，对立违抗行为或品行障碍的出现容易导致成年后犯罪，而且对未来的社会及家庭生活均可产生广泛、消极的负面影响。

因此，家长对多动症伴学习困难一定要高度重视，早发现、早诊断、早治疗对孩子来说非常重要。

【案例】

患儿男，10 岁，四年级学生，足月剖官产，上幼儿园时就比别的小朋友兴奋好动，上小学一年级以后上课不听讲，坐不住，扭来扭去，偶尔会离开座位随意走，当时家长认为男孩的调皮不听话是正常的，所以虽然老师经常向家长反映情况，但是并未引起家长的重视。到了四年级，男孩上课时不但不听讲，还会发出怪声干扰别人，下课经常与同学打架，骂人，搞破坏，损坏公物，学习成绩明显下降，撒谎，迷恋电子产品，出现了逃学现象，如果被老师批评，就会表现出不满，说脏话，甚至动手，如果家长不让玩电子产品，就会威胁家长，甚至想要跳楼自杀。家长实在无奈，遂带患儿来院就诊。经过与患儿的沟通及相关检查，明确诊断为注意缺陷多动障碍伴学习困难、品行障碍，给予物理治疗、心理治疗（包括沙盘、绘画及心理疏导）、感觉统合训练、中医治疗、西医药物治疗等。经过三个月的治疗，患儿的症状有了明显的改善，家长高兴地告诉我们孩子像变了一个人，上课能注意听讲了，不干扰别人了，能按时完成作业，不跟同学打架了，与同学的关系也融洽了，如果犯了错误，老师、家长批评时也不再顶嘴，学习成绩明显提高了。

微信扫描二维码
看医学专家解答视频

030

为什么多动症不治疗的话会影响孩子一生的幸福？

近十年来，几乎每天都会有家长带多动症伴学习困难的孩子来求诊，低年级的多动症孩子学习成绩大多尚可，只是会经常被老师点名批评，写作业拖拉，需要家长陪写，很少有心理、情绪或品行问题，而高年级的孩子大多学习成绩非常差，有的厌学、"躺平"、染上网瘾，还有的性格孤僻，伴有焦虑、抑郁和品行障碍，也有的多动症患者成年后因性格孤僻、不合群而无法融入社会或正常婚恋。这些来求诊的孩子其实绝大多数都非常聪明，可惜很多家长没有意识到孩子患有多动症或对多动症的危害认识不足，没有及早进行干预和治疗，以为是孩子年龄小太调皮了或者行为习惯还没有养成，长大后就好了，因此没有特别重视。

多动症不积极治疗的话常会有以下危害。

①学习困难：多动症儿童几乎都会出现学习困难，学业成绩达不到平均水平，很难升入大学。严重的多动症儿童在小学一、二年级就会出现学习困难，中度多动症儿童常在小学三年级到五年级出现学习成绩的明显下滑，即使是轻度多动症，大部分儿童也会在初中出现学习困难。为什么会这样呢？因为注意力在学生学习知识的过程中起主导作用。注意力是观察力、记忆力、思维能力、想象力的准备和基础，只有注意力集中，人们才能集中精力感知学习内容，继而记忆、理解、思考和想象，这样才能形成认知。有注意力缺陷的孩子将无法完成对新知

识的理解和掌握，上课时走神发呆，课堂效率低下，尤其是到了高年级时知识难度增大，老师的讲课时间增长，虽然孩子非常聪明，非常努力，学习时间比别的同学多，但是由于课堂效率低下，学习成绩还是逐年下滑，长此以往会影响孩子未来的发展。

②出现心理问题：多动症儿童往往会出现心理问题，有的自卑、孤僻，有性格缺陷，有的社交能力差，甚至有暴力倾向。孩子因为上课小动作多经常被老师批评，因为写作业效率低经常被家长训斥和责骂，又因为成绩不好偶尔受到同学的嘲笑、讥讽，幼小的心灵会受到巨大的伤害，长期的痛苦、不安会造成孩子的心理问题，使孩子自卑，导致性格缺陷，严重者无法正常融入社会，无法正常婚恋，影响一生的幸福。

③出现行为问题：有的多动症儿童脾气大、冲动任性，经常被老师批评，被家长训斥，长此以往会出现对立违抗行为，说谎、顶嘴、不服从管教，严重的会打架斗殴，甚至违法犯罪。

④出现情绪问题：有的多动症儿童的家长要求得过于严厉，对孩子的学业期望值过高，孩子达不到家长的要求，就会出现情绪障碍，导致焦虑症、抑郁症等，有的会出现厌学、"躺平"现象，甚至沉迷于网络游戏。

⑤其他：多动症儿童常常因为大脑基底节神经核发育异常，出现异常的神经电活动，从而合并抽动障碍及书写障碍等。

其实，多动症是可以治好的，家长如果能够早期发现，尽早带孩子到专科医院检查，明确诊断，进行标本兼治的综合治疗，配合心理行为干预指导，是可以让多动症孩子和普通孩子一样轻松读书，快乐成长的。每个多动症孩子的治疗和康复时间不同，为几个月到数年不等。

微信扫描二维码
看医学专家解答视频

031

多动症导致学习困难的孩子，仅在训练机构训练感觉统合和注意力有效果吗？

（1）感觉统合训练和注意力训练的作用有哪些

①提高感知能力：在感觉统合训练（简称"感统训练"）中，孩子可以通过对物体形状、颜色的观察及触摸物体来提升感知能力。感统训练对孩子的中枢神经系统也有一定的刺激作用，从而起到改善神经发育的作用。

②提高语言交流能力：在感统训练中有专项训练来刺激孩子的语言发育，提高语言交流能力。

③提高控制和协调能力：感统训练能够提高孩子的控制能力及身体的协调能力。通常通过感统训练后，孩子对自己的行为控制能力可逐渐增强，冲动、兴奋的表现减少，遵守、配合的能力提高。

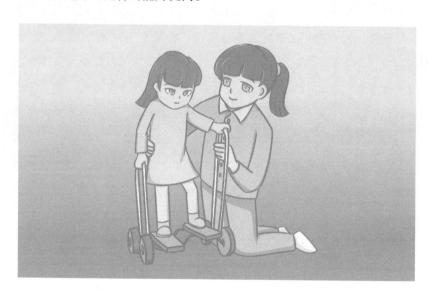

（2）仅在训练机构训练感觉统合和注意力就能治好多动症导致的学习困难吗

专业、系统的感觉统合训练对多动症孩子的行为能力、遵守能力、配合能力是有一定改善作用的。但是，多动症是一种神经发育障碍病症，后期主要影响孩子行为、心理、学习能力的正常发育，感统训练虽然能在很大程度上改善孩子的行为能力，但是随着年龄的增长、课程难度的提高，往往在后期的学习过程中还会存在一些问题。例如，孩子多动、兴奋的表现减轻，但是不能坚持整节课的时间；注意力有好转，但还是有走神、发呆等表现；写作业的能力提高，但还是有明显拖拉磨蹭的表现。所以，感觉统合和注意力训练能够减轻相关症状，但是很难达到理想程度。

【案例】

患儿男，小学三年级学生，因上课经常走神、发呆，成绩差，写作业拖拉来院就诊。该患儿在幼儿园期间曾因好动、不能静坐在当地儿童医院就诊，诊断为"注意缺陷多动障碍、感觉统合失调"，后在当地训练机构训练 2 年，多动好转，能够安静上课。小学一年级至二年级时学习成绩尚可，上了三年级以后，因为学习难度和作业量增大，孩子的成绩明显下滑，上课走神、发呆。来院后经测评排查，诊断为注意缺陷多动障碍，采用综合治疗方案，包括针灸、口服中药、口服盐酸托莫西汀、穴位埋线、超低频经颅磁治疗等，同时配合运动训练，如跳绳、打球等。治疗 3 个月后，孩子的注意力明显好转，学习效率明显提高，成绩也明显提高，后随访 6 个月未见复发。

032

多动症导致孩子学习困难，在家练静坐、学画画就能治好吗？

多动症常起病于儿童期并可持续至成人期，其核心症状是注意力不集中、多动和冲动。对学生而言，多动症导致的学习困难主要表现为在课堂上分心走神，无法集中注意力去听课，所以对知识要点的掌握似是而非，做作业时没有耐心，作业完成起来很困难，导致学业成绩不佳，同时多动、冲动又会影响人际关系，长此以往，过多的失败和挫折会让他们自信心不足，自我评价低，厌学，甚至过早中断学业。

有人说，多动症导致学习困难的孩子可以在家练静坐、学画画以培养耐心，那么单纯练静坐、学画画能治好多动症导致的学习困难吗？答案是否定的。

我们知道，注意力不集中只是一个症状，其表象是做什么事情都缺乏耐心，可以由许多因素引起，如压力大、焦虑、环境不佳等。练静坐是可以帮助患儿学习冥想的放松技巧，可以减轻患儿的焦虑情绪和压力，对多动、冲动的患儿来说，还有助于学会控制自己的情绪和行为。学画画是陶冶情操的有益活动，画画时需要儿童细致入微地去观察、思考，进行多角度转换，精准控制手眼的协调活动，对提高患儿的注意力分配和转换是非常有帮助的。画画是需要花费大量时间，在不被人干扰的情况下集中精力去完成的一件事情，有助于提高儿童注意力的稳定性和持久性，同时画画还可以帮助儿童表达内心的情感，有助于缓解情绪问题。除了练静坐和学画画，还有许多其他方法可以帮助多动症学习困难的患儿提高注意力和耐心，比如定期进行体育锻炼、保证充足睡眠、健康饮食、阅读等，

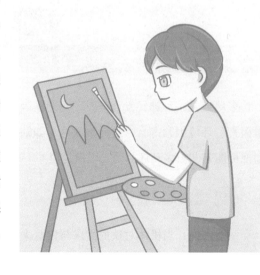

都是有益的活动。

综上所述，练静坐、学画画有可能可以帮助孩子改善注意力不集中这个症状，但并不能治好多动症导致的学习困难。

多动症是一种神经心理发育障碍，其发病机制不是很明确，可能存在大脑额叶发育迟缓的问题，也可能存在多巴胺、去甲肾上腺素等神经递质的功能障碍。研究者发现，多动症儿童的大脑皮层发育较普通儿童落后 3 年（前额叶发育落后 5 年）。多动症儿童的注意力不集中主要体现在注意时间短、注意强度弱、注意范围窄、不善于分配注意时间；多动使他们在需要安静的场合无法控制自己的行为，做事无法善始善终；冲动行为可能导致意外伤害。这些核心症状具有持续性和广泛性，最终造成儿童学业成就、职业表现、情感、认知功能、社交等多方面的执行功能受损。多动症的治疗需要家长、老师和医生共同参与，采用药物治疗、心理治疗、中医外治（针灸、穴位埋线等）、物理治疗和行为疗法等相结合的综合疗法，真正促进大脑额叶功能的成熟，增强神经递质对大脑前额叶活动的抑制作用。单一的行为训练无法持久改善症状，更不能治疗疾病。所以家长如果发现孩子有多动症症状，最好的方法是到专业机构由专业医生进行评估和诊断，包括病史、行为观察和心理测试等，然后根据不同的个体情况提供最合理的治疗建议。

033

微量元素缺乏或铅中毒是否会导致多动症或学习困难？

多动症是一种神经发育障碍，它的病因复杂，主要有神经生物学因素、心理学因素、环境因素等。微量元素缺乏（如缺铁、缺锌、缺镁等）或者血铅水平过高都可能是儿童多动症的诱发因素，但并不一定是必要因素和主要因素。

（1）微量元素缺乏

一般来说，当机体对铁的需求与供给失衡，体内的储存铁耗尽，继之红细胞内的铁缺乏时，会引起缺铁性贫血。缺铁性贫血可导致皮肤黏膜苍白、精神行为异常（如烦躁、易怒等）、注意力不集中、异食癖、体力和耐力下降等一系列表现，但经补铁治疗后多可好转，因此是否能诊断为多动症，还需要结合其他指标进行判断；缺锌可引起食欲不振，毛发变稀，颜色转浅，容易脱落，生长迟滞，身材矮小，发育受阻，也可导致精神不集中、智力障碍等情况，在合理补锌后可明显好转。

（2）铅中毒

铅是一种对中枢神经系统有影响的神经毒素，儿童期的孩子中枢神经系统尚未发育完善，因而更易出现铅中毒。铅中毒对孩子的健康影响是很大的，并且铅中毒是一种慢性发展过程，当铅在体内长期积累后，会影响孩子的智力、免疫力，同时会损害孩子的中枢神经，造成注意力不集中、坐立不安、多动、记忆力衰退、反应迟钝、智力损伤等不良情况，进一步影响孩子的反应速度，以及思维、阅读等方面的能力，最终呈现学习困难的结果。

微量元素缺乏和铅中毒都会给孩子的身体健康带来较大的影响，所以如果孩子出现了精神状态不佳、食欲不好、睡眠异常或躯体不适的情况，家长一定要带孩子去医院做一下检查，以排除微量元素缺乏或铅中毒的情况，尤其是铅中毒，它是会直接损害神经系统的危险因素。那么，生活中家长又应该从哪几个方面来预防孩子铅中毒呢？

①少为孩子购买颜色鲜艳的东西。油漆中含有大量的铅，而鲜艳的玩具、家具等大多是由油漆喷绘而成的，越是鲜艳的物品，所用油漆中的铅含量越高。孩子（尤其是年龄小的孩子）在接触这些物品的过程中，难免会发生啃咬的情况，慢慢地便会引发铅中毒。

②少给孩子吃含铅食品。爆米花、松花蛋、油条等食品中都含有铅，长期给孩子吃此类食物将加大铅中毒的可能。

③不要给孩子擦劣质的爽身粉、痱子粉。质量不合格的爽身粉、痱子粉中大多含有超标的铅，长期给孩子使用，将使孩子体内的铅含量超过正常值。

④不要给孩子买劣质的蜡笔、水彩笔。一些不合格的蜡笔、水彩笔中的铅含量很可能超标，孩子长期使用此类劣质产品很可能会引发铅中毒，加大患上多动症的概率。

⑤避免让孩子被动吸二手烟。长期吸二手烟是导致孩子铅中毒、患上多动症的原因之一，因此家长应避免让孩子被动吸二手烟，帮助其健康成长。

另外，当家长发现儿童接触到高浓度的铅时，一定要及时让儿童远离铅浓度高的环境，然后在医生的指导下进行针对性治疗。

034

儿童智力落后导致学习困难，家长和医生该怎么办？

智力落后（又称"智力障碍""精神发育迟滞"）是学习困难的一个重要因素，也是让家长最头痛的难题之一，当然并非所有学习困难的儿童都存在智力落后的情况。

（1）什么是智力落后

智力落后是指智力发展水平低于正常水平，通常表现为在认知、语言、理解、表达能力、社交及适应能力等方面存在一定障碍，这类儿童的学习困难与他们的

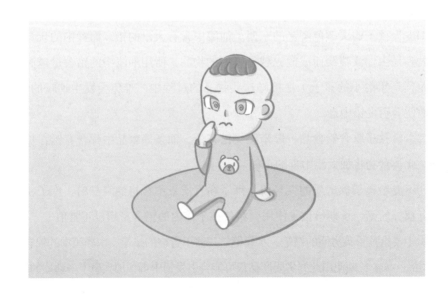

认知能力、理解能力和记忆力差等情况有关。导致智力落后的疾病有很多，如脑发育不良、先天性甲状腺功能减退症、唐氏综合征、苯丙酮尿症、癫痫、脑炎等。

（2）孩子智力落后导致学习困难，家长和医生该怎么办

家长是孩子的第一负责人，日常应多留心、多观察，发现孩子有学不会、听不懂、理解不了的情况时，要尽早到学习困难门诊就诊，做到早发现，早诊断，早治疗，以便获得更好的疗效。

就诊时医生一般会通过血液检验、头部核磁共振检查、脑电图检查、智力测验、行为判定等方式综合判断孩子是否存在智力落后。对于智力落后导致的学习困难儿童，常见的治疗方法如下。

①康复训练：进行大动作和精细动作训练，适应行为和生活自理能力训练，语言与交往沟通能力训练，认知能力训练，等等。

②物理治疗：常用的治疗方式包括经颅磁治疗及高压氧治疗等。

③西药治疗：口服甲钴胺片、维生素 B_{12} 片等，可以促进大脑神经发育。

④中医治疗：针灸、推拿等治疗可调节大脑生理功能。

⑤心理治疗：进行认知行为干预及心理社会干预等，帮助儿童逐渐融入正常的生活及学习。

【案例】

患儿女，10岁，安徽亳州人，以学习成绩差、理解能力略差3年为主诉就诊。女孩平时安静、自觉、认真、勤快，在家能帮父母做许多家务，与人沟通时也无异常，各方面都深得大人喜欢，唯独学习之事让家长及老师头痛。她上课认真听讲，没有交头接耳、小动作多的现象，回家也能有计划地积极完成作业。女孩一年级时各科的成绩在 60～80 分，随着年级的升高，成绩逐渐下滑为 30～40 分，孩子及家长都很苦恼，各种能想到的提升学习成绩的方法都用了，可成绩还是提上不去，因此

家长意识到孩子的问题需要到医院明确一下。经过多项检查，女孩被诊断为智力落后（轻度），学习困难的原因终于找到了。治疗上，医生采用了吡拉西坦、维生素 B_{12} 口服来营养脑神经细胞，增强孩子的记忆力，通过中医穴位疗法通经活络、醒脑开窍、增智健脑，通过心理干预提升自信心，克服自卑心理。治疗 1 个疗程后，孩子妈妈反映孩子背课文的速度变快了，原来需要读十多遍才能背下来的课文，现在读过五六遍就能背出来了，过一周后还能记得，语文成绩由 35 分提升至 65 分，数学成绩由 33 分提升至 70 分，其他各科的成绩也有明显提升。

035

抽动症与学习困难有关系吗？

抽动障碍（俗称"抽动症"）与学习困难有关系。

（1）什么是抽动症

抽动症是一种在儿童期起病，以慢性多发运动性抽动伴发声性抽动为特征的神经精神障碍，其发病的本质是大脑基底节部位的神经元突触发生病变，多巴胺、5-羟色胺等神经递质的分泌亢进，引起支配躯体的神经细胞兴奋，导致躯体性和发声性抽动。

近年来抽动症的发病有明显增多的趋势，虽然它不是危重疾病，也没有明显的脏器损害，但如果发病后不重视，不给予积极的治疗，不仅会使患儿的抽动范围越来越大，抽动的频率也会越来越高，更重要的是随着抽动症患病时间的增长，患儿会出现学习困难、社会交往困难，甚至导致更为严重的强迫症、抑郁症、焦虑症、精神分裂症等，给个人和家庭造成极大的心理和经济负担。

（2）抽动症为什么会引起学习困难

一项研究显示，抽动症患儿学习困难的概率为25%～50%，不同阶段的学习困难发病率相差较大，患抽动症1年以内大约为25%，患病1年以上大约为50%。抽动症早期患儿出现学习困难的原因可能是未控制的运动性抽动和发声性抽动使注意力分散，严重抽动使患儿很难专注于书本，加之同学的嘲笑可能使患儿更不喜欢上学，进而导致学习困难。当然，有少部分患儿的病变可能累及眼球，以及额叶书写中枢和语言中枢的相关神经纤维，从而导致视知觉损害，视觉运动技能降低，在阅读、数学计算、书写和语言应用等方面出现特定学习障碍。

抽动症若持续半年或一年以上大多会导致多种并发症，其中有50%的抽动症患儿会合并多动症、记忆减退。抽动症还常合并强迫症、睡眠障碍、神经性头痛、癫痫等，使患儿出现自残行为、情绪障碍及其他心理行为障碍，有的甚至会变得狂躁，出现幻觉，做出攻击行为，或合并精神分裂症。抽动症合并以上任何一种疾病，都会导致患儿不能专心听讲、读书，从而造成学习困难。

我们在日常临床工作中常常会遇到家长对抽动症不重视，没有在早期带孩子进行积极的治疗，直到抽动症状严重时才来医院就诊的情况，而这时孩子往往已合并多动症、强迫症、学习困难等，有的甚至已经出现了严重的心理行为障碍。

【案例】

患儿女，11岁，因频繁眨眼、噘嘴、耸肩伴异常发声2年，加重3个月来诊。患儿2年前开始出现频繁眨眼、噘嘴、耸肩，伴有异常发声，但因孩子平时学习成绩优良，各科考试成绩均在95分以上，家长未予重视。来诊前半年孩子出现了上课走神发呆，不能专心听讲，写作业拖拉，失眠，学习成绩逐渐下滑的现象，近 3 个月来眨眼、噘嘴、耸肩及异常发声症状加重，并出现扭颈、挺肚子、甩手等，学习成绩开始大幅下滑，各科考试成绩均不及格。孩子来院后医生辨证施治、标本兼治，将抽动症表现完全消除，孩子的注意力有了大幅提高，学习成绩也逐步提升。

微信扫描二维码
看医学专家解答视频

036

导致学习困难的抽动症，如果不治疗会有哪些危害？

抽动症一般在儿童时期和青少年时期发病。很多孩子刚出现抽动问题的时候，家长会以为是孩子调皮或者习惯不良引起的，只要稍微注意一下就会好了，但随着时间的推移，抽动症状越来越严重，家长才想起带孩子到专科医院检查。很多家长对该病并不了解，常常有很多的疑问，比如医生最常被问到的问题就是抽动症如果不治疗会自愈吗？

儿童抽动症虽有自愈倾向，但自愈率较低，只有 5% 左右。大多数抽动症患者的症状会随着患病时间的增长变得更加严重。病程越长，治疗越困难。如果不进行治疗，可能会给孩子带来以下 8 个方面的危害。

①学习困难：抽动症患儿可能会因为经常不自主地身体抽动和发声，导致注意力分散，眼睛很难盯在书本上，日久则影响记忆力，造成学习困难，成绩下降，这不仅会影响患儿的学业表现，甚至可能进一步影响未来的发展。

②注意力缺陷：患抽动症 1 年以上的儿童，很容易合并注意力缺陷，导致上课走神发呆，学习成绩下降。

③出现强迫行为或强迫思想等强迫症表现：患抽动症超过1年的儿童合并强迫症表现的概率较高。

④头痛失眠：很多抽动症的孩子会出现神经性头痛和失眠。

⑤自尊心受损：由于抽动症可能导致身体形象受损，患儿会感到自尊心受挫。家长的责骂、老师的批评、同学的嘲笑，会对儿童身心发展造成巨大伤害，而一个人在儿童期形成的个性心理特征和个性倾向是其个性的核心成分，会影响他的一生。

⑥人际关系受损：抽动症儿童在与他人交往时，可能会因为身体抽动、行为异常等问题而受到误解和排斥，这可能导致人际关系受损，甚至可能影响社交生活。

⑦社交技能受损：抽动症患儿可能因为身体抽动、行为异常等问题而难以与他人正常交往，不愿意与他人沟通交流，并且回避他人的身体接触，这可能导致患者在社交场合中感到不自在，影响未来的职业发展，甚至产生反社会心理。部分患儿到了青少年时期会发展成品行障碍。

⑧并发情绪障碍，如抑郁症、焦虑症等：这些并发症可能会进一步增加患者的身心负担，影响患者的健康和生活质量。

综上所述，抽动症会造成众多危害，应当积极地进行治疗，家长一旦发现孩子有抽动症的症状需要及时带孩子到专科医院就诊，越早诊断、治疗，效果越好。

【案例】

患者男，23岁，辽宁抚顺人，以面部及手臂抽动2个月为主诉就诊。追问病史，患者15岁上初中期间出现不自主眨眼，眼干发痒，在眼科就诊考虑为"结膜炎"，使用眼药水治疗后好转，此后有间断眨眼或缩鼻等表现，未予重视。专科（高中时的学习成绩不好）毕业后从事销售工作，因压力过大导致眨眼加重，逐渐出现挤眼、缩鼻、张口、摇头、扭颈等，耸肩、手臂抽动明显，伴喉部异常发声，或吭吭声，或吼叫声，不得已辞职求医。曾先后在北京多家医院做相关检查排除癫痫发作、运动障碍、亨廷顿病、肌张力障碍等，诊断为"抽动障碍"，服用硫必利、阿立哌唑等治疗后症状无明显缓解，就诊前 10 天开始出现情绪低落，心烦失眠，腰酸乏力，舌质红苔薄黄，脉弦细，中医辨证属肝肾阴虚、肝阳上亢、肝风内动、心神不宁，给予中药汤剂口服，配合特色针灸治疗（头针、体针交替），以通经活络、息风止痉，并辅助进行心理辅导。2 个月后患者的抽动症状明显缓解，睡眠改善，再用中药调理 2 个月后痊愈，嘱其注意调情志，防外感，避免复发。

该患者青少年时期发病，但未引起重视，学习成绩下降，症状延续到成年，后因工作压力过大诱发疾病加重，导致不能正常工作而辞职。这个案例说明了抽动症早发现、早治疗的重要性，否则会影响学习和工作，或导致心理问题。

微信扫描二维码
看医学专家解答视频

037

什么是拖延症？会给孩子带来哪些危害？

在解析拖延症之前，我们要明确地认识到拖延症对孩子的学习、生活、感情和未来发展等方面都是有危害的。那什么是拖延症呢？拖延症是指我们面对学习、生活、工作、感情时自我调节失败，在明知能够预料再不付诸行动就会有不良后果的情况下，仍然把计划要做的事情往后一推再推、无限拖延的表现。相关研究表明，在学生群体中七成以上的学生承认自己存在学习拖延的行为，甚至部分学生出现了连续、严重的拖延表现，超过半数学生的正常学习、生活都受其困扰。因此，家长和老师一定要重视孩子的拖延问题！

（1）拖延症产生的常见原因有哪些

①脑神经功能、神经结构异常：目前，拖延症的致病因素是科研领域中非常关心但还未明确的问题，有的研究表明，拖延症的产生与脑功能活动有紧密关系，拖延症的严重程度与大脑神经结构相关。

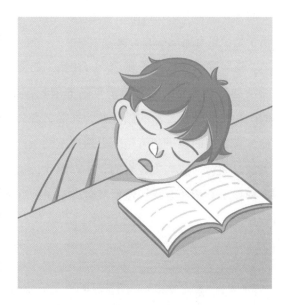

• 神经功能异常：负责情绪调控和预期想象的脑功能区在静息状态下的过度自发性局部脑活动，以及负责自我控制的功能脑区的自发性脑活动抑制是拖延症产生的神经功能基础，而海马到壳核的神经回路受损可能是拖延症产生的神经机制。

• 神经结构异常：相关研究显示，拖延症的严重程度与海马旁回、眶额皮层、腹内侧前额叶皮层的灰质体积具有显著的正相关关系，与背外侧前额叶、额中回的灰质体积存在显著的负相关关系。

②个人及环境原因：导致孩子拖延的非疾病原因主要是孩子心理上的"恐惧"，这种"恐惧"主要来源于个人及环境。

• 个人原因：缺乏自信会导致孩子害怕任何有一点儿困难的事情，拖着不愿去做，或是孩子的"完美主义"在作祟，一定要准备充分，直到自认为达到了完美的状态才可以行动。

• 环境原因：外部环境中的碎片化信息极大地分散了孩子的注意力和精力，而越是低龄段的孩子自制力越弱，越难以抵抗这种碎片化信息的冲击，长此以往，拖延习惯的固化和对孩子的影响也越来越深。

（2）拖延症对孩子有哪些危害

拖延症会导致孩子在学习时注意力不集中，并影响正常的社交活动，孩子的自信心无法建立起来，随着病情的不断加重还可能会演变为精神心理问题。拖延症的主要危害之一是孩子的学业成绩下降，这也是最直观、最容易引起家长怀疑孩子是否患有拖延症的表现。

拖延症会导致孩子在学业、社交上的障碍，甚至吃饭、上厕所等基本的生活活动都会拖延。随着孩子年龄的增长，如果没有及时发现并进行综合有效的干预，这种拖延症的固化就会加深，变为自我否定，甚至导致焦虑症、抑郁症，青春期的孩子还可能会出现严重的叛逆、对立违抗行为，甚至出现伤害别人的过激行为或产生轻生的念头。因此，家长对拖延症一定要特别重视，如果发现孩子有相关表现一定要及时带孩子前往专业医疗机构进行检查，接受综合治疗。

【案例】

患儿男，12 岁，六年级学生，父母陪同来院就诊。接诊医生了解到孩子一年级时成绩尚可，性格外向，外人都夸他特别聪明，学东西特别快，但是孩子渐渐养成了学习速度快但不深入的习惯，想法很多但自律性差，从三、四年级开始考试成绩经常不及格，写作业拖拉，日常生活中做事也拖拉，性格逐渐变得暴躁，父母在此期间陪读监督、劝说均无效，一直到男孩上六年级，孩子的上述表现越发明显，并出现厌学、拒绝去学校的强烈负面情绪，父母因此非常着急，遂带孩子来院就诊。孩子的焦虑自评量表（SAS）、90 项症状自评量表（SCL-90）筛查结果为阳性，经诊断患有注意缺陷多动障碍伴学习困难，予穴位埋线、经颅直流电治疗，配合中药及西药口服，每周进行 1 次心理干预。经过 3 个月的治疗，男孩在专业医护人员及心理治疗师的帮助下，强化了自我管理能力，可以冷静面对自己的负面情绪，打破了拖延症的恶性循环，重新建立了健康的新思维习惯，且通过家庭心理干预，男孩和父母可以较好地进行沟通交流了，逐渐形成了良好的家庭氛围。

微信扫描二维码
看医学专家解答视频

038

孩子学习困难与抑郁症有关系吗？

学习困难和儿童抑郁症之间存在一定的关联。抑郁症可能会影响孩子的认知能力、注意力和记忆力等，导致学习困难。当孩子面临学习上的挑战和困难时，他们可能会感到沮丧、无助和焦虑，还可能会因为学习的压力，以及来自老师、同学或家长的指责、嘲笑而患上抑郁症。因此，家长和老师需要密切关注孩子的情绪状况和学习表现，及时发现并解决抑郁症导致的学习困难等问题。

（1）抑郁症对儿童产生的影响

①抑郁症对儿童认知功能的影响：抑郁症是一种情绪障碍，通常会导致情绪低落、失去兴趣、疲劳、失眠等症状，这些症状可能会导致孩子出现注意力不集中、记忆力下降、思维迟缓等表现，而这些认知问题会直接影响孩子在学习上的表现，使他们在完成学习任务时感到困难，还可能影响他们的日常生活。

②抑郁症对儿童情绪的影响：患有抑郁症的儿童常常表现出消极、悲观、无助的情绪状态，这种情绪状态可能使他们对学习和生活失去兴趣，缺乏动力和自信，加剧学习困难的情况。患有抑郁症的儿童还可能出现焦虑、易怒、暴躁等情绪问题，这些情绪问题可能会进一步加重抑郁症的症状。

③抑郁症对儿童行为的影响：患有抑郁症的儿童可能会出现厌学、逃学、社

交障碍等行为问题，这些行为问题可能导致孩子错过学习机会，影响学习成绩及未来的发展。

（2）可以采取的措施

①家长和老师需要共同关注孩子的情况，为孩子创造一个积极的学习环境，鼓励他们积极参与学习活动，提升自信心和兴趣，同时建立良好的沟通渠道，进行充分的交流，了解他们的需求和困惑，给予及时的指导和支持，帮助孩子缓解抑郁情绪，增强自信心。

②家长和老师要关注孩子的心理健康状况和情绪状态，及时发现并处理学习困难和抑郁症问题，发现异常情况时要及时寻求专业帮助，通过与心理健康专家合作，为孩子提供专业的心理评估和治疗，帮助他们改善抑郁症状，解决学习困难问题。对于已经患有抑郁症的孩子，应该尽早接受治疗，包括药物治疗和心理治疗等，以尽快康复，但需要注意药物的不良反应及潜在风险。

③学校应加强对学习困难和儿童抑郁症的关注，开展心理健康教育课程，普及心理健康知识，提高孩子的自我意识和应对能力。同时，学校还可以为教师提供培训和资源支持，帮助他们更好地理解和支持有学习困难和抑郁症状的学生。

总之，学习困难和儿童抑郁症之间存在一定的关联，但这种关联并不是绝对的。为了有效应对这一问题，我们需要从多个方面入手，关注孩子的情绪状态和学习情况，及时发现并帮助孩子克服学习困难和抑郁症状，促进他们的健康成长和发展。

【案例】

患者男，15 岁，初三学生。在过去的一年里，他的表现发生了明显的变化。原本成绩优异、性格开朗的他，突然变得对学习失去兴趣，经常旷课、逃学，同时他开始避免与同学交往，变得越来越孤僻。男生的父母注意到了他的变化，多次与他沟通，但每次都遭到冷漠对待。家长意识到了问题的严重性，马上带孩子去专科医院就诊，被诊断为抑郁症。

孩子的父母非常困惑和担忧，他们不明白为什么原本活泼的儿子会突然变得抑郁。医生解释说这可能与学习压力、人际关系等多方面因素有关。初三的学习压力非常大，孩子可能因为无法适应这种压力而感到焦虑和无助，同时他可能也面临着与同学之间的矛盾和冲突，所以性格越来越孤僻。在医生的建议下，孩子开始接受心理治疗。经过一段时间的治疗，孩子的情绪逐渐稳定下来，开始重新对学习产生兴趣。同时，孩子的父母也积极配合，为他营造了一个温馨的家庭氛围。渐渐地，男生的注意力开始集中，记忆力也有所恢复。经过几个月的治疗和调整，男生已返校正常学习。

微信扫描二维码
看医学专家解答视频

039

儿童抑郁症会导致学习困难吗？

儿童抑郁症认知度低，家长和老师很难发现；治愈率低，起效慢，治疗剂量和中毒量很难把握，很难彻底治好；自杀率高，严重者会有自残、自杀行为，很让家长担心，且难以照料。很多人听到抑郁症都会有点不知所措，特别是孩子家长知道自己的孩子得了抑郁症时会更震惊和害怕，震惊的是这个病怎么会发生在自己的孩子身上，害怕的是这个病会影响孩子的学业，甚至影响孩子的一生。

（1）什么是儿童抑郁症

儿童抑郁症是指起病于儿童期，以情绪低落、愉快感消失或兴趣丧失为主要表现的一类情绪障碍，平时以显著而持久的心境低落为主要表现，病情严重时可以出现肢体木僵，伴有明显的焦虑，甚至出现自杀倾向。

（2）儿童抑郁症有哪些常见表现

①心情低落：觉得不开心，悲观失望，对什么事都没有兴趣，不愿意与别人沟通交流，闷闷不乐，或脾气暴躁。

②思维迟钝：说话缓慢，不愿意讲话，学习成绩下滑，注意力、记忆力减退。

③意志消沉：不想学习，什么事情都不愿意做，对以后的生活没有规划，过一天算一天。

④有自伤、自残倾向：否认自我价值，认为自己是个没用的人，觉得活着没意义，有的孩子会用小刀或其他工具划破手臂，甚至有准备自杀的言论和行为。

如果家长发现孩子有上述表现要尽早去专科医院就诊，明确诊断，尽快得到早期治疗。

（3）儿童抑郁症会影响学习，甚至导致学习困难吗

孩子得了抑郁症是否会导致学习困难与病情的轻重有关，如果病情不严重，孩子在生活中可能不会出现与普通孩子不同的表现，可能只是有些闷闷不乐，不愿交流，但不会表现为不想学习，学习成绩也不会受到影响，但如果病情严重，出现兴趣减退甚至丧失，注意力不集中，焦虑，或出现幻觉、妄想等精神症状，就会导致不愿学习、学习困难，甚至拒绝上学等问题，继续发展一般会转向沉迷于手机或游戏。

家长和老师一旦发现孩子患有抑郁症，甚至导致学习困难，不能完成学业，一定要带孩子到专科医院就诊，并接受个性化治疗，避免影响学业。

【案例】

患儿王某，女，13岁。就诊时间：2023年10月17日。

主诉：闷闷不乐、学习成绩下降1个月。

现病史：患儿父亲代诉，孩子上了初一以后两周左右，就发现孩子的话越来越少，一天到晚闷闷不乐，做什么事情都没精神，甚至带她去吃好吃的也提不起兴趣，一让她学习、写作业就发脾气。近两周不愿意去学校，课堂作业也不能及时完成，学习成绩也有明显下降。

既往史：出生时患有甲状腺功能减退，服用左甲状腺素钠片2年后多次复查甲状腺功能指标正常后停药。近期复查甲功均在正常值范围。

个人史：足月剖宫产（母亲孕3产3），出生体重2.93千克，身长50厘米，母乳喂养12个月。

相关评估结果：焦虑评定66分（正常值为小于50分），抑郁评定88分（正常值为小于50分），注意力指数76，记忆力指数65，智商（瑞文法）108，社会生活能力量表评定结果为13岁7个月，非语言性学习障碍39，感觉统合轻度失调。

治疗方案：中医经络穴位治疗每两周一次；物理仪器治疗（经颅直流电刺激）隔日一次，脑电生物反馈治疗隔日一次；心理干预治疗每周一次；马来酸氟伏沙明片50毫克，睡前服用，解郁安神颗粒9克，每日3次。

治疗结果：治疗1个月后，患儿精神状况明显好转，开始愿意上学，上课时的注意力较之前集中，愿意和同学一起玩耍了，每天都很开心，不发脾气了，学习成绩也有进步。

医嘱：继续巩固治疗，1个月后做相关评估，根据评估结果和孩子的临床表现，再制订下一步治疗方案。

微信扫描二维码
看医学专家解答视频

040

抑郁症导致学习困难的儿童需要接受心理治疗吗？

（1）抑郁症与学习困难的关系

经常抑郁的人很难进行需要高级思维和认知能力的活动，他们可能会感到困惑，做事杂乱无章，容易分心或被激怒，简单的日常任务也变得具有挑战性。患有抑郁症的学生有学习成绩差和对与学校相关的活动产生抵抗心理的风险，包括不愿进行课堂互动、与同伴和老师的关系紧张，以及对追求感兴趣的事情、学习新技能或为未来制订计划失去热情。情绪波动会让儿童难以集中注意力，绝望或自卑感会导致儿童认为自己不应该费心学习新事物，或者认为自己根本做不到。抑郁症是一种慢性疾病，会以各种方式影响儿童的心理健康和幸福感。

除了引起情绪症状，抑郁症还会损害儿童进行清晰推理的能力，通过干扰健康的思维过程，让儿童难以集中注意力、记住事实或做出决定。他们的学习经常受到阻碍，因为抑郁和焦虑会损害记忆力，使他们难以记住新知识或回忆过去的经历，加重学习困难。

抑郁症还会影响睡眠，而失眠和嗜睡会对人的心理健康和工作能力造成严重破坏。抑郁症会影响儿童的许多方面，包括学习动力和学习成绩等。

另外，孩子学习困难会加重或导致抑郁症。学习困难会导致压力增大和沮丧情绪的出现，这会影响孩子的幸福感。如果没有获得健康的应对技巧，孩子可能会在没有意识到的情况下感到气馁、愤怒、沮丧。学习困难的儿童还可能会感到被同龄人误解，会因为与众不同而受到排斥，长此以往这些负面情绪都可能导致儿童抑郁。学习困难和抑郁症可能会加重儿童的羞耻感和无价值感。

因此，当家长发现孩子开始出现这些症状时，要尽快带孩子去专科医院就诊，明确诊断。一些其他疾病，如多动症等，可能会导致与抑郁症相同或相似的症状出现，但需要进行不同的治疗。

（2）为什么需要接受心理治疗

心理治疗适用于患有不同程度抑郁症的儿童，有助于改变儿童的认知、完善人格、增强儿童应对困难和挫折的能力，最终改善抑郁症状、降低自杀率、减少功能损害。相关研究显示，抗抑郁药物可能会增加儿童自杀的风险，因此目前在临床上更推荐进行心理治疗。在青少年精神心理门诊上通常采用认知行为治疗和人际关系治疗。经过几个阶段的治疗，轻、中度抑郁症患儿的改善大多非常明显。所以，如果家中有患有抑郁症的儿童，家长切勿乱投医，一定要选择专业的专科医院进行个性化治疗。

041

孩子不愿意学习，厌学，甚至逃学的原因是什么？

最近三年我们组织开展了对孩子不愿意学习，厌学，甚至逃学原因的社会调查，发现从小学三年级到大学研究生，各年龄段、各类家庭里的孩子都有这种现象。为什么孩子们所处的社会背景是相同的，绝大多数孩子能够正常上学学习，而小部分孩子却不愿意学习，厌学，甚至逃学呢？我们分析归纳了这部分孩子所处的社会环境、校园环境和家庭环境，总结出了以下4个主要原因，并给出了一些建议。

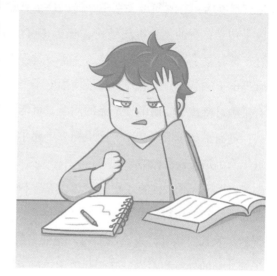

（1）对学习缺乏兴趣

这些孩子往往不知道学习的目的和意义是什么，不知道为什么要学习。学习的内容和时间是被父母安排的，上什么学校，参加什么活动，甚至长大后做什么工作，都是父母考虑安排好的。孩子自己的喜好和兴趣，往往在很小的时候就被父母扼杀了，这使得孩子对学习缺乏兴趣。解决这个问题的办法是找到与孩子兴趣相关的学习内容，并根据孩子的兴趣选择一些课外读物或课外活动，让孩子发现感兴趣的事情做起来也是需要大量基础知识做铺垫的，从而激发孩子的学习兴趣。

（2）学习困难

我们在调查后发现，在学龄儿童中确实有很少一部分孩子由于智商偏低，不能灵活运用学习技巧和学习方法，缺乏阅读理解、逻辑推理分析能力，有前学后忘的现象。对于这类孩子要因材施教，放缓学习进程，进行个性化教育。但是，也有一部分孩子没有智商偏低的问题，但仍存在阅读障碍、书写障碍，或某个学科学习困难的问题，如果出现这种情况，应尽快带孩子去专科医院就诊，明确诊断，积极治疗，解决学习困难问题，避免出现厌学或逃学现象。

（3）学校或家庭环境不佳

孩子不愿意学习，厌学，甚至逃学，有时也与学校或家庭环境有关。有的孩子在学校受到老师的批评指责或不公正的待遇，与同学发生矛盾，甚至被孤立、遭到霸凌等；有的父母关系不和谐，甚至有吵架、打架等现象，给孩子的心灵造成了伤害；有的家长唯成绩论，孩子稍有退步就批评指责，甚至打骂嫌弃。另外，随着电子教学的普及，孩子在学习过程中有更多的机会接触到手机、平板电脑等电子产品，如果老师对孩子使用电子产品的管理不当、监督不严，或家长没有正确对待孩子使用电子产品的问题，可能会导致部分孩子背着老师或家长打游戏，进而影响学习，甚至上网成瘾，不愿学习，出现厌学、逃学现象，这类情况近年来也是比较常见的。

因此，家长要注意了解清楚孩子在学校的学习情况，与老师多沟通，老师也要公平公正地对待每位学生，特别是有学习困难问题的学生，更要多给予关注和帮教。家长要认真约束自己的言行举止，经常和孩子进行开放性、支持性对话，了解他们的处境和感受，并一起找出解决方案。家长还要给予孩子必要的物质支持和心理支持，帮助孩子树立正确的学习观，学会劳逸结合，正确做好学习与放松的时间管理，必要时可以寻求心理咨询师和医生的帮助。

（4）缺乏对规则的认识和自律性

每个孩子所处的成长和生活环境不同，有的长辈过于娇惯孩子，从小任由孩子野蛮生长，使得孩子没有自律性，对社会规则知之甚少，导致孩子在参加学校或社会活动时不能遵守规则，容易与人发生矛盾，很难融入社会，不能接受老师的批评和约束，因此会出现不愿去学校，厌学，甚至逃学的现象。要想解决这一问题，家长要教会孩子应有的社会公德、社会规则和社会规律，培养孩子的自律性，让孩子知道什么话不可以说，什么事不可以做，懂得礼义廉耻，恭良谦让，帮助孩子很好地融入社会，做一个品学兼优的好学生。

042

家长和学校老师对孩子的学习成绩有影响吗？影响大吗？

学校老师和家长对孩子的学习成绩有着重要影响，不仅在于提供学业上的支持和指导，培养孩子的学习兴趣、学习习惯和价值观，还在于应当及早发现孩子是否患有多动症等影响学习的疾病并及早带孩子接受专业的干预治疗，让孩子更轻松地学习。

（1）家长对孩子学习成绩的影响

家长对孩子成绩的影响之大是家喻户晓的，很多专家做过的相关研究也都证实了这一点。家庭是孩子永不关门的学校，父母是孩子的榜样，也是孩子的第一任老师。

优秀的父母会从孩子年幼时就开始培养良好的学习习惯和好学的学习精神，和孩子一起读绘本，培养孩子的阅读习惯。海量的阅读会提升孩子的智慧，改变孩子的气质，提升孩子的学习和写作能力，使孩子更容易将学习到的知识融会贯通。

优秀的父母会为孩子创造更适合的学习环境，从小培养孩子的独立性和自律性，帮助孩子养成良好的学习习惯，会指导孩子在课前预习，提醒孩子在课堂上要专心听讲，当天的知识当天掌握，督促孩子完成课后作业，并鼓励孩子多用学到的知识解决生活中的问题。

一个孩子能够拥有好的学习成绩，是离不开家长的监督及鼓励的。在孩子懒惰的时候，家长要督促孩子不能松懈。当孩子在学习上失去信心的时候，家长需要从旁给予鼓励和支持。孩子在学习上有家长的陪伴和支持，能够收获更好的学习效果。

平时在门诊接诊过程中，我们发现以下问题在孩子中较为突出，家长需要多多关注。

①厌学：学习压力太大和学不会都是孩子厌学的常见原因。其中，孩子的学习压力主要来自两方面，一方面是家长，另一方面是自己。望子成龙、望女成凤是多数家长对孩子的美好期望，但是对孩子来说就是很大的压力。

②沉迷于手机：这是困扰家长的一个大问题。很多家长只是一味地埋怨孩子，经常说的一句话就是"我怎样说他都没用"。但是，当孩子问家长"您平常下班回家后会玩手机吗"的时候，大多数家长都沉默了。

③叛逆：尤其是进入青春期以后，孩子的大脑发育很迅速，觉得自己已经长大了，想要提出更多自己的意见，如果父母一味地去打压孩子，孩子必然会叛逆，就算不叛逆，也会养成懦弱的性格，这样的孩子很难有前进的动力。所以，家长在教育孩子时不仅要考虑学习成绩，还要考虑身心健康问题。

（2）老师对学生学习成绩的影响

优秀的老师拥有专业的知识储备和扎实的教学技巧，能够教授系统而深入的知识，引导学生掌握学科的核心概念和关键技能，能够用简洁明了的语言解释复杂的概念，使学生理解得更加深入。优秀的老师拥有丰富的教学经验，知道如何调整教学内容和方法，以满足学生的学习需求，使学生在学习的过程中不断进步。

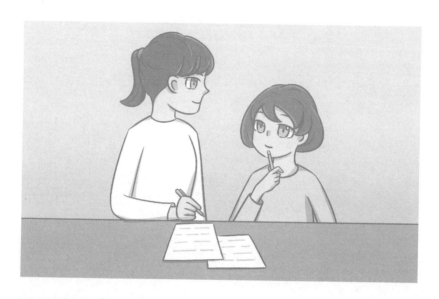

　　老师的教学态度和情感投入对学生学习成绩也有着重要的影响。热情、友善、幽默的老师能够激发学生学习的兴趣和动力，能够与学生建立良好的师生关系，关心学生的学习和生活，激发学生的潜力，这样的老师能够为学生提供良好的学习环境和积极的学习氛围，使学生在轻松愉快的氛围中更好地学习和成长。

　　更为重要的是，老师的责任心和爱心可能会影响学生的一生。富有爱心和责任心的老师，无论面对的是聪明过人的学生，还是学习能力不足、理解能力差的学生，都会因材施教，不放弃，多鼓励学生，注意培养学生自信而独立的性格，提高孩子的沟通社交能力。同时，优秀的老师会极为细心，会在教学过程中注意观察孩子，能够早期发现孩子是否有注意力差、多动等情况，并提醒家长尽早带孩子到专业医院进行专业的干预治疗。

　　最后要特别提醒学校老师和家长，如果发现孩子存在注意力不集中、控制能力差、活动过度、易冲动及学习困难等情况，要积极带孩子去专科医院就诊，排除是否患有多动症等疾病，以免错失好的治疗时机。

帮孩子走出困境：学习困难门诊中的128个问与答

家庭篇

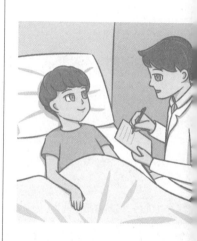

043

怎样让孩子爱上学习？

游戏设计都充分利用了让孩子上瘾的心理学机制：其一，游戏的设计从易到难，孩子会非常轻松地完成低难度的关卡，在完成过程中享受到游戏通关的快乐和成就感，同时能获得奖励（金币、积分）；其二，如果孩子游戏未通关，设计者会鼓励孩子"没关系，再来一次，你就会通关成功哟"。要让孩子爱上学习也要采用类似的方法。

（1）培养孩子的学习兴趣

心理学研究显示，要让人爱上一件事情，必须要让他对这件事感兴趣，且做这件事情时要容易获得成功，并能从成功中获得快乐、成就感及物质满足感。因此，建议家长要充分地了解自己的孩子，观察孩子的兴趣爱好，同时注意发掘孩子的潜能，重点培养孩子既感兴趣又擅长的特长，当孩子在某一方面比别人强得多时，自信心和赢的信念就会增强，有自信的孩子也就更容易喜欢学习。

（2）提高孩子轻松学习的能力

要想让孩子喜欢学习，轻松学习，家长要关注、培养和提高孩子的学习能力。孩子的学习能力越强，学习就越轻松，也就越爱学习。孩子的学习能力主要包括注意力、记忆力、理解能力和逻辑思维能力，如果孩子存在上述能力不足的情况，应通过专业的治疗和培训提高孩子的学习能力。在智力基本正常的学生中，注意力和记忆力对学习来说是最为重要的。智力障碍的孩子学习能力不足，无法像普通孩子一样学习，存在不想学习的情况是可以理解的，而许多智力正常，甚至非常聪明的孩子，却因为注意力缺陷无法正常听课，课堂学习效率下降，课后老师或者家长辅导也帮助不大，随着年龄的增大、年级的增高，会逐渐出现不想学习、厌学，甚至沉迷于游戏，这些孩子的表现如果能够在早期被老师和家长发现，尽早到专科医院进行专业的治疗，注意力和记忆力是可以大幅提高的，这样孩子就可以轻松读书了。当然，如果孩子的理解力和逻辑思维能力落后，也可以通过专业的治疗和培训获得提高。孩子的学习能力强了，学习任务就可以更轻松地完成，学习成绩就会提高。

（3）帮助孩子找到高效的学习方法，养成良好的学习习惯

家长要培养孩子采用高效的学习方法并养成良好的习惯：学前预习，找到学习难点，专心听课，使课堂效率提高；写作业前要把当天课上学习的内容重点复习一遍，对新的知识点进行重点记忆，同时快速地温习前一天的课程内容，然后合上书，像参加考试一样完成当天的作业，如果有不会做的题目，要通过重新看书、自学，或者向老师、家长、同学请教解决；每周末要把这一周的功课及上一周的课程全部复习一遍。通过这样的重复记忆，可以轻松地完成学业，孩子就会爱上学习了。

（4）提高孩子的学习驱动力

家长要重视培养孩子的学习动机，关注孩子在学习过程中的感受：在小学阶段要多鼓励孩子，让孩子在学习过程中有好的感受，感受好了，学习驱动力就会强；对初高中阶段的孩子，要从思想上和未来人生规划上强调学习的动机和重要性，强调理想和现实学习的关联性，从而调动学习驱动力。

家长可以根据孩子的具体学习能力及当前的学业水平设定学习目标，目标要从低到高，学习内容要从简单到复杂，让孩子轻松地完成学习内容和达到学习目标要求，尤其是对厌学或学习基础差的孩子，要让孩子获得完成学习目标带来的成就感和满足感。家长应该在制订目标的同时设定奖励机制，如果孩子达到了学习目标，就要及时兑现奖励；如果孩子没有达到学习目标，也不要责骂孩子，相反应该鼓励孩子，告诉孩子失败是成功之母，这次没完成没关系，下次要争取完成，要理解孩子，告诉孩子"爸爸妈妈相信你，下次一定可以做得更好"，让孩子明白做错题一点儿也不可怕，因为这样才能知道哪个知识点没有学会，起到查漏补缺的作用，才有进步的空间。从一年级到高中毕业，学生要经历很多次考试，一次考试没有考好没有关系，平时再努力一些，下次一定会好一些。

（5）营造良好的家庭环境和氛围

良好的家庭环境和氛围对孩子的学习态度和学习习惯也有非常重要的影响。家庭是孩子永不关门的学校，父母是孩子永不下岗的老师。父母从孩子年幼时开始，就要注重培养孩子良好的学习习惯，激发孩子的好奇心，培养孩子学习和做事的主动性、独立性、创造性，培养孩子的责任心。父母是孩子的第一任老师，父母爱学习、爱读书的习惯会影响孩子的一生。相反，如果父母整天在家打游戏、玩手机，甚至打麻将，家庭氛围不和谐，就会干扰孩子学习态度和学习习惯的养成。培养孩子良好的读书习惯非常重要，通过海量阅读，孩子可以与先贤智者对话，提高思维能力、理解能力、写作能力，让学习变得轻松起来。

微信扫描二维码
看医学专家解答视频

044

如何帮助孩子解决做作业不主动、拖拉磨蹭的问题？

很多家长会有这样的疑问：为什么我的孩子不主动做作业，做作业的时候拖拉磨蹭，本来半小时就能完成的作业，我家孩子要做上一小时，甚至两小时才能完成，为什么别的事情需要学，写作业偷懒、拖拉磨蹭倒是"无师自通"？其实，我们做父母的在生活中也会有拖拉磨蹭的时候，比如吃过饭后碗筷等会儿再洗吧，头发明天再洗吧，衣服再穿一天吧，吃饱了明天再减肥，等等，更何况有的孩子做事情拖拉磨蹭只是因为刚上小学，时间观念还没有建立起来。患有多动症的孩子，由于多巴胺、去甲肾上腺素、5-羟色胺等神经递质分泌紊乱，专注力本来就容易下降，更容易出现不主动做作业、写字拖拉磨蹭的问题。

家长可以参考以下 3 点，帮助孩子改善上述表现。

（1）制订时间表，创造良好的学习环境

家长要根据孩子当天的作业量及近期情况，制订一份详细的作业时间表，包括各科的作业预计完成时间及休息时间，将一天的作业任务分解成若干个小任务，比如写语文作业 30 分钟后休息 10 分钟，写数学作业 20 分钟后休息 8 分钟，写英语作业 15 分钟后休息 5 分钟。家长还要为孩子创造好的学习环境，比如书桌周围及墙面的布置越简单越好，桌面上除了练习册、本子和笔，其他学习书籍及学习用具都不要放。当孩子做作业时家长不要随意打断，不要问东问西，不要怕孩子渴了或饿了，更不要在旁边看手机或电视，以免分散孩子的注意力。

（2）改善孩子的专注力

对于患有多动症的孩子，除接受医学治疗外，家长还要正确对待孩子，不能粗暴地批评孩子，把孩子说得一无是处，甚至打骂孩子。要求孩子必须在规定时间内完成作业，不然就惩罚孩子的做法是不可取的，家长要培养孩子的学习兴趣，可以和孩子一起玩舒尔特方格、捡豆子、小推车、竹节跳、倒爬等游戏，提升孩子的注意力，延长孩子的专注时间。

（3）提升孩子的学习能力

对于学习困难导致的写作业拖拉磨蹭要分析原因，具体对待，要了解清楚孩子学习困难的原因是学习能力不足、智力不及、阅读书写能力差、理解分析能力差，还是逻辑思维能力差。家长可选择适当降低学习难度，让孩子从简单题做起，有不会的题目积极问老师或父母，也可以先放过这题去做会做的题目，允许孩子用相对长一些的时间完成作业。对于以前不会的知识点，老师和家长要及时给予补充辅导，让孩子慢慢积累知识，从而提升孩子的学习能力。

【案例】

石某，男，8岁8个月，浙江长兴人。初诊日期：2023年7月1日。

主诉：注意力不集中，写作业拖拉磨蹭1年余。

现病史：患儿从1年多前上小学以来上课不能静坐，小动作多，不是玩铅笔就是玩橡皮，上课不注意听讲，东张西望，不能按时完成课堂作业，放学回家后只要家长不叫，从来不会自己主动做作业，做作业时必须有家长时时盯着，家长离开一步他就会去玩橡皮或发呆，即使做作业也心不在焉，常写错字或漏字，老师三天两头找家长谈话。

诊断：注意缺陷多动障碍；学习障碍。

治疗方案：中医针灸治疗；脑电生物反馈治疗；盐酸哌甲酯缓释片口服，每日1次，每次18毫克，静灵口服液口服，每日2次，每次10毫升；进行舒尔特方格、竹节跳、倒爬等家庭训练。

治疗1个月后，家长反馈孩子的改变确实很大，上课时能够认真听讲了，在家做作业的时间也由原来的1小时缩短到30分钟，睡眠也好多了。继续使用上述方案治疗2个月后来院复诊时，孩子父亲高兴地说孩子原来成绩在班里倒数，现在能考到班级前10名，几乎天天都能得到老师的表扬，孩子开始主动学习了，已经把学习变成乐趣了。

所以，对于孩子不主动做作业，写作业拖拉磨蹭的问题，只要找到原因，并有针对性地进行科学管理和治疗，是可以得到很好的纠正的，家长务必对此进行关注和重视。

045

孩子懒惰，不肯写作业，1 小时只写 6 个字，家长该怎么办？

在医院的学习困难门诊，经常有家长问医生："我们家孩子非常懒惰，不肯写作业，畏难情绪特别严重，有时 1 小时只写几个字，其他同学只用写半小时的作业，他用了 6 小时还没有完成，我都快疯了，医生我该怎么办呢？"其实，很多孩子学习懒惰，不用心，畏难情绪重，写作业拖拉，自控力差，是由注意缺陷

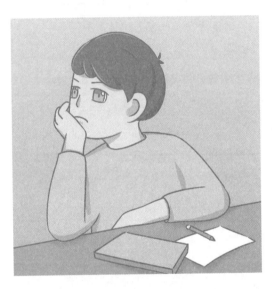

多动障碍导致专注力差引起的，也有的是由抽动障碍、焦虑症、抑郁症或书写障碍所致。当然，还有些孩子出现上述问题并不是疾病导致的，可能与孩子自身厌学、有对抗行为或作业太难自己不会写有关。所以，上述问题出现后需要医疗机构、家庭和学校一起努力，找出孩子懒惰，不肯写作业，拖拉，自控力差背后的真正原因。

（1）常见的引起写作业拖拉、自控力差的原因有哪些

①注意缺陷多动障碍：造成孩子写作业拖拉、自控力差的最常见病因是患有注意缺陷多动障碍（俗称"多动症"）。国内外相关研究表明，学龄期儿童多动症的发病率为 8% ～ 10%，多动症的发病可能与儿童大脑前额叶功能发育不完全有关，额叶神经细胞分泌的去甲肾上腺素、多巴胺等神经递质减少，从而缩弱了对大脑皮层各功能区的控制作用，缩弱了对中枢神经系统的行为活动控制及对与注意力相关神经网络的控制作用，引起儿童注意力缺陷、多动、冲动任性等一系列症状，孩子上课走神发呆、小动作多，写课后作业时拖拉磨蹭、自控力差，半小

时的作业量用几小时也完不成。

儿童多动症最好的治疗方法应该是标本兼治，以治本为主，治标为辅。治本的方法即促进前额叶功能改善，临床上主要使用中医安神益智治疗（包括针灸、穴位埋线等）辅以物理仪器治疗，调和脏腑，平衡阴阳，改善前额叶的功能。另外，鼓励孩子运动也能起到增强治疗效果的作用。药物治疗及行为心理干预治疗属于治标。身心同疗，标本兼治，才能事半功倍。

②抽动障碍：患有抽动障碍（俗称"抽动症"）的儿童也会出现注意力差、自控力差的表现。抽动症本身就会导致注意力缺陷、学习困难，躯体不自主的抽动会让孩子无法专心写作业。抽动症儿童大脑基底神经节的病变可逐渐加重，累及大脑前额叶，从而合并多动症，加重注意力缺陷。

③焦虑症、抑郁症：孩子患有焦虑症、抑郁症，也可以引起注意力差、专注力缺陷，导致写作业拖拉、速度慢。当然，很多孩子会有明显的情绪变化，比如情绪低落，不愿意讲话，对任何事情都不感兴趣，家长很容易发现，这时就需要及早带孩子到专科医院进行检查和治疗。

④其他疾病因素：还有一些孩子写作业拖拉、速度慢的问题，与感觉统合失调、视觉－运动失调、知觉－运动失调及特发性书写障碍有关，这些孩子动作协调性差，阅读时漏字漏行，写字时将偏旁写错、写反或"缺胳膊少腿"，需要接受专业的改善脑功能治疗，同时要进行专业的感觉统合训练。

⑤非疾病因素：需要强调的是，还有少部分儿童写作业拖拉、速度慢并不是由疾病因素引起的，而是与孩子的情绪或心理状态相关，比如厌学或沉迷于游戏等，通常伴有对抗或挑衅行为，也有的是因为作业太难，超出了自身学习水平，根本就不会写，所以家长要分别对待，根据不同的情况，解决孩子存在的情绪问题和心理问题，必要时可寻求专科医院心理医生的帮助，从而改善孩子写作业拖拉的不良行为。

（2）家长在日常生活中如何理性、科学地对待孩子懒惰，不肯写作业的情况

①不要吝啬表扬：家长不要只盯着孩子的成绩单，一味地批评、打压、吼

骂，这样只会使孩子自卑，甚至自暴自弃。作为家长要善于发现孩子的优点，及时、适当地表扬，表扬和鼓励能让孩子的大脑产生"快乐素"，转变学习态度，快乐学习。

②给予恰当的奖励：家长在与孩子沟通交流的过程中，要善于发现孩子内心的需求，然后设置不同的奖励标准，当孩子到达奖励标准时要及时奖励，一定要兑现，不可食言，树立父母在孩子心目中的威严，通过奖励的方式，引导孩子听从父母的正确教导，提高孩子自觉写作业的积极性。

③维护家庭和谐：一个和谐的家庭氛围对孩子的学习成长至关重要。在一个父母恩爱和谐的家庭中，孩子感受到的都是爱，自然就会乖巧听话，有思想，识对错，知好恶，理解父母的良苦用心，在学习上努力用功，按时、保质、保量地完成作业，也就不存在因为懒惰而不肯写作业的现象了。家长不能进行棍棒教育，要用孩子能理解并认可的方式进行有效沟通，帮助孩子正向发展，逐渐改变孩子懒惰、不肯写作业的行为。

046

家长怎样培养孩子自觉写作业的能力？

大多数孩子不是天生就能主动写作业的，需要由家长或老师催促、盯着才能写，写作业时常常拖拉磨蹭，边写边玩，一会儿上厕所，一会儿喝水，一会儿吃零食，总是不专心。那么，家长应该怎样督促孩子养成自觉写作业的习惯呢？下面给家长提 5 条建议。

（1）为孩子准备一个安静的环境

有一个相对安静的环境是孩子好好写作业的前提条件和基础，所以家长要给孩子整理出一个安静舒适的空间，比如给孩子准备一个小书房，里面摆放一些图书和学习用品，杜绝玩具及电子设备等与学习无关的东西。如果孩子在客厅写作业，家长要尽量保持安静，不要看电视或刷手机，尽量也拿出一本书来看，陪孩子一起学习。为了避免孩子长时间学习导致疲劳，可以设置一个 25 分钟的闹钟，到时间后可以让孩子自由活动一会儿。

（2）帮助孩子建立时间观念

在每次写作业前，家长可以先和孩子商量一下，今天老师布置了多少作业？难度大不大？大概需要多少时间可以写完？写完后就可以让孩子自由玩一会儿，这样不仅可以提高孩子的学习效率，还可以帮助孩子建立时间观念，逐渐养成自主学习的好习惯。设置好完成作业的最后时间节点是一种隐形的压力，也可以让孩子更好地管理时间。

（3）可以陪伴，但不要监视孩子写作业

家长可以在短时间内陪孩子写作业，但一定要想办法从中抽身。很多家长喜欢在旁边监视孩子写作业，结果越看越生气，一味地给孩子挑毛病，一会儿嫌弃字写得太丑了，一会儿说太马虎了，唠唠叨叨，让孩子很反感，感觉不自在，总觉得有一双眼睛在盯着自己，使得孩子战战兢兢，甚至不敢轻易下笔，害怕自己的一个小失误就换来家长的漫骂或指责。试想一下，如果我们工作的时候，领导在旁边盯着，我们是不是会感觉不自在呢？所以，监视孩子写作业的做法是错误的。家长不要总盯着孩子作业中的细节，而要盯着孩子的学习习惯，比如坐姿、握笔的姿势是否正确，写作业的时间是否过长，等等。如果将学习基础打好了，无论在哪个阶段，孩子都能独立、自觉地学习。家长要让孩子认识到是为自己学习，而不是为别人。

（4）及时鼓励孩子，激发孩子的自信心

对于那些已经对家长陪写作业产生依赖的孩子，如果家长突然不陪了，可能一时难以适应，会对自己没有信心，因此家长要及时鼓励孩子，帮助他增强信心，毕竟家长的鼓励和肯定是孩子积极向上的动力。要想让孩子独立、自觉地完成作业，家长需要学会放手，不要成为孩子的拐杖，不要抱着孩子不能放松，一

放松成绩就会下降的心态，从而对孩子的学习紧盯死守，否则不但家长累得够呛，孩子上了初高中之后，还会因为没有养成自主学习的习惯而跟不上进度，反而出现学习成绩下滑，使得孩子产生畏难情绪，导致厌学或弃学。

（5）排除疾病因素

孩子不能自觉完成作业，除了懒惰、学习动力不足等原因，还可能与多动症等疾病有关。所以，家长一旦发现孩子坐不住，上课不认真听讲，小动作多，东张西望，心不在焉，学习成绩下滑严重，试卷答不完，学作业拖拉磨蹭，经常粗心马虎，要及时带孩子到专科医院就诊，由医生制订个性化综合治疗方案，帮助孩子解决问题。

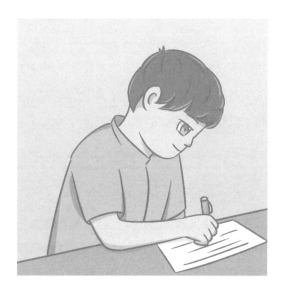

【案例】

患儿男，8 岁，二年级学生。

情况介绍：孩子从上一年级开始就进入不了学习状态，平时好动，上课不认真听讲，经常发呆、走神，无法完成老师留的作业，写作业时拖拉磨蹭，半天写不了一个字，边写边玩玩具，要么就上厕所，要么就吃零食、喝水，家长怎么催促也不听，本来半小时可以写完的作业，孩子要写两小时，而且错误多，每次考试都答不完试卷，在班里成绩垫底。老师多次向家长反映让家长陪读，家长感到很焦虑，因此带孩子来儿童专科医院就医。

诊断：注意缺陷多动障碍。

治疗：给予中西医综合治疗。经过3个月的治疗，孩子的病情明显好转，现在已经不用家长陪着写作业了，能够自觉、独立地完成作业，而且写作业的速度和效率都有了很大的提高，家长露出了久违的笑容。

047

孩子比同学学习时间长，常写作业到半夜，学习成绩却越来越差，该如何解决？

随着孩子的成长和学习压力的不断增加，孩子和家长都越来越重视学习。对很多父母来说，孩子的学习成绩是关乎未来的重要指标之一。但是，有时候即使孩子拼尽全力学习，比别的孩子花更长的时间在学习上，经常写作业到半夜，仍然无法提高学习成绩，甚至成绩反而越来越差。究竟是什么原因导致了这样的情况？该怎样解决呢？

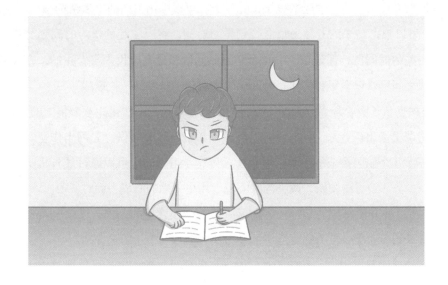

下面我们从疾病和非疾病两个方面来分析原因，并介绍一些解决方法。

（1）由疾病原因导致

①智力问题。

②注意缺陷多动障碍。

③神经症或心境障碍。

④脑神经发育问题，如阅读障碍、书写障碍、计算障碍等。

另外，身心疾病的诊疗要由专业医生进行，在明确诊断后制订治疗方案，家长要积极配合。作为家长，有时或许更需要调节一下自己，情绪的崩溃或者难以抑制的失落和沮丧都会影响孩子，自己的状态好了，让孩子在一个舒适的环境中学习，成长进步得才会更快。

（2）由非疾病原因导致

①学习缺乏专注力与耐心：随着社交媒体的普及和网络的发展，碎片化信息通过短视频等网络媒介充斥着孩子的生活，被动地接收信息逐渐成为孩子获取信息的习惯方式，导致孩子的注意力发展受到一定的阻碍，心境也变得较为浮躁，因此缺少耐心，作业的完成效率大打折扣，使得写作业的时间越来越长。

面对专注力与耐心缺乏的孩子，建议家长可以采用下面的方法帮助孩子。

• 可以根据孩子的专注力情况规划学习时间，将一整晚的学习时间划分成几个短一些的时间段，保证孩子在每个学习时间段里是完全投入与专注的，在相邻时间段之间可以设置短暂的休息时间，以此取代一整晚的"拉锯战"。

• 根据孩子吸收外界信息的特点，帮助孩子寻找到个性化注意力集中的方式，比如将课文读出声音来、站着学习、先从简单的题目开始做、先列出作业时间计划、先做几个俯卧撑或练一组跳绳再学习等，学习期间也可以通过戴耳机听轻音乐来减少分心或思维跳跃，改善浮躁心境，用更平静的心境去面对学习。

• 可以在开始每次的学习任务前做一个有个仪式感的动作，借此警示自己任务正式开始，要集中精力完成当下的学习任务。

②缺乏学习兴趣：如果孩子对学习的兴趣不足，建议家长可以通过以下办法

来解决。

• 为孩子提供适宜的学习环境：学习环境是影响孩子学习的重要因素之一，如果没有良好的学习环境，孩子很难保持专注和兴趣。因此，家长要为孩子提供一个安静、整洁、舒适、宽敞的学习环境，创造良好的学习氛围避免各种事情中途打扰孩子。

• 让孩子在学习中找到乐趣：学习并不是一件枯燥、无聊的事情，它拥有丰富多彩的内容、有趣的学科和受人喜爱的教材。家长要帮助孩子发现学习的乐趣，开阔孩子的视野，引导孩子了解不同的学科，激发孩子探索的热情，不断加强他们的求知欲。

• 激发孩子自主学习的动力：无论是孩子还是成年人，面对一件做完对自己来说毫无收获的事情时都会没有动力，同时做这件事的效率也会非常低，而缺乏动力会让人变得拖沓、注意力分散等。那么，在孩子还没有办法理解学习对自己的意义的时候，家长可以在孩子完成学习任务后给予一定的奖励，让孩子切身感受到完成学习任务后是有收获的，通过自己的努力是会有获得感的，进而慢慢激发他们学习的动力，提高学习的效率。

• 寻求专业机构和专业人士的帮助：必要时家长要寻求专业机构和专业人士的帮助来引导孩子学习，他们通常有更多的资源和经验，能够帮助家长理解孩子面临的挑战和困难，而这些内容孩子并不总是愿意与自己的父母分享的。让专业人士来帮助孩子，家长可以从中了解到更多关于孩子的信息，包括孩子的兴趣爱好、学习风格、学科强项和弱项等，可以更好地了解孩子的需求，为孩子打造适合他们的学习环境和方式。

③改掉不健康的生活习惯，做好自我管理工作：我们会发现，每天作业写到夜里，睡觉非常晚的孩子往往成绩并不理想。一个健康的作息对于孩子的长线学习非常重要，如果孩子做作业到半夜，占用过多的睡眠时间，会影响到第二天的学习状态，导致孩子在学校里的学习效率大大降低，慢慢地就跟不上课堂的进度了，一次次的挫败会导致孩子一点点失去学习的兴趣。除此之外，睡眠不足、作息紊乱还会导致孩子的身体健康受损，使得学习的质量进一步降低，陷入恶性循环，这也是许多孩子花比别人多的时间写作业，成绩却越来越差的原因。

家长可以与孩子一起制订一个日常生活时间表，将放学回来后需要做的功课和要做的其他事情用图表的方式展示，在相应的时间做图表上对应的事情，并定好睡觉时间。在时间表合理的前提下，如果孩子每天都能完成当天的任务，家长可以给予孩子奖励，激发他们更积极地去遵守时间安排。

④和老师多沟通，获得学校的支持：如果学校的作业任务对孩子来说确实太过复杂和繁重，应与学校老师做好沟通，给作业做减法，为孩子制订合适的任务量，先把学习习惯和规律建立起来，把学习态度提升上来，避免作业过多造成孩子"摆烂""躺平"，有了良好的学习习惯和规律，有了积极的学习态度后再一点点地增加作业量，让孩子一步步获得学习的成就感和价值体验。

微信扫描二维码
看医学专家解答视频

048

家长如何帮助孩子提高学习能力，考入理想的大学？

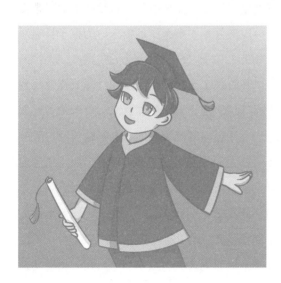

孩子从上学开始到高考结束，相当于参加了一个历时十二年的马拉松长距离比赛，名次在前的就可以优先选择自己理想的大学。孩子要想取得好名次，学习能力、学习方法和技巧、学习内驱力三者缺一不可，其中学习能力就像学生参加比赛时用的赛车，学习能力强相当于赛车的性能和动力更强，当然更容易取得好的比赛

名次。学习能力主要包括学生的注意力、记忆力、思维能力。

那么，家长如何帮助孩子提高学习能力呢？

每个学生的学习能力各有不同，但都可以通过专业的干预和训练得到提高。例如，大约8%的学龄期儿童患有多动症，如果家长发现孩子注意力差，可能还合并有记忆力差，就需要到专科医院就诊，接受专业的治疗，标本兼治，以中医经络穴位调控治疗为主，以药物治疗为辅，提高额叶的功能，改善注意力、记忆力及思维能力。日常生活中较大量的运动会使大脑更聪明，有助于改善注意力、记忆力和思维能力，专业医院的相关训练也对学习能力的提高有所帮助。孩子的学习能力强了，学习就会更轻松了。

学习方法和技巧就像参加比赛的赛道，科学的学习方法和技巧有助于孩子在好的赛道上跑得更快，尤其是对小学高年级及初高中学生来说更为重要。例如，要注重课前预习，对将要学的知识难点做到心中有数，带着问题、带着思考去听课，课堂效率会大幅提高；科学安排课后复习，每天复习近三天的功课，每周末复习近两周的课程；高效地完成作业，必要时加做适量的课外练习，提高用所学知识解决问题的能力；注重实践操作和实验课程，将知识活学活用，注重各学科知识的融会贯通。

家长要重视孩子的自我学习能力，教会孩子使用费曼学习法，也就是模拟教学的学习法，孩子先学懂知识，然后将所学的知识用简单通俗的语言，教会没有学过这个知识的"小白"，这样可以有效提高自我学习效率。

家长要注重从小培养孩子的独立性，让孩子自己的事情自己做，教会孩子科学安排学习时间，做好时间管理。海马记忆相关研究显示，晨起40分钟和睡前1小时是最佳记忆时间，此时间内可以学习需要记忆的内容，比如背英语单词、背诵语文课文、背数学公式等，晚上6点至10点整块的时间可以用来温习功课和写作业，高年级学生还可以合理利用零碎的时间，比如在睡前洗漱、乘公交车时背诵单词等，积零成整，这样可以大大提高学习效率。

家长要注重自幼培养孩子的特长，增强孩子的自信心，带孩子参加各种各样的活动，鼓励孩子好奇爱问的天性，在活动中充分了解孩子，观察孩子的兴趣爱好，注意发现孩子的天赋。每个孩子都可能有自己擅长的领域，家长要重点培养孩子既感兴趣又有天赋的特长，使孩子在某一方面比别人强很多，有助于增强孩子的自信心和赢的信念，有自信的孩子也就更容易喜欢上学习。

为了调动孩子的学习驱动力，从小学一年级开始家长就要根据孩子的具体学习能力及相应的学业水平设定短期学习目标，以一两周为考察时间，目标从低到高，让孩子能够轻松获得完成学习目标带来的成就感和满足感，同时给予一定的物质激励。

家长要教育孩子自幼懂得学习的重要性，让孩子懂得知识可以改变人生，知识可以让社会变得更好，帮助孩子树立远大理想，从小学低年级开始就要初步设定未来的职业规划，让孩子明白学习在很大程度上决定未来人生的高度。

家长要帮助孩子自幼养成读书的习惯，在孩子一两岁时就要一起读绘本，让读书成为一种习惯并长期坚持。阅读可以让孩子与先贤智者“面对面”地沟通，让孩子站在巨人的肩膀上看世界，拓展孩子的视野，边读书边做笔记、写读后感更会事半功倍；在学习过程中多问为什么，寻根问源，学思结合，可以显著提高学习效率；多做各种练习题目，多写文章，多实践，用学到的知识解决问题，通过不断的努力成为学习上的佼佼者。

家长要不断地鼓励孩子，培养孩子强大的精神和永不言败的信念，考试成绩不佳并不可怕，说明还有上升的空间，要有赢别人、赢自己的信心，而且赢自己比赢别人更重要，要不断进步，不断超越自己，做更好的自己是成功的阶梯。

微信扫描二维码
看医学专家解答视频

049

如何提升孩子的逻辑思维能力？

逻辑思维是人的理性认识阶段，也称为“抽象思维”，人们运用概念、判断、推理等思维形式，采用比较、分析、综合、抽象、概括等思维方法，反映事物本质和规律的认识过程，通过逻辑思维获得新的认知。

逻辑思维能力在学生学习新的知识、形成认知的过程中起到非常重要的作用，强大的逻辑思维能力能帮助人们在工作中更好地解决问题，应对挑战，也可以帮助学生在学习中更好地掌握知识。逻辑思维能力差的学生理解力差，在学习数学、物理、科学、语文等学科时都会存在困难，即使老师一对一教学也无济于事。那么，对于逻辑思维理解力差的学生，有什么好办法来帮助他们呢？

我们先来了解逻辑思维能力与什么因素有关。

大脑是思维的起源，脑部神经元的电活动和神经递质的传递构成了思维活动的各个方面，如认知、感知和记忆等，大脑的控制行为和思维过程是由多个脑区协同完成的，不同脑区负责不同的功能，前额叶负责注意、语言、判断、决策和规划，在人类高级思维中起到特别重要的作用，顶叶负责感知和空间记忆，颞叶负责记忆和语言等，这些脑区通过神经回路相互联系、相互协作，共同完成了我们的思维和行为。

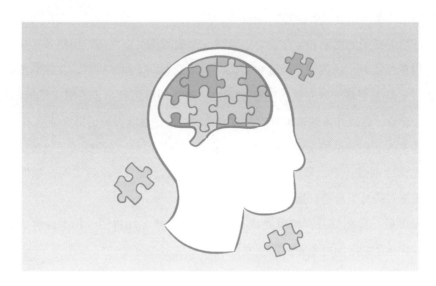

那么，怎样帮助逻辑思维能力差的孩子呢？

通过以上介绍可知，思维与大脑功能密切相关，而大脑的神经功能具有可塑性，国医大师石学敏院士几十年的研究显示，中医的针灸治疗可以促进神经突触的生长，促进神经环路的建立和神经递质的分泌，再塑部分脑神经功能，从而提升思维能力。我们在临床上对逻辑思维能力差的学习困难儿童，一般采用石学敏"醒脑开窍"法进行针灸治疗、穴位注射、穴位埋线，以及物理仪器治疗来促进大脑的神经功能改善，提高孩子的注意力、记忆力和思维能力，孩子的逻辑思维能力提高了，学习就会轻松了。

当然，逻辑思维与遗传、环境、经验、学习也有密切的关系。在日常生活中，人们通过工作和学习获得经验也可以提升逻辑思维能力，对于逻辑思维能力差引起学习困难的孩子，家长可以通过以下 9 个方式来改善他们的逻辑思维能力。

①用"自我提问"的方式锻炼逻辑思维能力。鼓励孩子多读书，多提问，作者为什么会得出这个结论，原因是什么，这个结论有什么优点及缺点，如果我来写如何写得更好？在生活中也要引导孩子发现问题、思考问题，多思考事物与事物之间的共性和不同，发现事物与事物之间的相互联系，找出它们的规律，培养孩子的想象力和创新思维，比如夏天气温高、冬天气温低，为什么会这样呢？通过学习找到问题的答案，在发现问题，提出问题，再去寻找答案的过程中，孩子的逻辑思维能力就会得到提升。

②培养孩子的阅读和写作能力。通过大量的阅读可以提高知识储备，从而提高逻辑思维能力。让孩子自幼就和家长一起读绘本，读趣味故事，并逐渐增加科普类、思辨类书籍，开发孩子的思维能力，通过阅读引导孩子了解文章的结构、主题、论点，以及作者的论证方式，在大量的阅读中逐渐提高逻辑思维能力。

③掌握一些常见的逻辑思维模式，也就是某些套路。这种模式一般是结论先行，先阐述观点，第二步说明观点的原因和理由，第三步举例说明，第四步总结，上下对应分类清楚，排序逻辑清晰。

④多做一些能提升逻辑思维能力的益智类游戏，如拼图、积木、解谜游戏等，锻炼孩子的空间思维和推理能力。

⑤学会将事物进行分类与归纳，通过整理物品、将信息分类等锻炼孩子的逻辑思维能力。

⑥注重数学和科学学科的学习，提升孩子的推理、归纳、逻辑、演绎能力。

⑦多做思维导图的训练，可以用思维导图进行学科知识的学习和记忆，充分地

利用左右脑的功能，开启大脑的无限潜能。思维导图是表达发散性思维有效图形的思维工具，运用图文并重的技巧，把各级主题关系用相互隶属的层级图表现出来。

⑧可做对比思维、汇聚思维、原因与结果思维、分析与综合、归纳与演绎推理训练。

⑨多做运动。国内外相关研究显示，运动可以提高孩子海马和额叶的功能，增强孩子的记忆力、注意力和思维能力，如游泳、跑步等。精细运动能力也需要从小加强，可以多剪纸、折飞机、系鞋带、扣扣子、捏橡皮泥等，手巧才能心灵。

微信扫描二维码
看医学专家解答视频

050

孩子阅读理解能力差的原因和解决方法有哪些?

阅读理解是孩子学习的基础和核心能力之一，但如今很多孩子的阅读理解能力却不够强，这给他们的学习带来了诸多困扰。为了帮助孩子提升阅读理解能力，我们需要深入分析能力弱的原因，并提出相应的解决方法。

（1）孩子阅读理解能力差是什么原因

①缺乏专注力：很多时候父母缺乏对于孩子专注力的培养，孩子在阅读的时候注意力不集中，心思也没有完全在阅读上，这也就导致了孩子的自我控制能力比较差，这些坏习惯对于孩子的阅读能力发展有着很不好的影响。

②情绪和兴趣问题：孩子可能对阅读有惧怕心理，他们不敢尝试发言或朗读，甚至有些孩子对阅读有一种厌烦心理，会对阅读产生回避行为和反感情绪，这使得他们不能把精力放在积极的阅读活动上，反而对非阅读活动有着浓厚的兴

趣，更倾向于选择看电视、玩游戏等娱乐活动，而不愿意花时间来阅读。

③阅读材料不合适：如果孩子遇到的阅读材料难度过高或过低，超出了能力水平或者无法满足他们的阅读需要，会导致阅读理解能力无法得到有效锻炼，造成阅读后对内容不理解，不能用阅读来解决自己需要解决的问题。

④没有培养抽象思维：从幼儿时期开始，家长就应该开始培养孩子的阅读兴趣，但是家长往往只是注重故事情节，忽视了对孩子抽象思维能力的培养。很多孩子缺乏正确的阅读方法和技巧，不了解如何理解文章结构、抓住关键信息、进行推理判断等，从而影响了他们阅读理解能力的发展。

⑤词汇量不足：孩子掌握的词汇量如果较小，就很难准确理解文章中的词语和句子，从而影响对整篇文章的阅读理解。

⑥神经系统功能障碍：患有多动症、视听和语言障碍、智力障碍、认知障碍及心理障碍等会导致阅读障碍的疾病。

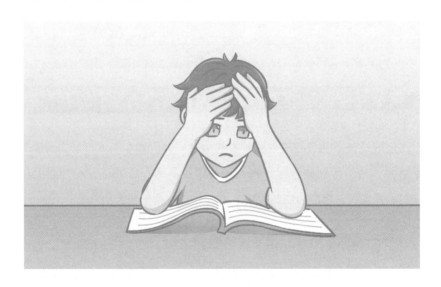

（2）提高孩子阅读理解能力的方法有哪些

孩子不能读懂一篇文章，可能是上面这些因素的综合作用结果，特别需要强调的是不要一味地让孩子"傻"读，必须先明确原因，然后有针对性地进行训练或治疗。想要取得更好的效果，需要家长、老师和孩子共同努力。下面介绍一些常用的提高孩子阅读理解能力的方法。

①明确病因：对于各种原因引起的中枢神经系统功能障碍要明确诊断，然后针对病因进行专业的干预和治疗，这样才会事半功倍。

②培养孩子的专注力：让孩子逐字逐句地阅读，让眼睛专注在句子上是很重要的，这样也可避免在阅读过程中出现随意阅读、跳跃阅读的现象，以免错过重点。

③培养阅读兴趣和习惯：家长可以通过提供丰富多样的阅读材料，如故事书、报纸、杂志等，激发孩子的阅读兴趣。此外，设定家庭读书时间也是培养孩子阅读习惯的好方法，可以每天安排一段固定的阅读时间，与孩子一起阅读、讨论，以培养他们的综合阅读能力。

④教授阅读技巧：家长可以教给孩子正确、高效的阅读技巧，比如找出文章中的主要句子、注意关键词等，还可以教授一些常见的修辞手法和语言表达方式，帮助孩子更好地理解文章。

⑤扩大词汇量：家长可以为孩子提供词汇丰富的阅读材料，并鼓励孩子查阅词典，学习生词。此外，还可以与孩子一起玩词汇游戏、背诵诗歌等，通过这种互动的方式帮助孩子快速扩大词汇量。

⑥进行启发性讨论：家长可以引导孩子提出自己的观点或质疑，并根据孩子的回答进行深入的讨论，从而培养他们的逻辑思维和批判思维，过程中要给予孩子适当的激励和表扬，使他们对阅读保持积极的态度，提高阅读动力。

051

孩子的理解力差，教很多遍也不懂，有什么好办法呢？

家长带着孩子来院求医时，可以发现有的孩子记忆力、注意力都很好，学习也很努力，但理解力差，很难完全听懂老师课堂上讲的内容，很简单的知识讲过几遍后也还是搞不懂，或者即便当下听懂了，可稍一变样就不会了，小学低年级时还能考 80 ～ 90 分，可随着年级的升高，学习知识难度的增大，成绩逐年下滑，甚至排在全班倒数几名，即使课后多练习也无济于事，家长常用"脑子好像不会转弯"来描述孩子的这种状态。

（1）为什么会出现理解力差的问题

学生学习知识并形成认知是一个信息加工的系统过程，包括感知觉、注意、表象、记忆、思维等认知过程，最后完成对知识的掌握。在学习这一信息加工的过程中，每一个环节都是非常重要的，而思维环节对知识的掌握和输出尤其重要。

那什么是思维呢？思维是人类解决问题和概括事物的能力。学习困难儿童的思维问题一般主要表现在以下 3 个方面。

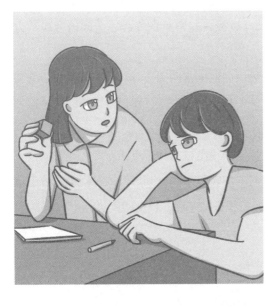

①思维的冲动性：在学习过程中不是花时间去分析问题，而是总急于解决问题。

②思维的刻板性：考虑问题时往往思路比较狭窄，固执于问题的细枝末节，仅从具体方面来考虑问题。

③思维的抽象能力受损：在概念及对象间相互关系的理解上有困难，在解决问题时较少进行逻辑思考，不能从错误或成功中总结经验。

（2）思维能力与什么有关

大脑是思维的起源，脑部神经元的电活动和神经递质的传递构成了思维活动的各个方面。大脑的控制行为和思维过程是由多个脑区协同完成的，不同脑区负责不同的功能，其中前额叶负责注意、语言、判断、决策和规划，在人类高级思维中起到特别重要的作用。

（3）怎样帮助思维能力差的孩子

通过以上介绍可知，思维与大脑功能密切相关，而大脑的神经功能具有可塑性。我们在临床上对思维能力差的学习困难儿童，一般采用石学敏"醒脑开窍"针灸治疗、穴位注射、穴位埋线及物理仪器治疗，促进大脑神经功能的改善，提高孩子的注意力、记忆力和思维能力。

当然，思维与遗传、环境、经验、学习也有密切的关系。在日常生活中，人们通过学习获得经验也可以提升思维能力，对于思维能力差引起学习困难的孩子，家长可以通过以下10个方法来帮助他们改善思维能力：

①培养孩子爱思考、好探索的能力。家长要激发孩子的好奇心，鼓励孩子提问，赞赏孩子爱提问的习惯，陪孩子一起寻找答案，引导孩子发现问题、思考问题，培养他们的想象力和创新思维。

②培养孩子的阅读能力和复述故事的能力。从孩子小的时候开始就和孩子一起读绘本，读趣味故事，并逐渐增加科普类书籍，激发孩子的思维能力，与孩子一起讨论故事情节、角色动机和可能发生的结局，也可以通过复述故事锻炼孩子的语言能力和理解能力。

③注重培养孩子的独立性，让孩子独自思考，鼓励孩子进行批判性思考，多参与日常生活的决策过程，多实践，在实践中提升思维能力。

④让孩子多玩益智类玩具或游戏，如拼图、积木、解谜游戏等，锻炼孩子的空间思维和推理能力。

⑤注重数学和科学学科的学习，提升孩子的推理、归纳、逻辑及演绎能力。

⑥训练孩子从多个角度思考问题，解决问题，提升一题多解能力，如"？+？=9"的答案可以有多少种组合等。

⑦做发散性思维训练，比如说出一个物品的不同寻常之处。据研究，人在进行发散性思考时，大脑的多个部位，包括额叶、颞叶和边缘系统的神经细胞都会参与其中。

⑧可以多做思维导图训练，用思维导图进行学科知识的学习和记忆，充分地利用左右脑的功能，开发大脑的无限潜能。

⑨可做逻辑思维、聚合思维及演绎推理能力训练。

⑩多做运动。运动可以增强孩子海马和额叶的功能，增强孩子的记忆力、注意力和思维能力。

052

家长如何培养孩子的学习内驱力？

家长在陪孩子学习的过程中，面对的最棘手的问题往往就是孩子自觉性不高，学习动力不足。孩子对学习提不起劲，一学习就开始磨蹭、拖延，注意力不集中，有点儿时间就想着玩，不会主动学习，这些都是学习动力不高，缺乏学习内驱力的表现。

什么是内驱力？内驱力就是内部驱动力，是在需要的基础上产生的一种内部唤醒状态或紧张状态，表现为推动有机体活动以获得满足需要的内部动力。学习目标明确，学习内驱力强的孩子，不管有没有外在奖励，都能积极主动地学习，并能从中获得乐趣和成就感，遇到困难和挫败的时候也不会轻易放弃，而缺乏内驱力的孩子则表现得十分被动，抗拒学习，持续性差，在学习过程中容易产生挫败感，自暴自弃。父母教育孩子，最重要的不是灌输知识和道理，而是激发孩子的内驱力，让他们明确学习目标，走上自我管理、自我负责的道路。

具体来说的话，家长要做好以下 4 件事。

（1）为孩子营造和谐、温暖的成长环境

有些孩子在成长过程中缺少父母的陪伴和关爱，或是与父母关系不和，或是家庭氛围紧张纷乱，这样的话孩子就会把许多精力放在寻找爱和安全感上，不能全身心地探索世界、发展自我。

有些孩子在父母、老师、同学那里得不到尊重，自尊心受损，没有心思考虑好好学习的事，而是首先想着通过各种方式维护自己的自尊心，因而常表现为叛

逆、不听话。想要孩子专注于自我成长，家长首先要给孩子创造一个和谐、温暖的成长环境，爱孩子，关心孩子，尊重和支持孩子，让孩子在家庭中能够得到充分的归属感和安全感。此外，家长也要关心孩子的学校生活、同伴关系，遇到问题及时陪孩子一起解决，帮助孩子更好地融入班级。

（2）警惕过度的"外驱力"

为了督促孩子学习，许多家长会使用各种"外驱力"，给孩子很大压力，逼着孩子学，或者常给孩子灌输"我们这么辛苦，你考得这么差，对得起我们吗""不好好学习，将来找不到好工作"等，或者给孩子布置大量的学习任务，严格督促，紧盯着孩子，不允许孩子偷一点儿懒。

奖励与惩罚也是外驱力的一种形式，比如背一首诗就可以吃零食，两门课都考到95分以上的话每个周末可以玩一会儿手机，不好好写作业的话就不去游乐园，等等。

使用这些外驱力，刚开始可能效果明显，但时间长了，反而会破坏孩子的内驱力。

相关试验结果表明，小学一至四年级时，孩子的内驱力越强，成绩越好，二者高度相关；小学一至三年级时，外驱力与孩子的成绩不相关，对成绩没有明显影响，然而到了四年级时，外驱力与成绩的关系变成负相关，即感受到更多外驱力的孩子，成绩反而会更差。当外驱力过强时，孩子体会不到学习的乐趣，尽管在一段时间里可以被推着前进，然而一旦外力减弱或消失，就会立马被打回原形。

很多中学生在上初高中时被老师、家长管得很严，学习成绩优良，到了大学的宽松环境里就一下子失去了学习动力，自制力很差，没有目标，甚至荒废学业，整个大学生活浑浑噩噩的。因此，在孩子刚升入小学时，家长可以多陪伴孩子，对孩子的学习多关心，通过制订规矩、陪孩子写作业等方式，帮助孩子养成良好的学习习惯，但是随着年级的升高，家长应该尽量减少使用外驱力推动孩子学习，重点帮助孩子找到学习目标，激发孩子的学习动机，帮助孩子找到学习的乐趣和成就感，这样还有利于激发孩子的内驱力。

（3）给孩子充分的自主权，培养孩子的责任心

有些家长重视孩子的学习，就一门心思扑在孩子的学习上，干涉、管控得很多，以为盯得紧、管得严，孩子的成绩就会提高。然而，这些家长忽视了孩子自主感的重要性，使得往往事与愿违。自主感就是孩子感觉到能自己决定一些事情，有自发的学习动机，这是激发内驱力必不可少的一个条件。

为了培养孩子的自主感，父母应该在孩子的能力范围内给他机会做一些决定，也就是一种"自主权"。如果家长平时总是按照自己的想法安排、决定孩子的学习时间和学习任务，孩子没有自主权，就会导致两种结果：

①孩子感到厌烦，产生逆反心理，故意和家长对着干，抗拒学习。

②当孩子多次尝试后发现自己的话语没有分量，自己的想法得不到尊重时，就会产生一种无助感，认为自己控制不了事情的走向和结果，内心失去活力，对学习缺乏热情。没有自由，自控就无从谈起。

只有家长给孩子充分的自由空间，让孩子自己选择和决定，并承担相应后果，孩子才能学会独立思考，并自发地调整行为，懂得对自己负责。拥有自主权的孩子，会感受到自己的力量和价值，做起事来会更加积极主动。

（4）帮助孩子树立目标，激发孩子的学习动机

在多项领域取得杰出成就的埃隆·马斯克曾说：对我来说，我要做的是有意义的事情，尽我所能使这个世界变得更加美好，这是我想做的事情；我想改变世界，希望能够尽我的努力，创立一个新世界，使人们享受生活，这是我想做的事情，为此，我不介意冒险。正是在这种强烈目标感的引领下，他总是内驱力十足，即使比普通人多付出十倍、百倍的努力，也从不怕失败。

许多高考成绩优异，进入 985、211 大学的学生，当高考、成绩、排名等外界因素消失的时候就开始找不到内心的动力了，甚至称自己为"废物"，没有学习的劲头，什么也不想干。因此，如果家长想要激发孩子的内驱力，很重要的一点就是帮助孩子树立目标，思考自己想要成为什么样的人，找到学习的意义感和价值感。

053

家长如何激发孩子的学习动机?

(1)为孩子创造好的学习环境

心理学家德西和瑞安提出的动机理论指出:我们每个人,包括孩子,都有归属感这一心理需要,即做一件事情的时候,无论结果如何,都需要体验到与他人的关联感,感受到爱、尊重和接纳。当这个心理需要获得满足时,就会促进人内在动机的提高。

比如,家长在辅导孩子写作业时,如果经常批评、指责孩子,就会让孩子体验不到爱、尊重和接纳,无法形成良好的归属感,进而更容易放弃所学的东西。所以,家长在进行家庭作业辅导时,面对孩子犯错、拖拉等行为表现,要尽量减少过激的批评、指责,要用更加积极的心态看待孩子在学习中出现的错误,可以把这些错误看作检查知识漏洞的窗口和温习知识的机会。

我们应当更平和地看待孩子在学习中犯错误、短期的学习成绩下滑等现象,让孩子感受到爱和被接纳,努力为孩子创造一个充满爱与尊重的学习环境,让孩子在学习中获得更多的积极体验,这些积极体验会自然而然地激发孩子的学习动机。

(2)与孩子商定合理的学习目标

孩子的学习动机很容易受一种心理需要的影响,即胜任感——觉得自己能够做到,也就是具有完成这件事情的能力。胜任感的满足对于孩子内在学习动机的提升至关重要。

家长和孩子一起商量而制订的学习目标一定是适度、具体且系统的,同时可以预测实现这个目标过程中的阶段性成果和孩子可能会有的收获。如果孩子的学习目标太高,经常无法顺利完成或者完成起来特别困难,那孩子在学习的过程中就很难有成就感和胜任,相反会有较多的挫败感、压力感等负性体验,而这些负性体验会直接降低孩子的学习主动性，影响学习动机。

因此，想要保持并不断提升孩子的学习动机，家长与孩子商定学习目标时一定不要因为外界因素、攀比心理或家长对孩子期望过高等而使制订的目标超出孩子的学习能力水平。根据孩子的实际情况来设定学习目标的原则是让孩子跳一跳就能够够得着！达到这样的目标，需要孩子付出努力，但又不是那样遥不可及。这样的学习目标会让孩子体验到学习的胜任感，进而对学习更有信心和主动性，比如将今天的作业提前 5 分钟完成，把学校的作业拆分成几个小的作业任务来完成，等等。这些目标的实现看起来微不足道，但每次实现都会积累起细微的成功，增强孩子的成就感和自信心，日积月累下来对孩子的影响是巨大的。

同时，家长和孩子商定目标时，要让孩子明白学习是孩子自己的事情，家长要给予孩子积极的引导，让孩子对自己的学习目标制订拥有掌控权和自主感，这样能够更好地激发孩子的学习动机。

特别说明的一点是如果家长观察孩子在前期的学习中已经有了较多的挫败感，对学习已经丧失信心，学习动机特别低的时候，需要给孩子一些充电和调整的时间，帮助孩子先调节好这些负性体验，如果发现在家中已无法调整，建议尽快到医院寻求专业人员的帮助，移除影响孩子学习动机和学习主动性的情绪因素。

（3）让孩子体验学习的快乐

在和孩子相处的过程中，家长要及时发现孩子哪怕是非常微小的进步，并给予肯定和表扬，侧重于表扬孩子的行为过程（进步、努力）而不是行为结果（好成绩），表扬努力（具体行为）而不是天赋（聪明）。当家长把肯定和表扬聚焦在过程和努力上时，会引导孩子也关注自己学习的过程和付出的努力。我们在给予孩子积极的正反馈时，要确保这个反馈必须是能让孩子感受到真诚和温暖的，要让孩子相信自己确实做得很好，这样才能激发孩子的成就感和主动性。

一旦孩子的内在学习动机得到了提升，自己就会主动畅游在知识的海洋里，积极地学习，家长就不会再被孩子的学习问题弄得焦头烂额了。

如果家长尝试了以上方法，孩子的学习动机依旧没有改善和提升，那么就需要尽快到专科医院就诊，由医生制订孩子的个性化治疗方案。

054

家长如何帮孩子培养良好的学习习惯？

"我家孩子上课的时候注意力不集中，总是爱开小差，我经常批评他，甚至打骂他都不管用，感觉孩子已经'皮'了，怎么办啊？"相信不少家长都遇到过这样的问题，上一、二年级的孩子，上课的时候注意力不是很集中，导致学习成绩不理想，而且总是被老师批评，那么家长如何帮助孩子培养良好的学习习惯呢？

（1）学习习惯差的表现有哪些

在生活中，如果孩子出现以下情况，家长和老师就需要重视了：

①注意力不集中，多动，坐不住，上课走神，性格很急，易冲动，自控力差。

②总是做事拖拉，写作业磨磨蹭蹭，一会儿喝水一会儿吃东西，总是有各种借口。

③玩起手机就放不下，因为一点儿小事就发脾气，缺乏自信。

④做事粗心大意，不专心，老是写错字或漏字，虎头蛇尾，大题不会做，小题总出错。

⑤越来越不听话，叛逆，顶嘴，不爱学习，学习积极性不高，不会主动去学习，嘴上答应得好好的，却一直不付诸行动。

上述表现与孩子顽皮时的表现有本质区别，所以一旦发现孩子有这类情况要及时到专业的专科医院就诊，早期明确诊断，制订诊疗方案，并进行针对性治疗。许多这类孩子经过综合治疗学习和心理状态都能重回正轨，在此期间家长也要积极配合医生治疗。

同时，家长要认识到教育孩子养成良好的学习习惯是有一定的科学规律的。幼儿园和小学是培养生活习惯与学习习惯的关键期，而到了中学就是改造习惯的时期了。如果错过关键期，对习惯的改造将要比塑造艰难得多。抓住关键期进行习惯的培养，可以取得很好的效果。

（2）家长如何帮孩子养成良好的学习习惯

我们要先明确一个基本原则，即对待不同年龄段的孩子要使用不同的方法。

对于很小，甚至刚上幼儿园的孩子，其学习习惯的培养主要通过做一些游戏来进行。家长要多和孩子玩游戏，在各种游戏中帮助孩子养成遵守规则、坚持不懈、不怕挫折、集中注意力等习惯。

小学阶段是养成学习习惯最关键的阶段，所以家长要经常和老师沟通，帮助孩子建立时间观念，养成规律做作业的习惯，比如固定几点放学、到家、吃饭、学习，在学习时间段内不做其他事，培养孩子的专注力。同时，家长要对每次的作业进行检查，耐心向孩子讲解需要达到的标准，如果未达到就要反复练习。另外，家长可以让孩子接触需要反复练习才能获得成功的爱好，比如弹钢琴、弹古筝或跳舞等，让孩子形成要经过反复练习才能将成绩或能力提高的概念。

等孩子大一点儿了，比如上初中后，家长就要更加注意尊重、理解和信任孩子。

总的来说，在孩子的成长过程中，家长应当持续努力，千万不可松懈，这样才能帮助孩子逐步养成良好的学习习惯。

【案例】

　　患儿男，10 岁，四年级学生，学习习惯一直很差，注意力不集中，走神，小动作多，上课时与周边同学说话，做作业拖拉，一会儿玩橡皮，一会儿玩铅笔，学习成绩不及格，家长非常焦急，抱着试试看的态度带他到专科医院就诊，医生诊断孩子患上的是注意缺陷多动障碍，给予针灸、物理治疗、注意力训练、中西药物治疗、心理干预等综合治疗。为了让小明能够专心学习，医生嘱咐家长为他创造了一个安静、舒适的学习环境，要求他按时完成作业，不拖延，并且尝试用一些有趣的方法激发他的学习兴趣，在他取得进步时给予鼓励和表扬。经过一段时间的努力，男孩的学习习惯得到了很大的改善，上课时注意力集中，小动作也明显减少，学习主动，能够及时完成作业，学习成绩也有了明显的提高，这些改变让男孩更加自信和快乐了。

　　这个案例告诉我们，家长一方面要积极带孩子就医诊治，另一方面在培养孩子学习习惯的过程中，要有耐心和恒心，可以通过设定目标、创造良好环境、培养自律意识、激发学习兴趣、及时鼓励与表扬等方式，帮助孩子养成良好的学习习惯。

微信扫描二维码
看医学专家解答视频

055

如何让学习困难的孩子高效写作业？

　　在学习困难门诊上每天都有家长诉说孩子写作业拖拉磨蹭，别的同学一小时完成的作业量，自己家孩子写了三四个小时还写不完，而且还需要家长陪写，孩子遭罪痛苦，家长也焦虑煎熬，因而几乎每位家长都会询问医生如何让学习困难的孩子高效写作业。

　　遇到上述问题，家长首先应该带学习困难的孩子到专业医院进行检查，确定学习困难的原因，然后针对原因进行科学的治疗、康复训练及心理行为指导。经过专业的干预治疗，大部分孩子的学习困难都会得到明显的改善，课堂效率提高了，课堂上的知识学会了，作业完成起来轻松了，作业效率就提高了。

　　儿童学习困难的原因各有不同，有的是由情绪、行为问题引起的，这些孩子内驱力差，厌学，对学习没兴趣，有的染上了网瘾，有的沉迷于游戏，有的有性格缺陷，有的有品行问题，有对抗老师的攻击行为，有的心智幼稚，缺乏安全感，上课不听讲，课后不写作业，这些孩子需要在专业心理医生的帮助下逐渐改善情绪、态度，提高内驱力，情绪、行为问题解决了，孩子上课能认真听讲，课后能专心写作业，学习效率和成绩就提高了。

大部分儿童的学习困难是由大脑神经功能异常导致的，这些孩子更需要到专科医院做专业的检查和综合的干预治疗，其中最常见的疾病是多动症，学龄期儿童的发病率为 8%～10%。孩子大脑前额叶功能发育差，引起注意力缺陷伴活动过度、冲动任性，上课走神发呆、小动作多，课堂效率差，老师教的知识没有掌握住，写课后作业时拖拉磨蹭、不专心，很多作业不会写，需要家长辅导，再加上患有多动症的孩子专注力差，写作业的时间特别长，有的甚至要写到凌晨。这些孩子需要接受标本兼治的综合治疗，以中医经络穴位治疗为主，以物理仪器及药物治疗为辅，孩子的注意力好了，课堂效率提高了，作业就会完成得轻松、高效。当然，也有些儿童的学习困难儿童是由记忆力差、阅读困难、书写困难、数学计算困难、推理困难、语言发育差等障碍引起的，这些孩子也需要接受专业的治疗和康复训练，通过专业的干预，孩子各方面的能力得到改善，学习就会轻松起来，写作业的效率也会提高。

在专业医院标本兼治的基础上，还需要家长通过以下 3 个方面的努力帮助学习困难的孩子高效地完成作业。

（1）培养孩子的自信心、独立能力及责任心

有自信、有独立能力的孩子，写作业时会有自觉性，效率也会更高，家长要发自内心地欣赏孩子、认可孩子，家长的欣赏会让孩子有自信，让孩子觉得自己在家长的心中是有价值的。家长要注重从小培养孩子的独立能力，让孩子自己的事自己做，同时锻炼孩子分担小部分的家务，让孩子对自己的事情有更多的决定权，比如让孩子自己选择衣服的样式，把更多的选择权交给孩子，与此同时让孩子承担自己选择的后果，从而锻炼孩子的独立能力。

（2）帮助孩子提高学习能力和学习效率

家长可以带孩子从小学习编程，锻炼孩子的逻辑思维能力，指导孩子掌握科学的学习方法和技巧，写作业前先复习，当天学的内容要重点复习，前两天学的内容要快速、简单地复习，每周末复习近两周的功课内容。要让孩子将学习和思

考紧密结合，对于学不会的内容要积极提问，多做课后练习，帮助孩子充分地吸收、掌握所学的知识。

对写作业困难的孩子，家长应帮助其将作业清单列出来，边完成边打钩，将作业完成进度可视化，增加孩子写作业时的成就感和快乐感。先写喜欢、擅长的学科作业，再写不喜欢的学科作业，简单的作业先完成，难的作业后完成，这样会显著提高孩子写作业的效率。在完成作业的过程中家长要及时鼓励，放大孩子的优点，在孩子的心里种下快乐写作业的种子。

（3）设定短期学习考察目标

家长还要根据孩子的具体学习能力及目前的学业水平设定短期学习考察目标，以一两周为考察时间，目标设定要从低到高，学习内容要从简单到复杂，让孩子（尤其是厌学和学习基础差的孩子）能轻松地完成学习内容，达到学习目标要求，从而让孩子获得完成学习目标带来的成就感和满足感。家长应该在制订目标的同时设定奖励机制，如果孩子完成了学习内容、达到了学习目标，就要及时兑现奖励；如果孩子没有完成学习内容或达到目标，也不要责骂孩子，相反应该鼓励孩子，告诉孩子失败是成功之母，这次没完成没关系，下次要争取完成。家长要理解孩子，告诉孩子"父母相信你，下一次一定可以做得更好些"，让孩子通过努力争取下一次获得奖励。

微信扫描二维码
看医学专家解答视频

056

对于学习困难儿童，家长如何制订正性强化奖励措施？

学习困难是一组异质性综合征，指智力正常儿童在阅读、书写、拼字、表达、计算等方面的基本心理过程存在一种或一种以上的特殊性障碍。学习困难的成因很多，当孩子出现明显的学习困难时，家长要寻求专科医生的帮助，积极治疗，同时在家中制订正性强化的奖励措施也有利于改善儿童学习困难。

什么是正向强化？

正向强化指在出现一个行为（反应）后给予欲望（通常是愉快的）刺激，以强化该行为。有些家长一听到奖励就认为是买东西，奖励孩子玩电脑游戏、玩手机，但其实这些都是不提倡的，因为正性强化是指给予某种奖励以增加一种行为发生的概率，如果用物质去奖励孩子，欲望是无穷的，可金钱是有限的，一旦满足不了孩子的欲望了，正向的行为可能就戛然而止了。玩手机、玩电脑游戏是孩子喜欢的，但是对孩子不利的，长时间玩手机、玩电脑游戏对眼睛、颈椎、大脑的伤害都是很大的，所以这些不能作为正向强化的强化物。

那么，对于学习困难儿童，家长应当如何制订正性强化的奖励措施呢？需要遵循哪些原则呢？

（1）把握正确的奖励时机

很多家长会在孩子不想写作业时对孩子说"你把作业写完，就让你出去玩"，这种方式虽然有短暂的效果，但是时间长了，孩子就会以此要挟父母，"如果您不让我出去玩，我就不写作业了"。家长给孩子的正向强化，是要在孩子做了想让他做的事情之后发生的，而不是在他不想做这件事的时候提出。

心理学的行为控制理论中有个"补强原则"，就是说如果一个人对他的行为所带来的结果满意，他就想重复去做那件事。如果孩子今天把书桌收拾得很干净，得到了家长的表扬，那他下次大概率还是会愿意把书桌收拾干净的。

（2）根据孩子的天性、喜好等因素进行奖励模式的设计

如果孩子喜欢父母的陪伴，希望被父母关注到，且孩子喜欢竞技类游戏，那么奖励就可以设置成和父母一起玩桌游。如果孩子喜欢踢足球，而平时爸爸的陪伴又比较少，那么奖励就可以设置成和爸爸踢一场足球。

正向强化的强化物一定是孩子和父母都能接受的，这样在执行的过程中，大家才能发自内心地全情投入。

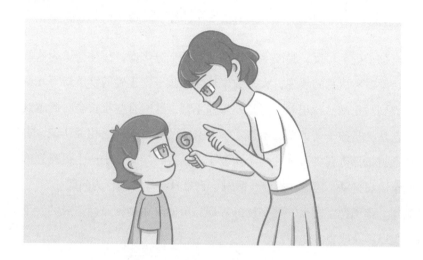

（3）采用精神激励与物质激励相结合的方式

幼儿园老师常用的贴小红旗、小星星的方法，就是精神激励与物质激励相结合的代表，后来又发展出了代币法、盖章法等。当孩子达到了目标行为时，就贴一个小红旗予以记录，当孩子凑够了五个或十个小红旗时，就解锁了正向强化的强化物，也就是家长和孩子商量出来的奖励，比如看一场电影、跟爸爸踢一场球等。

还有一种强化方式就是设置一个时间要求，比如本周五天，有三天完成了作业，那就获得奖励，如若不然，就取消本周的奖励，下周起重新计算，这样的强化刺激也有助于促进习惯的养成。

（4）对于承诺，家长须得言出必行

制订奖励模式很重要，但最关键的还是父母要在实践中把奖励制度真正落实下去。如果孩子达到了目标，但是家长又因无法实现而食言，势必会打击孩子参与的热情，甚至令他们养成其他不良的习惯，所以在制订奖励措施的时候，请家长一定要充分考虑实际情况，做不到的不承诺，承诺了的必须做到。

057

孩子总把字写反，常漏读字，家长应该怎么办?

面对孩子把字写反、漏读字等现象，家长十分焦虑，往往会认为这些都是孩子粗心、学习不认真的表现，大多数家长会让孩子把正确的字重新写几遍或者反复阅读直到写正确、读正确，可是效果并不好，这时有些家长会对此感到非常困惑，甚至认为是孩子智力差、不喜欢学习造成的。由于缺乏相关认识，有些家长还试图通过批评责罚的方式让孩子认真学习，最终导致孩子产生更强烈的厌学情绪，甚至出现自卑、焦虑、抑郁、敌对、自暴自弃等心理行为问题。

其实，孩子把字写反、把字读漏等现象可能是由多种原因造成的，下面介绍两种常见原因及改善方法。

（1）孩子的视知觉能力不良

很多 3～6 岁的孩子会存在写反字的情况，在专业上我们经常把这种情况叫作"镜像书写"。为什么会出现镜像书写行为? 究其原因可能主要是过早学习写字。幼龄孩子往往是以具体形象思维为主，主要凭借事物的具体形象或表象来记忆，而不是通过理解事物的概念进行判断或推理来记忆，所以对于抽象的汉字，孩子只能记住大概的形状，却很难通过逻辑理解记住文字的具体笔顺，在书写时就会出错。幼儿对于图形和字符空间位置的辨别能力不够强，换句话说，就是他的视知觉能力较弱，或是垂直感和空间感不强。视知觉能力较弱的孩子在做大量作业或进行抄写时，由于视觉分辨能力不佳，很容易将字写反。

我们在写字时，首先要通过视知觉来观察和获取文字的信息，然后经过大脑的整合与指挥，才能准确地写出汉字。书写能力的发展是随着孩子年龄的增长而不断成熟的，一般到 7 岁左右，孩子对于图形和字符空间位置的辨别能力可基本发展成熟，就很少犯写字左右颠倒的错误了。很多一年级的孩子对于数字和汉字的学习是陌生的，那些看似简单的符号和数字在这些初学者眼里是难以分辨和记忆的，而汉字又是由很多部分组成的，结构多样，笔画繁多，这种问题会更加困扰视知觉能力较差的孩子，稍有疏忽就会在抄写时出现错误。

那么，家长怎样培养孩子的视知觉能力呢？

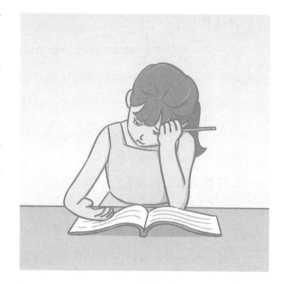

①在孩子的翻身期、爬行期不要过多干预，让孩子从各个方向进行探索，有利于帮助孩子形成左和右的概念。

②在给孩子进行形状启蒙时让孩子多观察物体的形状，注意辨别方向，多开展一些判断形状、方向的活动或游戏。

③在教孩子识字时，重点关注文字的外形，最好能将文字与某个外形相似的物品相关联，打通视觉通路。

④可以通过做下面的训练游戏，提高孩子的视觉识别能力，更早地度过镜像书写阶段。

• 彩色记忆球：准备几个不同颜色的小球或积木，让孩子观察几秒后闭眼，家长拿走其中一个小球，让孩子睁眼后说出拿走的小球的颜色。该游戏可以锻炼孩子的视觉记忆和转化能力，改善阅读或书写效率低的情况。

• 字母找不同：写出几行字母，让孩子找出下面几行的字母中与最上面一行的字母不同的那一个。该游戏对孩子的视觉区辨力、视觉空间感和视觉专注力的提高都有帮助。

• 手指迷宫（手眼协调类游戏）：让孩子用手指画出从迷宫的进口到出口的路线，也可以用惯用手拿着笔画线条一直到找到出口。该游戏对孩子的协调能力和手部肌肉控制能力是很好的锻炼。

• 用身体来模仿文字或字母（身体模仿类游戏）：让孩子直接感知不同文字或字母之间的区别，同时在脑海中想象文字或字母的样子，这也是促进孩子语言学习和应用的方式之一。

（2）情绪及环境问题

现在家长都非常重视孩子的学习教育问题，孩子的一个微小动作，都可能引起所有家长的关注，这种强烈的关注感会让孩子下意识地感到紧张，无法集中注意力，再加上有些家长平时比较强势，对孩子的要求也特别严格，稍有错误就会严加指责，这会让孩子的心理压力特别大，这种紧张和压力感会导致孩子下意识地在读书写作时出现错字漏字的情况。

有些孩子天生比较胆小，不够自信，甚至不敢开口说话，更别说大声朗读了，尤其是周围有外人时，这种不自信和内心的忐忑会让他们精神紧张，出现错字漏字的情况。

另外，如果孩子对他所读的内容并没有完全理解，只是凭着惯性进行口头朗读，势必会出现错漏的情况。

孩子天生渴望被肯定，有些父母不够关注孩子，孩子会缺乏安全感，对父母的渴望也愈加明显，希望通过自己的努力能获得父母的认可，希望受到的指责少一些，收获的鼓励多一些，可期望越大，内心的压力也就越大，反而更容易犯错。

孩子读书写作时漏字错字，还与孩子专注力集中度差有关，这往往与环境中过多干扰因素有一定的关系，比如家人在屋里走来走去，大声说话，手机不断发出通知提示音，等等。在这些干扰因素的影响下，孩子无法进入专注的状态。当然，有时即使周围环境非常安静，孩子的内心处于紧张、躁动状态，情绪很不稳定，也就无法沉静下来，不能保持专注。

针对孩子的情绪和学习环境，家长可以怎样做呢？

①认真倾听：孩子勇于开口、乐于读书的动力，主要来源于父母的关注和支持。作为家长，首先要在态度上支持孩子。当孩子开始读书时，家长一定要放下手中的事情，端正坐姿，用自己的行动来表达对孩子的支持，让孩子感到被关注，从而更有激情和动力。

②多重鼓励：在孩子朗读的过程当中，为了帮助孩子聚焦注意力，减轻压力，家长一定要试着通过自己的眼神和动作给予孩子更多的支持，比如温柔带笑的眼神、鼓励的微笑、竖起的拇指、适当的鼓掌等，都会让孩子感到被肯定、被

鼓励，更有尝试的勇气。

③一起探讨：随着孩子年龄的增长，识字量也在逐步增加，孩子自己就会有纠错的能力，哪怕当时没发现，在阅读结束后，他也能立马反应过来。家长一定要给孩子这个自我发现的时间，让他自己意识到出现了错误，这样不仅能及时查漏补缺，还能让孩子非常有成就感，心里也没有被父母指出的那种窘迫感，对孩子自信的增强也非常有益。

④表达期待：家长可以表达作为观众的期待，向孩子表达希望下次还能听到孩子读书声的想法，因为这样能够带给孩子极强的愉悦感。如果想更进一步，家长甚至可以指定课文内容。这种方式会让孩子的参与感更强，也会让孩子获得满足感，让孩子感到自豪，越发地愿意读书学习。

⑤减少打扰：在孩子读书学习前，家长应当布置好安静、舒适的学习环境，告诉其他家人暂时不要打扰孩子，同时可以把手机调到"静音"模式，减少对孩子的干扰。

在此特别提醒家长，虽然大部分儿童都会经历一个"镜像阶段"，在这一阶段他们会在阅读和书写的时候混淆左右，但是如果孩子到了学龄后还会出现写镜像字或相关表现，建议家长尽快带孩子去专科医院就诊，评估孩子是否有视知觉或感觉统合方面的问题，这样才能更有针对性地帮助孩子。

058

家长怎样才能真正帮助到学习困难的孩子？

人们都说，父母是孩子的第一任老师。其实，父母对孩子的教育是对学校老师教育的一种延续，很大程度上影响着孩子的学习效果。孟母教子的故事就是家庭教育的典范，其思想和做法至今仍值得我们学习和借鉴。面对学习困难的孩子，很多家长有着太多的无奈，说到孩子的学习都会头痛，但作为家长既要正确面对，又要想办法解决，做到不急不躁、不离不弃，这是做家长的责任。造成学生学习困难的原因很多，只有找出根源并采取切实可行的措施，才能帮助孩子克服学习困难，提升学业成绩。

想要帮助学习困难的孩子，家长可以采取以下措施。

①寻求专业帮助：对于导致孩子学习困难的病症，如多动症等，除专科医生制订方案对孩子进行治疗外，家长应该多了解相关病症的知识，并学习如何应对和管理。家长不可使用歧视、体罚或其他粗暴的教育方法，在儿童行为趋向良好时应及时予以肯定、表扬，以增强其自信心。家长要注意改善与孩子的关系，以更好地支持学习困难的孩子。

②建立良好的沟通：与孩子建立良好的沟通，了解他们的学习情况、困难和需求，倾听他们的想法和意见，尊重他们的个性和兴趣。

③制订合适的学习计划：根据孩子的实际情况，制订个性化学习计划，包括适当的学习目标、时间安排和复习顺序，确保制订的学习计划符合孩子的水平和能力，帮助他们逐步提升学习效果。

④提供适当的支持：为孩子提供必要的支持，比如提供学习资源、解答疑问、指导学习方法等，同时要鼓励孩子积极参与学习过程，培养自主学习的能力。

⑤激发孩子的学习兴趣：通过有趣的学习材料、活动和游戏，激发孩子对学习的兴趣和热情，让孩子感受到学习的乐趣，从而增强学习的动力和信心。

⑥营造积极的学习氛围：家长可以与孩子一起制订奖励机制，肯定孩子的进步和成就，定期与老师沟通，这样有助于提高孩子的积极性和自信心。

⑦培养良好的学习习惯：帮助孩子养成良好的学习习惯，比如定时复习、合理安排时间、避免分心等，这些习惯有助于提升孩子的学习效率和效果。

⑧给予鼓励和肯定：在孩子取得进步或克服困难时，要给予及时的鼓励和肯定，这有助于增强孩子的自信心和动力，让他们更愿意面对学习困难。

⑨培养积极的心态：帮助孩子积极面对学习困难，引导他们认识到困难是成长的机会，鼓励他们勇敢面对困难并寻找解决方案。同时，家长也要用积极的心态来影响孩子，传递正能量。

⑩尊重孩子的意愿：家长要尊重孩子的意愿和选择，如果他们对某个活动不感兴趣，不要强迫他们参与，要允许他们在其他领域寻找自己的兴趣和热情，这

样有助于激发他们的学习动力。

综上所述，家长帮助学习困难的孩子时应当寻求专业帮助、建立良好的沟通、制订合适的学习计划、提供适当的支持、激发孩子的学习兴趣、营造积极的学习氛围、培养良好的学习习惯、给予鼓励和肯定、培养积极的心态并尊重孩子的意愿，这些措施有助于提升孩子的学习效果，改善学习困难，同时促进他们的健康成长和发展。

微信扫描二维码
看医学专家解答视频

059

孩子学习困难与家庭氛围差有关系吗？

当今社会，每个家庭都面临层出不穷的挑战，其中之一就是孩子学习困难。学习困难使许多孩子不能顺利完成学业，进而也就没有机会过"高考"这座独木桥，这是家长最纠结、最担心的问题。

（1）学习困难是由哪些因素导致的

①疾病因素：许多疾病都会导致孩子学习困难。

• 发育行为疾病，如智力障碍、智力发展不平衡、多动症、抽动症、孤独症、言语障碍、特定学习障碍等。

• 精神类疾病。

• 视听障碍。

• 微量元素缺乏、铅中毒、贫血等。

• 反复生病导致体质下降，身体健康状态差，影响注意力和记忆力。

• 各种原因导致的脑损伤。

②非疾病因素：包括个人因素、家庭因素、学习因素及社会因素。

• 个人因素：学习能力弱、学习兴趣低、学习方法不妥。

• 家庭因素：父母对孩子的学习不关心或者过于苛求，家庭环境嘈杂或者缺少学习的氛围，父母关系紧张、经常吵架，都可能导致孩子学习困难。

• 学校因素：学校教育质量较差，老师的教学方法不当，教学水平低，使学生无法掌握学习内容，导致学习困难。

• 社会因素：社会环境、政策导向、文化氛围等也可能对学生的学习产生影响。

（2）孩子学习困难与家庭氛围差的关系

①家庭氛围差会影响孩子的学习心态：如果父母经常吵架、争执或情绪不稳定，孩子可能会感到焦虑、不安和紧张，这种情绪状态会干扰孩子的学习注意力，使他们难以集中精力完成学习任务。此外，孩子可能会因为家庭矛盾而分心，导致他们无法专注于学习。

②家庭氛围差会影响孩子的学习动力：如果父母经常吵架，孩子可能会感到无助和沮丧，认为学习无法改变现状。此外，父母之间的矛盾可能会使孩子感到缺乏关爱和支持，导致他们对学习失去兴趣和动力。一个和谐、稳定的家庭氛围可以让孩子感到安全和被支持，从而激发他们的学习热情和积极性。

③家庭氛围差会影响孩子的理解能力：如果父母经常吵架，孩子可能会感到困惑和无法理解，这种情绪状态会干扰孩子的思维和理解能力，使他们难以理解学习内容。此外，父母之间的矛盾可能会使孩子感到缺乏指导和教育，导致他们的学习效果不佳。

孩子学习困难与家庭氛围差之间存在密切的关系，主要受到影响的是孩子的注意力。注意力是指人集中于某种事物的能力，有主动注意和被动注意两种形式。被动注意是初级阶段，因感兴趣或被吸引而产生，而学习过程更需要的是主动注意。注意力有四个基本特性，即稳定性、持久性、转移性和分配性。父母经常吵架及嘈杂的学习环境，会干扰孩子的学习，让孩子的注意力不稳定、分神；会使孩子的注意力被经常打断而使注意力的持续时间短，导致做事经常半途而废；会让孩子的注意力无法快速转移到学习上来；会让孩子的注意力被父母吵架和嘈杂的氛围占据，长此以往，孩子没有心思学习，学习自然就会越来越困难了。

总之，家庭氛围对孩子的学习具有深远的影响。为了帮助孩子克服学习困难，父母应该努力营造一个和谐、稳定的家庭氛围，避免在孩子面前争吵；关注孩子的情感需求，给予他们足够的关爱和支持，激发他们的学习动力和兴趣；还应该关注孩子的思维发展，给予他们正确的指导和教育，提升他们的理解能力和学习效果。好的家庭氛围能帮助孩子保持健康的身心状态，让孩子专注于学业，帮助孩子克服学习困难，实现更好的自我发展。

微信扫描二维码
看医学专家解答视频

060

儿童早期教育和康复训练，对学习困难的孩子有帮助吗？

在学习困难门诊上，经常有一些学龄前的孩子由家长带着前来就医。有的孩子记忆力很好，但是理解能力较差，上课时很难听懂老师讲的内容，简单的知识讲几遍后也还是不理解，有时当下听懂了，但只要稍微变换一下就不会了。做叠纸飞机、系鞋带、扣扣子等精细动作不协调，需要家长协助。理解能力、空间记忆力及判断思维能力差的孩子，在认知、感知觉、抽象思维上存在一定问题，在语文、数学等学科的学习方面会存在一定的困难。

那么，儿童早期教育和康复训练，对学习困难的孩子有帮助吗？答案是肯定的。

（1）导致学龄前儿童理解能力、逻辑思维能力差的原因

国内外相关研究发现，导致孩子理解能力和逻辑思维能力不足的原因主要有以下3点：

①大脑视觉神经传导系统的内、外侧膝状体巨细胞缺乏，导致视觉分辨力差，视觉－空间位置异常，镜像处理文字符号，抽象能力受损，从而导致认知错误。

②知觉－运动感觉统合能力有缺陷，与调节躯体运动的基底核和小脑的神经功能异常有关。如果存在这类缺陷，就会导致孩子的感觉统合、抽象思维错误，常常出现动作不协调的问题，做夹弹珠、扣扣子、系鞋带等精细动作时有困难。

③由于脑部神经元电生理活动和神经递质的传递异常，脑区神经回路受阻，导致注意力差，语言、行为异常，思维刻板，对语文、数学学科的理解能力，以及空间记忆、判断思维能力差。

综上所述，各种原因导致的儿童理解能力、逻辑思维能力不足，是诱发学龄儿童学习困难的主要原因。

（2）家长应当如何配合医生

在专科医生对孩子进行干预治疗的同时，家长应当怎样配合医生在家里对孩子进行早期教育和康复训练，改善学习困难呢？

患有多动症、语言发育障碍、感觉统合失调、智力障碍等的学习困难的学龄前儿童，一定要在专科医院明确诊断后，在专业医师的指导下进行积极治疗。目前专科医院多采用中医针灸治疗、穴位注射、穴位埋线、穴位推拿、汤方辨证治疗、康复训练、物理治疗、西药口服等综合治疗，以促进大脑的神经功能发育，提高孩子的注意力、记忆力和思维能力。孩子思维能力提高了，学习能力自然也会明显进步。在此基础上，家长需要同时对孩子进行有针对性的康复训练。下面介绍 6 种训练方法：

①培养孩子的阅读能力和复述故事的能力，给孩子读趣味绘本，与孩子一起讨论故事情节，复述故事的内容，锻炼孩子的语言表达和理解能力。

②训练孩子的多元化思维能力，让孩子从多个角度思考问题、解决问题，提升解题的能力。

③做思维导图训练，运用图文并重的技巧，把各级主题关系用相互隶属的层级图表列出来，充分利用左右脑的功能，激发大脑的无限潜能。

④做一些与提升逻辑思维能力相关的益智类游戏，比如摆积木、拼拼图、玩

解谜游戏等，锻炼孩子的空间思维和推理能力。

⑤激发孩子的好奇心，赞赏孩子喜欢提问的习惯，引导孩子发现问题，思考问题，培养他们的想象力和创新思维。

⑥多做运动，如跑步、打乒乓球、游泳等，能增强孩子的记忆力、注意力和思维能力。叠飞机、系鞋带、捏橡皮泥、弹珠子等精细运动，可使孩子心灵手巧。

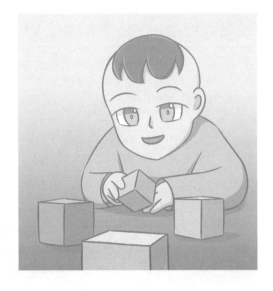

儿童早期教育和康复训练，对学习困难的孩子尤为重要。相关研究资料显示，2～3岁是儿童学习口头语言的关键时期，4岁以前是形象视觉发展的关键时期，4～5岁是学习书面语言的关键时期，5岁左右是掌握数字概念的关键时期，5～6岁是智力和潜能显著发育的加速期，在对应的时间给予适当的教育和康复训练，可以促进孩子智力的发育和学习能力的提高，特别是在1～5岁这个关键时期，借助富有启发性的学习环境和适宜的教育资源，孩子可以更好地提高认知能力、语言表达能力和解决问题的能力，有助于远离学习困难。

【案例】

患儿5岁，幼儿园学前班学生，3岁开始说话，因说话发音不清楚，发翘舌音时含糊不清，数到两位数以后顺序有些颠倒，分辨不清图片的形状，不能独立完成折小鸟、折飞机等手工游戏，上课时不能与小朋友一起跟着老师读绘本、讲故事，家长看到孩子虽然一天天长大，但在认知、语言、运动方面的发育落后于实际年龄水平，心里很焦急，带孩子到专科医院就医后确诊为精神发育迟滞、语音障碍，专业医生在给予系统治疗的同时，为家长和孩子设计了一套认知功能注意力训练，经过三个疗程的综合治疗，孩子说话发音清晰，能主动与小朋友交流，可以正确数到两位数，可独立完成摆积木、拼拼图、叠纸鹤的动作，拿筷子的动作协调，学校老师和家长看到孩子在认知、语言、运动协调性方面的进步，都发自内心地为孩子高兴。

061

家长为什么要加强对学习困难孩子的体能训练？

体能训练是一切运动的基础。对孩子而言，体能训练主要是锻炼他们的奔跑能力、跳跃能力、平衡能力、协调能力、身体反应能力、动作速度和空间感知力等。体能训练对于孩子的身体发育、智力发育、心理发育等方面都有积极的作用，而这些对改善孩子学习困难有积极的影响，所以对于学习上存在困难的孩子，加强体能训练是十分必要的。

加强孩子的体能训练主要有以下 4 点好处。

（1）促进神经系统发育

中小学阶段是孩子神经系统发育特别重要的时期，适度的体能训练能促进孩子的神经系统发育。

①适度的体能训练能调节人体血液里的生化成分，提高血液的携氧能力，提高单位时间内流经大脑的血量，使大脑细胞更容易获得充足的血液供给，能够保证大脑获得足够的营养，为孩子的智力发展和神经系统发育提供良好的物质基础。

②肌肉运动时会产生生物电，而生物电对大脑皮层的刺激强度比较大，能动员很多神经细胞向身体各部位传递信息并发出指令，这样就有利于提高大脑皮层活动的强度、灵活性、均衡性，提高分析、理解等综合能力，使整个神经系统的功能增强。

③有些体能训练能让机体产生脑源性神经营养因子，这种脑源性神经营养因子是神经元成长和存活必需的一种微量蛋白，对神经元形成新的连接、修复，以及保护神经元细胞、提高神经元的可塑性等方面都有帮助。大脑神经元细胞的数量和连接越多，大脑信息的传递、加工效率越高。

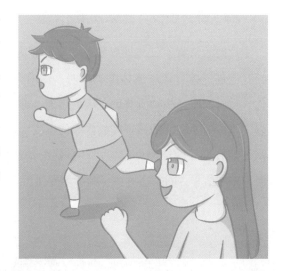

（2）提升记忆力

我们人脑存储信息的能力特别强，实际进行存储的只占脑细胞的很小一部分，还有相当大部分的脑细胞处于"未开发"状态，而体能训练就是开发和提高大脑储存能力最好的方法之一。

相关研究表明，体能训练能提高核糖核酸（RNA）的含量，促进蛋白质的合成，而记忆的存储需要有这些蛋白质的合成，所以体能训练能有效地提高孩子的记忆力，经常运动的孩子在短时记忆和长时记忆上都比不爱运动的孩子要更强一些。

（3）提升注意力

相关研究表明，体育运动可以提高大脑产生多巴胺和去甲肾上腺素的阈值，进而防止孩子出现因一点儿小刺激而过度兴奋、注意力分散的情况。大部分孩子都能感受到参加体育运动或体能训练后，学习时注意力会更集中，有规律的体能训练对提高孩子的注意力水平有特别积极的作用。

在日常生活中，家长可以根据孩子的特点为其制订适合的体能训练方案，比如带领孩子进行平衡力训练、视觉训练（球类练习）、听觉训练（萝卜蹲、跳绳）、视动训练（穿珠子、做手工）等，有目的地锻炼和提升孩子的注意力水平和注意力的稳定性。

（4）提升积极、愉悦的情绪体验

我们的情绪不仅与外界发生的事件和内在的想法有关，还与生理因素有关。当我们进行体育运动或体能训练时，体内会分泌多巴胺、5-羟色胺、内啡肽等化学物质，而这些物质有助于缓解焦虑、抑郁情绪，产生快乐和愉悦的情绪。所以，体能训练能帮助孩子释放内心的不安、烦恼、挫败感、压力等负性情绪，让孩子拥有良好的情绪体验，这些良好的情绪体验会让孩子更加活泼、开朗、积极、充满信心，同时会对孩子的学习专注力和主动性有积极影响。

062

学习困难的孩子可以打骂吗？打骂对孩子有什么影响？

学习困难是指在学习上存在一定的障碍，缺乏普通的竞争能力，学习成绩明显落后于其他儿童的现象。学习困难儿童有时也伴有轻度的脑功能障碍或其他轻度伤残，但主要特点是缺乏正确的学习策略，没有形成良好的认知结构。

（1）学习困难的表现

①讨厌写作业，写作业拖拉磨蹭，写到很晚都写不完。

②上课时分神，发呆，无法听课，小动作多，在课堂上插话，干扰其他同学，甚至离开座位。

③不爱阅读，不喜欢看文字多的书，爱看动漫或者图画。

④阅读时不顺畅，常常掉字、多字、漏行或阅读顺序混乱。

⑤计算慢，需要用手指算，计算时会出现算对写错的问题。

⑥书写慢，不愿意写字，常写出格，写字过大或过小，写镜像字。

⑦不愿意动脑筋思考问题。

（2）学习困难伴有的行为问题

①丢三落四，做事没有次序。

②不讲卫生，脏乱差。

③遇到困难就退缩或放弃。

④忘性大。

⑤胆小怕黑，分床困难，过度黏人。

⑥自控力差，答应的事无法做到或坚持。

⑦情绪冲动，爱生气，缺少朋友。

⑧啃指甲，揉纸团。

⑨偷东西，撒谎，不守规则。

（3）学习困难的孩子可以打骂吗

对学习困难的孩子进行呵斥打骂是不可取的，打骂会对孩子的心理和人格发展造成一定的影响，陷入恶性循环中。引起这种问题的往往不是单一的某个原因，而是由生理、心理，以及家庭、学校、社会等因素相互交织而成的。目前专科医院已经开设了学习困难门诊，如果孩子出现了上述表现，家长要积极寻求医生的帮助。如果经医生判断排除

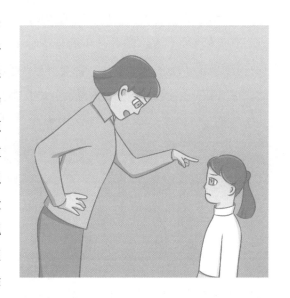

了孩子自身存在的生理问题，家长就应该更注重孩子的教育，关心孩子的心理健康问题。

①孩子有一种很特别的能力，那就是自动屏蔽能力，他们的耳朵能有效地屏蔽他们不想听到的声音。家长经常对着孩子大呼小喝的话，孩子就会把家长说的话当成耳边风，吹一吹就不见了，甚至采用直接屏蔽的方式，家长越是大声吼，

孩子越是一句都没有听进去。家长教育孩子时要轻声细语、语重心长，和孩子谈事情的时候最好走到孩子的面前，轻轻蹲下身来，与孩子处在相同的高度，看着孩子的眼睛说话，这样孩子才会听得进去。大喊大叫并无实际作用。

②如果家长教育孩子的唯一方式就是用暴力来解决问题的话，那么孩子也会学着用家长的这种方式去解决问题，日后可能会因此而误入歧途。家长的暴力教育往往是导致孩子出现暴力倾向的重要原因，因为他们学不到正确释放情绪的方式，于是就直接用拳头来处理，时间一长，孩子的性格容易变得扭曲，不利于孩子健康成长。

③长时间的打骂会让孩子变得反应迟钝，不能融入正常的交际圈子，原有的正确的人生观和价值观发生变化，开始对这个世界心生不满、怨恨，甚至会报复社会，导致他们偏离正确的人生轨道。家长有责任，也有义务引导孩子树立正确的人生观和价值观。

作为家长，首先要管理好自己的情绪，尝试接纳孩子的现状，欣赏孩子的优点，赞美孩子的特长，培养孩子的自信心和责任心，培养孩子的独立性和自律性，其次无论是家长还是学生，都要摒弃狭隘的学习观念，不要单纯以成绩论英雄，更不要只关注孩子的学习成绩而忽略其他方面的发展。

微信扫描二维码
看医学专家解答视频

063

孩子的考试成绩很差，如果家长不管不问，会有怎样的结果？

在生活中，我们总是会发现有一部分孩子在学习表现上不理想，每次考试只能取得十几分，甚至几分的成绩，在家长眼中他们似乎没有学习的能力，不是学习的料，于是家长对孩子失去了信心，不管不问，甚至放弃孩子，认为孩子学习不好是注定的，改变不了，而这也将给孩子的身心健康造成很大的不利影响。

（1）孩子的学习成绩越来越差

家长对孩子不管不问最直接的影响就是孩子的学习成绩会越来越差，导致孩子失去学习的兴趣和动机，甚至厌恶学习。当孩子在学习上遇到困难时，他能得到的最直接的帮助来自父母，无论是精神上的支持，还是学习资源的提供。如果家长不管不问，孩子就无法获得他期待的帮助，在克服学习困难上会更加无力，无法获得学习的成就感，进而对学习丧失信心和动力，甚至会厌恶学习，导致成绩一落再落，进入一个恶性循环。

（2）影响亲子关系及家庭氛围

孩子学习成绩差，父母不管不问，不利于建立良好的亲子关系和家庭氛围。孩子期待得到父母的肯定与赞扬，父母希望孩子能取得好成绩，当双方都不能被满足时，就会产生很多负面情绪，比如失望、愤怒、不满、委屈等，这会造成亲子关系紧张，影响家庭和睦。

（3）影响孩子的性格及能力发展

孩子学习成绩差，对孩子的自我概念、自我意识、自我评价有负面影响，会造成孩子自我价值感低，没有自信心，自卑，甚至性格缺陷。小学阶段正是孩子通过勤奋学习获得能力感，为长大后适应社会、胜任工作奠定良好基础的时候，如果父母在这时不管不问，任由孩子处在无力学好的状态，会严重影响孩子各项能力的发展，同时不利于孩子抗挫能力的培养。

（4）影响孩子的人际交往

对孩子来说，融入社交团体、与伙伴保持良好关系是非常重要的，他们很看重自己在同学、朋友心目中的形象，而且小学阶段的孩子非常重视老师对自己的评价和看法。孩子学习成绩差，而父母不管不问，不积极帮助孩子克服学习困难，不利于孩子的自我形象管理，会造成孩子自卑，甚至自暴自弃，以一种低落的状态交友，影响孩子的人际交往，还有的孩子会出现品行障碍、社交障碍，甚至患上抑郁症等。

（5）错过最佳治疗时机

学习困难的原因很复杂，不单单是学习动力不足、学习方法不当等因素，尤其是当孩子的成绩只有几十分，甚至几分时，要考虑可能与注意缺陷多动障碍、智力发育障碍、脑发育迟缓、孤独症、焦虑症、抑郁症等疾病有关。如果家长对孩子的情况不管不问，会耽误相关疾病的诊治，错过最佳治疗期，影响孩子一生的健康发展。

064

如何帮助孩子逃出学习困难带来的噩梦？

在孩子握笔之初，不少家长就会陆陆续续为孩子购买形式多样的学习用品，但这股热情也许很快就会被浇灭：孩子上课就像"听天书"，怎么也记不住课本上的要点，无理由地拖延学习，总也写不完作业，等等。这些障碍就像梦魇一样缠着孩子和家长。

那么，家长如何帮助孩子跳出学习困难带来的噩梦呢？

（1）寻求专科医生的帮助

如果发现孩子出现了学习困难，要积极地带孩子去专科医院的学习困难门诊就诊，排除引起学习困难的各种疾病因素，包括智力障碍因素和非智力因素，非智力因素又可分为脑功能发育障碍因素（多动症、抽动症、孤独症等）及非脑功能障碍因素（由学习驱动力问题导致的不想学习、染上网瘾等）。如果明确存在疾病因素，对症治疗才能真正帮助到孩子。

（2）家长要做到这些

我们相信，没有家长不愿意帮助孩子逃出学习困难带来的噩梦。孩子在学习上面临的压力，除了因自身神经发育异常或功能障碍导致的各种视听、读写障碍，还有很大一部分来自父母的"关心"。其实，孩子都具备一定的独立思考能力，调节情绪需要一个过程，因此家长面对孩子的负面情绪反应时不必过分紧张，甚至应当为孩子创造可以独自一人哭一哭的机会，帮助孩子宣泄心中的紧张和压力。

除了让孩子适时疏解不良情绪，家长还要调整自己对孩子的期望值。父母要营造比较宽松的家庭氛围，注重对孩子健康心理及健全人格的培养，开发孩子的潜力，促进孩子全面发展。期望值的设定必须适当，既不要过低，让孩子感觉自己不被重视，也不要过高，超出孩子的能力范围，使其遭受一连串的挫折。父母要客观、准确地分析孩子的现实能力水平与发展潜力，从而对孩子的发展做出预测，并根据孩子的发展变化及时做出适当的调整。

想要有恰当的期望值，父母就要注重在日常生活中与孩子进行良性沟通。只有了解孩子，才能理解孩子。在日常沟通时，家长不要长时间唠叨，一定要让孩子先说，家长做一个倾听者、陪伴者，即使孩子表露出很多负面情绪，家长也不应该武断地进行指责或者满不在乎、高高在上地进行指导。父母和孩子都可以说出自己真实想法的沟通才是良性沟通，比如孩子在学习中遇到了哪些困难，希望家长提供哪些帮助，家长对孩子有哪些期望，这个期望是否给孩子造成了困扰，等等。

成功的心理体验最容易激发孩子的奋进情绪，哪怕是微不足道的胜利，都会在关键时刻成为前进的巨大推动力。父母要善于发现孩子的进步，乐于鼓励孩子，积极分享他们成功的喜悦。当孩子取得某些方面的进步时，家长要适度表扬，让孩子收获自信心和安全感，感受到自己有可靠坚实的后盾，这样才更容易从学习困难带来的噩梦中走出来。

【案例】

患儿男，9 岁，小学三年级学生。父母带孩子来院就诊，告知医生孩子做抄写作业时经常抄错或漏抄，阅读时经常读错行，做作业时无法快速进入读写状态，环境稍有嘈杂就无法适应，会变得暴躁，平时有一定的攻击性，妈妈与孩子沟通时，孩子的情绪容易失控，甚至出现几次不愿意去学校的情况，成绩较一、二年级时下滑严重，特别是数学成绩。孩子自诉没有什么不开心的事情，自尊心、防御心理较强，不愿意主动说出自己的问题和困扰。孩子妈妈非常无奈，爸爸则认为孩子是故意闹事。经检查，男孩被确诊患有注意缺陷多动障碍伴学习困难，同时有一定的情绪障碍，予穴位埋线、经颅直流电治疗，配合口服中西药物，每周进行一次家庭心理干预。经过三周的治疗，男孩的情绪状态较之前稳定许多，愿意上学了，可以在没有过分干扰的情况下较快进入学习状态。通过家庭心理干预，父母改变了与孩子的沟通方式，家庭氛围改善了许多，家长可以较好地与孩子进行感情、学习、生活上的交流。老师反馈男孩的上课状态较好，会主动、积极地回答问题，家长对治疗效果较为满意！

微信扫描二维码
看医学专家解答视频

065

父母应如何对学习困难的孩子进行心理疏导？

学习困难是指智力正常的孩子，在阅读、书写、拼写、表达、计算等方面的基本心理过程存在一种或一种以上的特殊性障碍。一项调查的结果显示，我国学习困难学生的比例正在逐渐上升，所以全社会要更加关注学习困难学生群体，让更多的人，特别是家长和老师了解容易引起学习困难的疾病和早期的临床表现，越早发现、治疗，预后就越好。

学习困难多见于以下两种情况：一种是孩子患有多动症，这是最常见的儿童神经发育障碍之一，表现为注意力涣散、活动过多、自控能力差，不能专心学习，不能主动学习，学习成绩下降；另一种是情绪心理问题，比如孩子不愿意上学，到学校容易出现头晕头痛、腹部不舒服等情况，或者情绪低落，精力减退，遇到困难时容易放弃，缺乏自信，学习成绩下降。这两种情况均需要在专科医生的帮助下进行病因治疗。

父母要想当好孩子的"心理医生"，就必须要与孩子进行良好的沟通，了解孩子在想什么，平时多注意孩子的言行，多对孩子进行必要的心理教育。孩子的考试成绩不好或做错事时不要用武力解决，不要轻易对孩子做承诺，承诺过的就必须要实现，在孩子的心里树立一个"言必行，行必果"的形象。孩子取得好成绩时家长要尽量多表扬，激发孩子的学习积极性，时时注意保护孩子的自尊心，帮助孩子树立自信心，让学习困难的孩子健康地成长。家长可以从以下 4 个方面对孩子进行心理疏导。

（1）促进孩子多思考

有些孩子不爱学习是因为比较懒惰，不愿意写、背、思考，而学习是不能懒惰的，一旦懒惰是不可能学出好成绩的。有的孩子是手懒，有的是脑袋懒，有的是手脑都懒。如果孩子勤于思考，即使手懒成绩也不会太差。面对脑袋懒的孩子，家长要与孩子多交流，先通过多交流课本知识让孩子的脑袋动起来，促进孩子多思考课本上的知识，过一段时间后就可以解决手懒的问题了，方法很简单，就是严格看管，等孩子养成好习惯以后才可以放手。

（2）以身作则，做孩子的榜样

作为家长要以身作则，读书学习，创建学习型家庭。很多问题少年的身上其实都有着很深的家庭烙印，如果家长不思进取，不爱学习，整日不是喝酒就是打牌，这会给孩子造成很大的负面影响。我们常说的"将门虎子""书香世家"，就是父母正面影响的体现。"其身正，不令而行；其身不正，虽令不从"，父母的榜样示范作用必不可少。所以，家长的思想觉悟、人生观、世界观、文化修养等无时无刻不在影响着孩子。家长要创建学习型家庭、书香型家庭，让家中充满书的芳香，相信在这样的环境中成长的孩子也一定会热爱读书，主动学习。

（3）减轻孩子的心理压力

父母应当对孩子采取积极鼓励的态度，这样能大大减轻孩子的学习压力；要给孩子安排足够的休息和娱乐时间，如果孩子不能得到足够的睡眠，休息不好，就会感到身心疲劳，无法集中精力学习，这使孩子感到紧张，给孩子带来压力，而适度的娱乐是化解孩子压力的较好途径，与孩子一起做游戏，使孩子沉浸在快乐的事情当中，压力就会被抛到九霄云外了；不要给孩子制订不切实际的奋斗目标，不要把考上大学看作孩子的唯一出路，否则孩子会潜移默化地接受家长的思想，一心一意努力奋斗，为了上大学而学；不要给孩子的行为做太多的约束，要做孩子的知心朋友，多观察孩子，当发现孩子的情绪不好时，要注意帮他调整。

孩子有话时，该说就让他说；孩子委屈时，该哭就让他哭；孩子郁闷时，该喊就让他喊。让孩子畅所欲言，一吐为快，是帮助他解除心理压力的一种方法。在面对紧张的功课、考试，以及来自社会、家庭、学校和自身各方面的压力时，孩子普遍会有紧张、焦虑等情绪，表现为失眠、头痛、记忆力下降、思维迟钝、心神不定、情绪烦躁等，易导致考试焦虑症，影响考试水平的发挥。家长要帮助孩子进行合理的心理调节，学会微笑和自我暗示，增强自信心，可以让孩子学一些调节情绪的方法，比如做深呼吸、把自己想说的话都说给亲朋好友听、到一个空旷的地方大声喊等，宣泄内心压抑的情绪。

（4）鼓励孩子广交朋友

若孩子能有善解人意、开明豁达的朋友，能够开导他，帮助他理解父母的爱护和关心，那么原本对父母的责怪也许就会转化为对父母的理解和感激。

微信扫描二维码
看医学专家解答视频

066

为什么学习困难儿童容易有畏难情绪？
家长应当如何处理？

我们在临床工作中经常会遇到学习困难伴畏难情绪的患儿就诊，常见的原因之一是患有儿童多动症，这是一种神经发育障碍，表现为注意力不集中、冲动和多动。患有多动症的儿童在学习过程中往往难以集中注意力，难以理解和完成学习任务，可能会因为无法控制自己的冲动和多动而感到挫败和沮丧，进而出现畏难情绪。

当然，学习困难儿童容易出现畏难情绪的原因是多方面的：他们可能在理解和处理学习任务时遇到困难，对所学的知识很难完全理解，也很难记牢，这会使他们感到挫败和沮丧；学习任务过多时会使儿童产生畏难情绪；如果儿童面临的学习任务难度过高，超出了他们的能力范围，也会导致他们失去信心并产生畏难情绪；家长的教育方式也可能会影响孩子的情绪，比如家长可能过于强调孩子的缺点而忽视他们的优点和进步，这会让孩子感到被否定和不被理解，从而产生畏难情绪。

那么，为了帮助学习困难儿童克服畏难情绪，家长应该采取哪些措施呢？

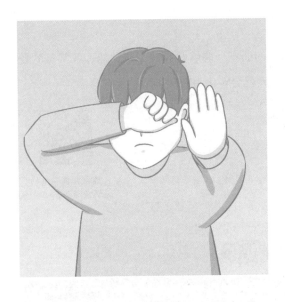

（1）带孩子积极就诊

家长首先要带学习困难儿童到专科医院检查，明确学习困难的原因，然后针对原因，通过专业的干预治疗改善学习困难，孩子的学习轻松了，也就不会畏难了，比如把孩子注意力缺陷的问题改善了，孩子上课听讲认真了，就能专心地学习了，再比如把抽动障碍患儿的抽动问题解决了，孩子就可以专心学习了。

（2）调整学习任务

家长可以根据孩子的实际情况和能力水平，适当调整学习任务的难度和数量，避免让孩子有过度的压力和挫败感。

（3）给予支持和鼓励

家长应该给予孩子充分的支持和鼓励，注意发现和肯定他们的优点和进步，避免过分强调他们的缺点和不足，帮助他们建立自信心，提高他们的学习动力。

（4）制订合理的学习计划

为孩子制订合理的学习计划，帮助他们养成良好的学习习惯，培养时间管理能力，也是改善学习困难儿童畏难情绪的方法。

总之，理解学习困难儿童出现畏难情绪的原因，并采取相应的措施来帮助他们克服这种情绪是非常重要的，这有助于提高他们的学习成绩和生活质量。

【案例】

　　患儿男，14岁半，初二学生，主因注意力不集中、走神、学习困难4年就诊，母亲诉其五年级前成绩在班中属中上等，近4年上课注意力涣散，走神发呆，学习困难，一提到写作业和做试卷就皱眉，一脸不高兴，需要经常提醒才会开始写作业，拖拉问题严重，经常写到凌晨一两点，有明显的畏难情绪，成绩逐渐下降，目前已经不及格了，母子俩常为学习问题较劲。患儿来院后通过专业测评和系统评估，被诊断为注意缺陷多动障碍，经过3个疗程的心理支持、中药治疗、经络治疗和行为干预等综合治疗，孩子的注意力提高，畏难情绪消失，学习态度、学习自律性明显改善，学习兴趣提高，考试成绩稳步提升，均已及格，医生建议继续巩固治疗，家长和孩子对治疗效果均表示满意。

微信扫描二维码
看医学专家解答视频

067

多动症导致学习困难的儿童在日常生活方面应该注意什么？

　　多动症是儿童期常见的一类心理障碍，表现为与年龄和发育水平不相称的注意力不集中、注意时间短、活动过度和冲动，常伴有学习困难、品行障碍和适应不良等。该病常于学前起病，慢性加重，不仅影响患儿的家庭和学校生活，而且容易导致患儿持久的学习困难及行为问题，自尊心降低，在家庭及学校中均难与他人相处。如果不能得到及时的治疗，部分患儿在成年后仍有症状，影响其学业、身心健康，以及成年后的家庭生活和社交能力。

多动症的病因尚不清晰，目前认为此病是由多种生物学因素、心理因素及社会因素，或单独，或协同作用造成的。

多动症儿童要在专科医生的帮助下，针对导致多动症的病因，进行积极的治疗。此外，多动症儿童在日常生活中还有一些方面需要格外关注。

（1）多动症儿童的饮食注意

在多动症儿童群体中，有大约半数是对高糖饮食敏感的，还有部分儿童对人工色素、小麦、乳制品或可可制品敏感，所以应尽量减少类似食物的摄入。家长要注意给孩子补充足够的蛋白质，还应密切注意孩子对食品产生的变态反应（也就是过敏反应），食物中所含的添加剂，如人工色素、防腐剂等，常常会引起这种反应。

因此，多动症致学习困难的孩子在饮食上需要注意以下6点。

①少吃含酪氨酸的食物，如挂面、糕点等。

②不要在饮食中加入辛辣的调味品，如胡椒等。

③少吃含铝食品。铝是威胁人体健康的金属元素，铝摄入过多可致智力减退、记忆力下降、食欲不振、消化不良。由于制作油条时常常需要在面粉中加入明矾，而明矾的化学名称为十二水硫酸铝钾，因此多动症患儿应少吃油条。

④少吃含铅食品。铅可使孩子的视觉运动、记忆感觉、形象思维、行为等发生改变，出现多动，所以多动症患儿应少吃含铅的皮蛋、贝类等食品。

⑤多吃锌含量丰富的食物。锌是人体必需的微量元素，与人体的生长发育密切相关。锌缺乏常会使儿童食欲不振，发育迟缓，智力减退。研究发现，学习成绩优良的学生，头发中的锌含量大多较高。多吃锌含量丰富的食物，如蛋类、肝脏、豆类、花生等，对提高智力有一定的帮助。

⑥多吃铁含量丰富的食物。铁是人体造血的原料，缺铁会使大脑功能紊乱，影响儿童的情绪，加重多动症状。因此，多动症患儿应多吃铁含量丰富的食物，如肝脏、禽血、瘦肉等。

（2）生活中的其他注意事项

①家长要确保环境安全：多动症孩子的行为难以自控，对于危险的感知能力

也较弱，因此应简化房间中的物品，防止患儿受到伤害，限制患儿的活动区域，避免其接触危险物品。

②家长要采用适当的应对方式：孩子出现多动症状时，家长不要对其批评指责，孩子承受的压力越大，症状越重。家长可以合理安排孩子的学习和活动时间，通过转移注意力来减轻症状。

③家长要关注孩子的情绪：家长要密切观察患儿的情绪变化，一旦出现意外情况必须及时干预，避免患儿参加竞争性活动或游戏，营造良好的家庭环境，培养广泛的兴趣爱好，促进儿童的健康成长。

④家长要做好心理建设：家长要面对现实，要认识到多动症孩子比普通孩子更难管教，因此在培养、教育、指导和管理方面要花费更多的精力，要与老师及医护人员共同努力，帮助孩子消除可能存在的心理压力与烦恼。

微信扫描二维码
看医学专家解答视频

068

多做哪些运动或训练，对多动症导致学习困难的孩子有帮助？

注意缺陷多动障碍（多动症）是儿童最常见的神经障碍之一，是以明显的注意力集中困难、注意持续时间短、活动过度或冲动为主要特征的综合征。多动症患者往往有读写困难、发展性协调困难等表现，严重的还伴有睡眠障碍、抑郁症、抽动障碍等问题。患者如果得不到及时的诊断和治疗，病情逐渐加重，不仅会影响自身的学习生活，还会给家庭、学校和社会带来沉重的负担。

多动症患儿多数智力正常或接近正常，但由于注意力缺陷、活动过度、性格冲动、认知障碍和情绪行为障碍等问题，常常出现学习困难，学习成绩明显落后于应有的水平。多动症伴学习困难的患儿在专科医生的帮助下进行综合治疗的同时，还可根据具体情况采取专项针对性训练、专项针对性运动等支持疗法，解决学习困难的问题。

需要强调的是，让孩子每天多做运动比多做注意力训练更为重要，因为运动有助于脑功能的改善及注意力的提高。

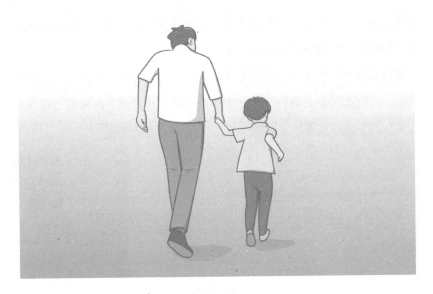

下面简单介绍一下专项针对性运动和专项针对性训练的具体方法。

（1）多动症儿童的针对性运动

①规律型有氧运动：规律型有氧运动是指动作简单规律且重复性高，动作强度容易控制的运动，如慢跑、游泳、骑自行车等，建议每周运动 4 次，每次 1 小时，最好能与游戏相结合，增强孩子的参与动机。该运动适合动作协调能力不佳的多动症儿童进行。

②开放式技巧型运动：开放式技巧型运动包括羽毛球、网球、乒乓球、简易体操等，建议每周运动 3 次以上，每次 60 ～ 120 分钟。该运动适合有一定运动协调能力的多动症儿童进行，有助于减少多动和冲动的情况，提升儿童学习成就感，并且对注意力水平的提升也有较为明显的增效作用。

③纪律型技击运动：纪律型技击运动包括跆拳道、空手道、武术等，建议每周运动3次以上，每次60～120分钟。这类运动可以在短时间内迅速消耗多动症儿童的体力，同时帮助他们学习如何遵守规矩和礼仪，适合能控制情绪的多动症儿童进行。

家长可通过选择适合孩子的运动方式，帮助孩子改善多动症表现。虽然运动不一定是多动症最有效的改善方法，但可以对注意力的集中产生积极影响，这对所有孩子的身心发展来说都是至关重要的。

（2）多动症儿童的针对性训练

①专注力训练：兴趣是最好的老师，最好的专注力训练就是让孩子做自己感兴趣的事情，因为他做感兴趣的事情时会很投入，很专心。如果孩子喜欢画画，就可以专门培养孩子画画，当孩子能坚持长时间全神贯注地完成作品时，他的注意力也就得到了锻炼。

②时间管理训练：多动症儿童常常因为时间管理和任务组织方面的困难导致学习效率低下，可以通过教授时间管理技巧、使用日程表和提醒事项等工具来帮助他们更好地管理学习任务。

③精细动作训练：多动症儿童较容易出现精细动作不灵活的情况，可以通过专业的运动训练，比如搭积木和拼图等，锻炼儿童的手部协调性及手眼协调能力，逐渐改善症状。

④知觉动作训练：知觉动作训练强调多样性直觉刺激，包括视觉、听觉、触觉、平衡觉等。知觉动作训练可分为动作反应训练、动作节奏训练、平衡训练、手眼协调训练等。如果孩子较小，还不能自行控制平衡，可以通过荡秋千、走平衡木等方式进行平衡训练，有助于提高保持平衡的能力，改善由平衡失调导致的各种症状。

⑤认知行为训练：认知行为训练是指在医生指导下，帮助儿童认识到自己的行为和认知有误，改善或纠正自身不良行为的训练方法，有助于促进多动症儿童的认知和行为矫正。

⑥合作和社交训练：多动症儿童通常会在团队合作和社交互动中遇到困难。

一对一或小组社交技能训练可以帮助他们改善与同伴和老师的关系。

⑦情绪管理训练：多动症儿童容易受到负面情绪的影响，因此他们需要掌握有效的情绪管理技巧。家长还要为孩子提供心理支持，倾听他们的问题，帮助他们调节情绪并培养积极的心态。情绪管理和心理支持有助于多动症儿童保持积极乐观的心态，提高适应能力，减少复发的可能。

微信扫描二维码
看医学专家解答视频

069

家长如何帮助多动症导致学习困难的孩子改善时间规划意识差、做事没有条理的情况呢？

多动症孩子比普通孩子更有可能患有学习困难。多动症的核心症状包括注意力缺陷、多动及冲动，其中注意力缺陷和多动可影响患儿的听课效果、完成作业的速度和质量，这就导致多动症患儿的学业成绩通常不理想。

在对多动症患者大脑的研究中发现，与正常大脑相比，多动症患者的大脑发育明显延迟，全脑体积小 3%～5%。另外，在尾状核、壳核、伏隔核、杏仁核、海马、前额叶皮层、小脑等脑结构的发育上，多动症患者与普通人群相比也有显著差异。

时间规划能力与大脑的执行功能有关，特别是前额叶皮层的参与。多动症专家巴克利教授曾指出，多动症群体前额叶的发育比普通人群慢 30%，而前额叶是时间规划执行功能的生理基础，它的发育缓慢会导致孩子未来规划、时间管理、学习能力方面的不足，社交能力差，难以维持人际关系，出现外化行为，如破坏、攻击和挑衅行为等，缺乏冲动控制。

多动症儿童时间规划意识差，做事情没有条理、没有计划，学习困难，有其脑生理基础差的原因，也有心理干扰的原因，需要及时到专科医院进行诊治，家长在生活中也要进行配合。

那么，家长如何帮助多动症学习困难的孩子改善时间规划意识差、做事没有条理的表现呢？

①和孩子一起做游戏：现有研究表明，对儿童来说，游戏是一个非常棒的促进前额叶发育的方法。在游戏中，儿童不仅能够获得乐趣，同时能促进动作、认知、意志等方面的发展，为其以后适应学习和社会生活做很好的铺垫。父母可以和孩子一起玩过家家、你画我猜、穿珠子、走迷宫、找不同、玩泥巴、捡豆子、跳格子等游戏，这些游戏都可以很好地调动孩子的积极性，促进孩子神经递质的分泌，调动各感觉器官的运作，加强神经突触之间的信号传递，促进大脑的发育。

②给孩子安排一些家务活：刷碗、择菜、剥豆子、削土豆、做菜、摆碗筷、整理房间等家务活能培养孩子做事的秩序感，以及稳定性和计划性，培养孩子的自理能力，提升任务执行能力。

③培养孩子的阅读兴趣：阅读也是一个很好的促进前额叶发育的方法。对低龄的儿童来说，亲子阅读可以增强与父母的情感交流，父母的眼神、表情、语音语调、肢体动作等在亲子阅读的过程中都会起到重要作用，孩子可以通过接收不同的感官信号来吸收知识，发展联觉思维，将信息进行整合。与孩子交流对故事的理解和感想，能帮助孩子将注意力集中在自己的思考和感受上，然后有序地表达出来，提升语言思维方面的能力，建立独立的秩序感。阅读书籍的选择以孩子的兴趣为基准，阅读前可以制订阅读计划，有节制性又有目标性地完成阅读任务，培养孩子的阅读兴趣。

④带孩子多运动：家长需要多带孩子进行运动，如爬山、游泳、踢足球、打篮球、打羽毛球、打乒乓球等。相关研究表明，多动症群体每天进行30分钟以上的中强度有氧运动，对减少多动症状有利。

家长可以和孩子一起制作一个计划表，让孩子将自己的学习、阅读、游戏、运动、家务活动等计划按照顺序列举出来，每完成一项都进行标记，每天自行检查完成了多少计划，并进行自我评价，一周后让孩子对自己的表现进行总结，表现好的话家长要给予一定的奖励，这个奖励可以是孩子这段时间最想要的物品，或者是进行一次全家参与的游戏，或者是来自父母的惊喜，以此鼓励孩子坚持、努力，加强孩子的自我管理能力。

多动症患儿有其神经发育方面的功能性问题（有轻、中、重度的分别），也有其他合并问题存在，如学习困难等。如果在家长科学的干预帮助下，孩子的问题还不能得到改善，那么就需要到专科医院的学习困难门诊进行更加有针对性的治疗。

070

多动症导致学习困难的孩子，会有人际关系不好的问题吗？

患有多动症的孩子注意力维持时间短，容易冲动或者有一些不恰当的行为，难以完成学业任务，与伙伴的关系往往不佳。目前很多治疗手段都集中在提升孩子的学习能力和改善不当行为上，父母常常在他们的作业与成绩上花费许多时间和精力，却忽视了孩子社交等方面的问题。很多家长是在孩子已经出现社交心理问题后，才认识到培养孩子社交能力的重要性。

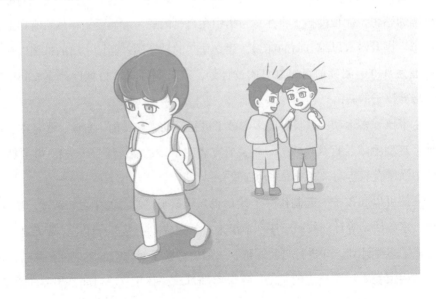

朋友是人生中不可或缺的角色，如果我们的孩子人际关系差，那么可能导致他性格内向，自信心不足，甚至抑郁。因此，家长对孩子的社交问题绝对不能掉以轻心。如若家长没有进行正确的引导，孩子是意识不到"没人愿意和我玩"的问题到底出在了哪里的，会困在"迷宫"里出不来。

患有多动症的孩子掌握不好社交尺度，在发育上也正处于一个对陌生语言词汇感到高度好奇的阶段，当他们在网络上或者现实中学到新词汇，尤其是具有攻击性的标签式词语时，会在一段时间内频繁使用，完成"练习"或"掌握"。这些孩子也常常控制不住自己的情绪和行为，和同学之间更容易发生肢体冲突。例如，一个男孩在生活中经常与同学发生冲突，常被老师请家长，恰巧最近在短视频平台上听到许多骂人的词汇，于是频繁对同学使用这些词汇，导致同学对男孩的印象很不好，都不愿意和小刚玩。

为了帮助多动症伴学习困难的孩子提高社交能力，家长应该怎样做呢？

（1）家长是孩子的第一任老师

家长要尽量避免过度指责或批评孩子的不良行为，更不能以暴制暴。父母的目标是像朋友一样，在游戏过程中向孩子展示恰当的社交行为，为孩子做出正确的示范。例如，家长要引导孩子在与小伙伴说话时要语气温和，面带微笑；告诉孩子在做游戏时或有组织的场合要排队等候；告诉孩子要认真听同伴讲话，不要插话或打断别人讲话，要等同伴说完后再表达自己的想法；告诉孩子在与小伙伴相处时要经常使用文明用语，如"谢谢""不客气""打扰了""对不起"等，并给孩子示范良好的肢体语言，让孩子逐步学会与人交往，待人热情主动。当孩子的表现达标时，家长要及时夸奖并给予正面反馈，鼓励孩子继续保持。

（2）帮孩子选择合适的伙伴

家长可以多向老师了解班上的同学，和孩子讨论喜欢和谁玩，为什么喜欢和他一起玩，会一起做什么事，同时多与其他家长互动，邀请孩子的同学和家长一起参加集体活动，这样可以帮孩子选择合适的伙伴，也能够在孩子们的互动过程中提供一定的帮助。

（3）为孩子创造与同伴相处的条件

经常一起玩最容易加深孩子们之间的友谊。家长可以每周安排一两段时间，高质量地陪伴孩子玩耍，同时鼓励孩子主动邀请同学或同龄人来家里玩。家长要提前创设情境帮助孩子复习社交技巧，告诉孩子要有礼貌地互动、分享、竞争等。

（4）取得老师的帮助

家长可以多与老师沟通，请老师为孩子安排一些特殊任务，比如收发作业本、擦黑板等，帮助孩子融入学校生活，同时尽可能向老师说明情况，让孩子在集体活动中当一次"小老师"，享受社交的乐趣，帮助孩子融入集体，学会文明礼貌地与同学相处，让孩子逐渐懂得把握社交尺度。

在此特别提醒家长，孩子出现多动症学习困难的表现后，要尽早带孩子去专科医院学习困难门诊就医，在医生的帮助下进行针对病因的综合治疗，同时要认识到改善多动症儿童的人际关系不是一朝一夕之功，家庭的温暖是孩子阳光自信的来源，家长要以身作则，尽心尽力地培养孩子，采用上述方法一次次地同孩子进行复盘，"正向摆动"起来，这样孩子的社交能力一定会有更大的提高与更好的发展。

微信扫描二维码
看医学专家解答视频

071

家长如何帮助学习困难伴心智幼稚的孩子?

学习困难的孩子一般表现为自信心不足、专注力不足、自控力差、阅读或书写困难、动作协调困难、人际关系差等，在学习过程中成就感长时间得不到满足，还经常被家长、老师批评指责，使他们对学习更加失去信心，丧失学习动机,对学习有一种习得性无助,甚至导致严重的情绪和心理问题。

学习困难伴有心智幼稚的孩子在感知、思维、情绪、社交等方面相较于同龄人有滞后现象,而这些问题除生理因素外,还受到环境、文化和教育等多种因素的影响,因而家长起到非常关键的作用。当孩子遇到这些困难时,家长要坚定信心,在家长的悉心照顾和耐心陪伴下,孩子虽然可能成长得相对慢一点儿,但是一样可以蓬勃发展。

在日常生活中,家长要做到以下3点。

(1)全面了解您的孩子,必要时及早就医

学习困难有多个亚型,比如听觉处理困难、读写困难、数理困难等,同时每个亚型下又有非常精细的分类,比如数理困难又精分为阅读和书写数字困难、数位理解困难、计算技能不良、问题解决缺陷、空间组织困难等。家长要细致地了解孩子的困难点在哪里,针对具体问题具体分析和解决。在此特别提醒家长,如果您无法准确地了解孩子的情况,一定要尽快带孩子去专科医院就诊,由专业医生制订个性化治疗方案。

除了学习这一方面,家长同样要了解孩子的其他方面,比如孩子的需求、兴趣爱好、思维习惯、情绪情感、性格特点、人际关系模式等,这样有助于家长了解孩子的心智情况。当家长细致地了解孩子时,就意味着在全心地关注孩子,这对孩子的被爱需求和心理成长有非常大的帮助。

(2)营造良好的家庭氛围

双生子研究表明,家庭文化环境对孩子的成长有非常重要的影响。夫妻关系是家庭的定海神针,良好的夫妻关系为孩子的成长提供了重要的安全与稳定保障。家是孩子温馨的港湾,父母要营造轻松、自在、舒适、快乐的环境,让孩子在这样的环境下尽情舒展,比如多陪伴孩子玩益智游戏,和孩子一起看书,经常和孩子聊天,陪孩子多做户外运动,给孩子一个拥抱,给孩子一些意外的惊喜,精心装饰孩子的房间,等等。让家里充满欢声笑语,这对孩子来说非常重要。

（3）给予孩子细致、具体的支持与指导

在营造良好家庭氛围的基础上，父母也需要学习一些具体的支持与指导性策略，比如孩子房间的布置尽量不要太过花哨，以免外界刺激过多，影响孩子的注意力，同时要保持房间整洁和安静，让孩子有一个舒适的居室环境；再如父母要学习一些赞扬孩子的技巧，要赞扬具体行为，而不是宽泛地说"你好棒"，同时赞扬要及时，能让孩子将赞扬与行为联系起来，增加孩子该行为发生的频率；游戏和休息对孩子来说是必不可少的，有助于孩子的大脑发育，以及学习、行为等能力的提高，父母可以学习一些训练注意力的游戏，比如舒尔特方格、倒背游戏、七巧板等，通过与孩子一起做游戏提高他的注意力；父母还可以帮助孩子将大目标分解为小目标，并且和孩子一起制订实施计划，一个一个地完成目标，这样更容易鼓励孩子坚持和增强孩子的成就感。还有很多的策略需要父母在平时的养育过程中以开放的心态多了解、多学习。

当然，最重要的是父母要全身心地爱孩子，这是对孩子最好的支持。

微信扫描二维码
看医学专家解答视频

072

家长如何帮助智力落后导致学习困难的儿童提高学习成绩？

学习是一种信息材料输入大脑，继而大脑进行记忆、理解、加工，并形成认知的过程。学生要想学习好就需要有较好的注意力，只有注意力好才能将要学的知识通过视觉、听觉途径输入大脑，完成学习的第一步。当然，记忆力和思维理解力对学习来说也很重要，是大脑对输入的信息材料进行处理并形成认知的必要因素，如果学生记忆力差、思维能力差，无法形成认知，就会存在学习困难。

大部分智力落后的儿童都会存在注意力缺陷，注意时间短，容易被外界干扰打断而分神的问题，可能伴有多动、坐不住、小动作多，这些儿童上课不听讲，信息材料进入大脑的第一步就存在困难，加上智力落后儿童的记忆力和思维能力也较差，在学习的第二步，即信息材料在大脑中记忆、理解、加工并形成认知的过程也存在较大的困难，所以他们与普通儿童相比会存在严重的学习困难，尤其是到了小学高年级学习难度增大后，学习成绩的差距会越来越大。

如何帮助这些智力落后的儿童提高学习成绩呢？

智力落后孩子的家长首先要带孩子到专科医院进行相应的检查和评估，除了智力测评，还要检查注意力和记忆力情况，如果存在记忆力或注意力缺陷，应及时进行干预治疗。这些孩子一般需要接受标本兼治的综合治疗，以中医经络治疗为主，以物理仪器及药物治疗为辅，通过治疗，孩子的记忆力和注意力会明显改善，理解力也会有所提高，上课听讲认真了，课堂效率就会提高，温习功课和写作业时就会更专心、更高效，学习成绩就会有较大的提高。

在专业医院标本兼治的基础上，家长还要通过以下 6 个方面的努力帮助智力落后的儿童提高学习成绩。

①注重孩子自信心和独立能力的培养：父母要发自内心地欣赏和认可孩子，孩子虽然不完美，但是有自己的闪光点和优点，家长的欣赏会让孩子有自信，让孩子觉得自己在父母心中是有价值的。父母要注重培养孩子的独立能力，让孩子从小自己的事自己做，同时锻炼孩子分担小部分家务，让孩子对自己的事情拥有更多的决定权，比如选择穿什么样式的衣服，与此同时让孩子承担自己选择的后果，从而锻炼孩子的独立能力。

②因材施教：学习内容要与孩子的智力水平相当，对学习难度和成绩的要求不能和普通孩子一样，超出孩子智力水平的知识孩子学不会，会导致孩子厌恶学习，痛恨学习，使孩子对学习失去信心。

③及时给予孩子鼓励和奖励：孩子用心学习后取得了一点点进步，家长就要及时给予口头赞美和鼓励，甚至是物质奖励。表扬与赞美要细化，要表扬孩子的具体行为及学习进步点，让孩子享受到因为学习知识而带来的成就感和快乐。

④鼓励孩子多学多练：家长要鼓励孩子勤能补拙，要多学多练，重复记忆，课前预习，课后温习，家长要耐心地陪伴和辅导孩子，让孩子在学习和生活中享受快乐，找到自己的梦想。在日常生活中，家长可以多陪孩子做一些益智类游戏，也可以参加编程学习等，通过训练提升孩子的思维能力。

⑤控制好自己的情绪：家长要学会做孩子的情绪容器和能量充电器。智力落后的孩子在学习上比普通儿童要困难得多，即使是简单的知识可能也需要反复讲解才能逐渐搞懂，今天记住了明天可能又忘掉了，所以在学习过程中，孩子和家长难免会产生急躁、不耐烦的情绪，甚至会发火，出现情绪失控的现象，这时家长一定先要控制好自己的情绪，然后充当孩子不良情绪的容器，在孩子的不良情绪释放后给予理解和安抚，充当孩子的能量充电器，逐渐培养孩子不怕失败的精神和受挫能力。

⑥设定合适的学习目标：家长要根据孩子的具体学习能力及当前的学业水平设定短期学习考察目标，目标的设定要从低到高，让孩子轻松地完成学习内容，达到学习目标要求，从而让孩子获得成就感和满足感。家长应该在制订目标的同时设定奖励机制，如果孩子完成了学习目标，就要及时兑现奖励；如果孩子没有完成学习目标，也不要责骂孩子，相反应该理解孩子，鼓励孩子继续努力，争取下一次获得奖励。

073

孩子学习成绩差、顶嘴、说谎、拿别人的东西，打骂无效怎么办？

孩子学习成绩差，打骂；孩子顶嘴、说谎，打骂；孩子拿别人东西，打骂。作为孩子的家长，若你采用的家庭教育方式就是打骂的话，那么你真的急需转变。要知道，打骂不仅可能无效，对孩子身心伤害还很大。

在学习困难门诊上，我们经常碰到说谎、顶撞父母的孩子，这类孩子多数患有多动症，没办法集中精力学习，把更多的精力用在了别处。有的孩子不仅说谎、顶撞父母，还喜欢在班里拉帮结派，欺负其他同学，甚至抢夺他人的东西。针对这类孩子，专科医院会制订个性化综合治疗方案，主要通过中医经络治疗及物理仪器治疗改善大脑额叶功能，使孩子的注意力、自控力和情绪得到改善，配合专业的心理治疗，同时会对家长进行相关的教育，改变家长的教育方式，从而使孩子的心理和生理双方面得到改善。

总之，孩子出现以上情况与家庭教育的关系密切，其根本是孩子没办法把注意力放在学业上，再加上家庭教育不当，导致孩子恶习丛生。所以，家长要及时带孩子到专业的专科医疗机构进行针对性治疗和疏导，纠正孩子的不良行为，改善孩子的注意力，切勿暴力对待孩子，以免陷入恶性循环，贻误终生。

【案例】

患儿是一个特别活泼的四年级男孩，孩子母亲来到我们学习困难门诊无奈地哭诉道："孩子别的方面都很好，就是喜欢耍小聪明，经常撒谎，不仅对我们家长说谎，在学校对老师和同学也是一样，学习成绩始终上不来，即使给孩子增加了课后练习也收效甚微。老师上课刚讲过的知识马上就忘，放学后也集中不了精神做作业。最近通过老师得知孩子在班里还喜欢拿女同学的东西，开始时自己辩解说是借的，可一问丢东西的同学根本不是这么回事儿。作为家长我们特别着急生气，回家就动手打了孩子，结果他第二天没去上学，还跑出去玩了一天。"经过我们的专业测评和心理测试，男孩患有注意缺陷多动障碍，加上正处于叛逆期，专注力根本放不到学业上，所以才会出现以上状况。

微信扫描二维码
看医学专家解答视频

074

家长发现孩子焦虑、不爱说话、情绪低落、失眠、学习成绩下降时，应该怎样做？

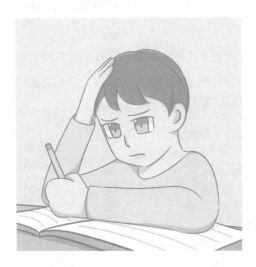

"前一秒还好好的，突然一下就不开心了，就是高兴不起来，没有理由"，这是前段时间一位 14 岁的小姑娘告诉我们心理医生的。她内心煎熬、不安感强烈，感觉自己的情绪已经不受控制，最后被诊断为抑郁症。

儿童、青少年的精神心理问题离我们并不遥远，这类疾病的发病率越来越高且发病年龄呈下降趋势。在抑郁症患者中，有三分之一为儿童、青少年，但由于社会认知不足、家长配合度不高、专业医护人员数量有限等多种原因，不少孩子难以在第一时间得到诊断和治疗。儿童、青少年心理疾病中最常见的就是抑郁症和双相障碍，二者的症状也有些相似：烦躁、易怒、焦虑、悲伤、失眠，导致孩子学习成绩不理想、人际关系疏离或其他社会功能不良，严重的可能会出现自我伤害、自杀等倾向。

【案例】

患儿男，13 岁，曾是大家眼中的乖孩子，积极上进，学习也很勤奋，但是从小学六年级开始，男孩莫名感到身上有一种巨大的压力，成绩也跟着下滑。尽管他每天学习到近十一点，成绩还是没起色。

刚开始，母亲刘女士认为孩子成绩下降是因为注意力不集中，于是批评他不努力。"至于孩子性格变得内向的问题，我最初认为十几岁的男孩子长大了，不愿意说话了，遇到事情也不愿意告诉爸爸妈妈了是很正常的"，刘女士觉得孩子的变化都是青春期的正常现象，根本没有往抑郁症这方面去想。一段时间后，男孩的话越来越少，学习成绩也越来越差，无奈之下，刘女士将孩子转入了郊区的某国际学校初中部，希望通过换个相对轻松的学习环境让孩子的情绪有所改变。但是，情况并没有像刘女士所希望的那样改变。在学校里，男孩几乎不会与任何同学交流，在家中偶尔与家长交流时，也总说感到烦躁，心情莫名低落，有各种不舒服，还出现了难以入睡、早醒等睡眠障碍现象。然而，在此期间男孩对手机游戏却表现出了强烈的兴趣，这导致他的视力大幅下降，整天头昏脑涨。经青少年精神心理门诊医生诊断，男孩患上了抑郁症。

像刘女士这样的家长还有很多，一开始他们并不愿意承认自己的孩子身上存在这些精神疾病。事实上，儿童、青少年精神心理问题离我们并不遥远，不要认为心理疾病是成年人的专利。所以，当家长发现孩子焦虑、不爱说话、情绪低落、失眠、学习成绩下降，精神出现异常时，一定要及时带孩子到相关专科门诊就医，明确诊断，尽早进行个性化、有针对性的干预治疗，以免贻误病情，错过最佳治疗时机，不要等孩子有了自杀的倾向，才追悔莫及。

另外，青春期的孩子比较敏感，抗打击能力较弱，容易出现心理问题。当青春期的孩子出现学习成绩下降等情况时，家长应与孩子好好沟通，一起找原因，不要一味批评、责怪孩子，避免使用语言冷暴力。

微信扫描二维码
看医学专家解答视频

075

孩子青春期叛逆，拒绝与家长沟通，家长应该怎样做？

亲子沟通的法则：父母先走出自己的世界，再进入孩子的世界。

我们无数次听到父母抱怨与孩子的沟通问题："我很想和孩子交流，但是孩子总是沉默，逃避与我的沟通，我要怎样才能走进孩子的心里？"父母想要走进孩子的生活，事无巨细地了解孩子的所有事情，却发现孩子慢慢变得不爱与自己讲话，拒绝沟通，甚至反感听自己讲话。是孩子不听话了吗？是孩子叛逆了吗？

恰恰相反，孩子拒绝沟通，90% 的问题出在家长的身上。

家长总是讲孩子拒绝沟通，但实际上真正拒绝沟通的是家长。对孩子来说，与父母沟通更多是希望父母能够体会自己的情绪，找到解决问题的方法。但对父母来讲，与孩子沟通是想让孩子活成自己希望他成为的样子。很多父母做不到与孩子共情，这样孩子的问题不但得不到解决，反而会越积越多，最后对父母失望。

还有的父母一开口就是说教，站在高处命令孩子，忽略孩子内心的需求，仅仅聚焦于孩子的成绩。大约 80% 的家长在与孩子沟通时态度傲慢又强势，一方面认为自己是对的，自己走过的桥比孩子走过的路都多，没见识、没经历的孩子就

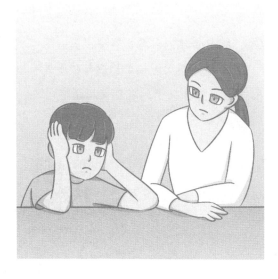

该多听听自己的意见，才不至于走弯路，另一方面认为自己对孩子讲的都是经验，孩子必须听进去，"你在想什么我不关心，但是你最好按照我说的来做"。

家长是孩子的引路人，但是对孩子的引导不该是强势地剥夺孩子的选择权，将自己的想法一味地强加在孩子的身上。如果父母的态度、语气有所转变，孩子自然能够感受到温和的氛围，逐渐解开心

结，卸下防备，享受与父母平等且相互尊重的交流过程。

那么，父母怎样才能走进孩子的心里，与孩子顺利沟通呢?

（1）从孩子的兴趣入手，别只关心学习

亲子沟通的大部分内容往往与学习成绩有关。孩子喜欢无拘无束地玩耍，而家长喜欢从长远考虑，强迫孩子学习，对孩子的学习成绩进行点评。学习是一件长久的事，而孩子感兴趣的事往往影响当下的亲子关系，因此家长可以从孩子的兴趣入手，多与孩子交流他感兴趣的事情，当孩子感觉自己被理解、尊重和平等对待时，自然会愿意与父母交流，向父母请教。

（2）先听孩子说，再有针对性地回答

有的时候孩子正在讲话，家长会忽然打断，说"好了，我知道你要说什么了"，慢慢地孩子就不愿意再多说话了。在与孩子交流时，家长一定要先认真听孩子把话讲完，从孩子的角度去思考孩子想要什么样的结果，然后进行合理引导，包容孩子的不足。

（3）选择合适的时机进行沟通

心情好的时候是最佳的沟通时机，如果感觉自己的心情不好，请先保持冷静，冷静下来后再与孩子进行沟通。双方都处于良好的状态是对沟通最起码的尊重，也是开展对话的重要钥匙。

（4）在日常小事上也要表达爱

亲子关系的维护体现在日常的小事之中，比如在孩子做成一件事的时候，家长要多鼓励孩子，而当孩子在面对失败的时候，家长要多安慰孩子，与孩子一起找到解决的方法。日常小事，往往才是最具考验的。如果家长可以与孩子做到日常相处融洽，那么亲子间的沟通自然没有问题。

父母与孩子的身份差异本身就是一种代沟，因为有代沟，所以要沟通。孩子不与父母沟通，往往不是拒绝沟通本身，而是在与父母沟通的时候没有了感情的

连接，没有了思想的碰撞，既然如此，那又何必多言？

　　德国哲学家雅斯贝尔斯曾说：教育就是一棵树摇动另一棵树，一朵云推动另一朵云。所以，为人父母的我们，在与孩子的共同成长中，一定要先成为那棵高大挺拔的树，或是蓝天上灵动的云，或是那颗历经世事依然温热如初的心，再去撼动孩子心中的渴望与期待。

076

孩子上课时总是交头接耳，打骂批评也没有用，该怎么办呢？

　　朋友家的孩子才上小学一年级，老师反映孩子上课的时候专注力非常差，听不了几分钟就会被周围的事情吸引，或者和周围的同学们交头接耳，或者被窗户外面的小鸟叫吸引，老师反复提醒多次，孩子依旧只能听讲几分钟，之后又被周围的事情吸引，如此反反复复，弄得老师非常头痛，所以老师将这个情况告诉家长，希望家长可以管管孩子。

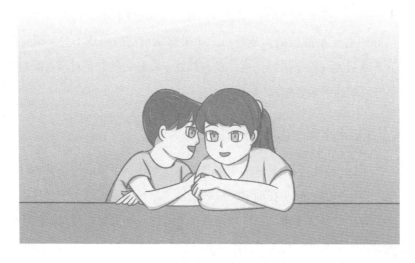

　　相信不少家长都遇到过这样的问题，上一、二年级的孩子，上课的时候注意力不是很集中，导致学习成绩不理想，而且总是收到老师的反馈。怎样才能改善

孩子注意力分散这种状况呢？

（1）孩子上课注意力不集中的原因

①家长在孩子的学前教育阶段忽视了对注意力的观察：小孩子的注意力主要集中在三个方面，即视觉、听觉和思维，不论哪一方面，都是依靠着大脑神经的管理和支配进行活动的。由于很多家长根本就不知道在孩子的学前教育阶段应该对孩子的注意力进行培养，也不清楚如何培养，因此导致孩子在学前阶段得不到这种教育。

②孩子患有多动症：多动症是一种大脑前额叶发育不完全引起的神经功能发育障碍性疾病。根据专业医疗机构的学习困难门诊数据，国内学龄儿童多动症的发病率为4.31%～5.83%，男女比例为9∶4，男孩的发病率高于女孩。多动症常见的典型症状就是上课注意力集中不了，总是交头接耳，在严肃的环境中不能约束自己的言行，这种症状与孩子顽皮的表现有本质区别，所以家长发现孩子有这种表现时要及时带孩子到专科医院就诊，早期明确诊断，并进行针对性治疗。

一个小孩子在课堂上坐着，他的眼睛没有关注正在讲课的老师，也没有专注地听老师讲话，完全是自顾自地玩耍，那么家长可以想象得到，孩子在课堂上学不到什么知识。在学习困难门诊上，这样的孩子有很多，严重的甚至伴有不自主的抽动，频繁眨眼，喉中发出怪声，对于这类孩子我们都会采取中西医结合的方式进行三位一体脑神经康复治疗，预后效果良好，治疗后孩子的注意力基本都有明显的改善，能正常完成学业，正常生活。治疗干预得越早，孩子的症状越轻，恢复得越彻底。

（2）家长应当怎样做

如果孩子有上面提到的情况，家长应尽早带孩子到专科医院就诊，明确诊断，并积极配合医生治疗，不可打骂或言语刻薄地批评孩子，否则只会让孩子的情况越来越糟糕。我们在学习困难门诊上经常遇到家长哭诉在不得已动手打了孩子后产生了许多无奈和自责情绪。著名的教育学家洛克曾说：家长暴力对待孩子，只会让孩子产生沮丧的感觉，并且慢慢失去自信，变得缺乏安全感。经常被老师或者家长批评的孩子，会在潜移默化中认为老师和家长都不是很喜欢自己，产生自我否定、自我矛盾，长此以往，孩子就会觉得生活和学习毫无乐趣，因为不管自己怎么努力，都不会得到家长和老师的表扬和肯定，孩子的生活和学习状态就会变得非常低沉。许多这类孩子经过个性化综合治疗，包括注意力康复训练等，加之家长的积极配合，都能达到普通孩子的学习水平。

077

梳头对改善孩子学习有帮助吗？如何教会孩子做梳子操？

在生活中，大家是不是都有这样的体会：当你伏案学习至头昏脑涨，思维能力下降时，梳梳头就会让自己感到头脑清醒，大脑疲劳感减轻。这是什么原因呢？中医学认为，人的头部是诸阳之首，汇集了人体的重要经脉，头面部影响学习、思维和记忆的穴位有近 80 个，梳头相当于是在按摩这些穴位，刺激头部经络及与内脏相对应的头表全息穴位，可通脉活络、行气活血、宁神开窍、舒畅和升发阳气，起到聪耳明目、醒脑提神的作用，促进颅内血液循环，改善颅内供氧，舒展和放松紧张的头部神经，改善脑功能。用梳子梳头、梳刮相关经络和穴位，不仅能消除大脑疲劳，而且有一定的疗疾作用。

大脑运动区、语言区及其他功能区在头皮的投影也是头针疗法选穴的主要依据之一，通过针刺对应的头皮区域，可以改善神经功能受损引起的各种表现，对导致儿童学习困难的多动症等疾病有很好的疗效。如果说头针疗法是"医院治疗法"，那么经常用梳子梳头刺激、按摩相应的穴位，就是"家庭辅助法"。孩子在紧张的学习后静下心来梳个头，松弛一下紧张的神经，可以使身心得到休息。早晨梳头有助于消除倦意，帮助孩子精神焕发地迎接新一天的学习，晚上梳头有助于改善孩子的睡眠。梳子法易学易练，不受时间、场地限制，使用安全。古老而神奇的梳子保健疗法是中华文明的瑰宝之一，千百年来使用的梳子保健疗法是在民间广为流传、深受老百姓喜爱的一种绿色自然疗法。

综上所述，经常用梳子梳头刺激、按摩相应的穴位，可以辅助改善儿童神经功能受损引起的各种症状，对学习困难的孩子是有帮助的。在孩子比较小的时候，可由家长每天帮助孩子梳梳头，年龄大一点儿的孩子就可以在口袋里放一把梳子，自己经常梳梳头或做做简单的梳子操。

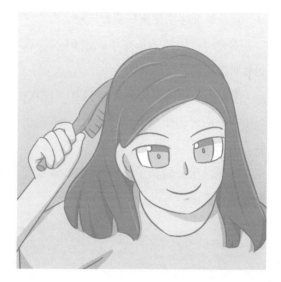

经常用梳子梳头和梳刮相关穴位能起到调畅气机、通经活络、宁心安神、缓解压力的作用。下面介绍一下改善孩子考试焦虑、学习疲劳的梳子操。

（1）梳刮全头法

手持梳子与头皮保持垂直，从前额发际线正中开始，沿督脉及两边的膀胱经、胆经走行，从头顶、枕部到后发际，按顺序梳刮，并延展至左右两侧，梳刮到全部头皮。整个头部可分为 9 条梳刮路线，每条线梳刮 20 次。

（2）常用穴位和手法

①百会：手持梳子与头皮保持垂直，在穴位处短距离来回梳刮 64 次（该穴在头顶正中线与两耳尖连线的交叉处）。

②四神聪：手持梳子与头皮保持垂直，在穴位处短距离来回梳刮 64 次（该穴位于头部，百会穴前、后、左、右各旁开 1 寸，共 4 处）。

③风池：手持梳子与头皮保持垂直，在穴位处短距离来回梳刮 64 次（该穴在后头部，枕骨下两侧后发际处，斜方肌上端与胸锁乳突肌上端之间的凹陷处）。

④安眠：手持梳子与头皮保持垂直，在穴位处短距离来回梳刮 64 次（该穴在耳垂后凹陷与枕骨下凹陷连线的中点处）。

⑤内关：用梳子角按压穴位 64 次（该穴在前臂掌侧，腕掌侧横纹中点向上 2

寸，掌长肌腱与桡侧腕屈肌腱之间）。

　　⑥神门：用梳子角按压穴位 64 次（该穴在腕部，腕掌侧横纹尺侧端，尺侧腕屈肌腱桡侧的凹陷处）。

　　⑦膻中：用梳齿梳刮穴位 64 次（该穴在前正中线上，两乳头连线的中点处）。

　　⑧三阴交：用梳子角按压穴位 64 次（该穴在足内踝尖上 3 寸，胫骨内侧缘后方）。

　　⑨足三里：用梳子角按压穴位 64 次（该穴在外膝眼正中直下 3 寸，胫骨外侧旁开一横指处）。

微信扫描二维码
看医学专家解答视频

078

家长面对孩子厌学"躺平"，甚至逃课时，应该怎么办？

　　近年来，门诊上因为孩子厌学、休学等问题带孩子来就医的家长越来越多。当孩子出现厌学情绪时，很多家长的第一反应是责怪孩子，觉得孩子学习态度不好、不努力、懒惰等，于是对孩子进行批评教育，甚至通过打骂的方式逼迫孩子上学，而这些方法都是不可取的，甚至会加重孩子的厌学情绪。

　　那么，孩子表现出厌学情绪，家长应该怎么办呢？

（1）正确看待孩子的厌学情绪

　　当孩子表现出厌学情绪，比如不愿意写作业、不愿意上学时，家长对孩子的第一反应通常是孩子太懒、不自律、没有上进心、太娇气等，但这可能是对孩子的一种误解，因为大部分孩子内心深处都希望自己是一个成绩优异的好学生，而他们表现出厌学情绪大多是因为在学习过程中充斥着挫败、厌烦、焦虑等痛苦的情绪体验，所以孩子出于自我保护，只能通过不去学习的方式逃避这些痛苦的感受，就好像我们成人在面对特别困难的任务时，也很容易产生厌烦情绪，容易有压力过大等不适感。

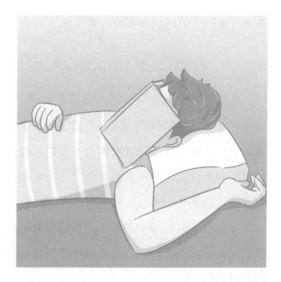

其实，孩子表现出厌学情绪可以看作是在向家长寻求心灵帮助，这个时候就特别需要家长正确地看待孩子的厌学情绪，倾听孩子的心声，及时给予理解和帮助，而不是一味地强调学习的重要性，强迫孩子返校上学。

（2）调控自己的情绪

面对孩子厌学的情况，大部分家长都会表现出焦虑或愤怒，希望立刻就能改变孩子的心理状况。从心理层面来看，家长的这种心情是能够理解的，但从改善孩子厌学情绪的目标来看，家长朋友们要先调整好自己的心态，不可急于求成。孩子的问题不是一天形成的，所以问题的解决也需要一个过程。

当孩子处在厌学这一特殊且困难的时期时，更加需要家长不过度焦虑，不迁怒于孩子，帮助孩子稳住阵脚，努力为孩子创造一个避风港，让孩子能够获得情感支持，汲取心灵养分，进而重塑自信，重新出发。

（3）真诚倾听孩子的心声

我们在门诊上经常会听到家长说："我经常跟孩子沟通，什么道理都讲给他听，可他就是不听，有时他当时答应得好好的，转头又不这样做了。"

其实，无论是对于孩子还是成人，讲空泛的大道理一般都是没有任何作用的。沟通是双向的，不可一味地灌输。与孩子沟通时，听比说更重要，因为孩子需要把他的心声表达出来，且他所表达的情绪、体验需要得到回应和理解。只有真正听懂孩子的诉求和渴望，家长说的话才是对症良药，才能真正帮到孩子。

（4）积极肯定孩子的正确行为

从孩子表现出厌学情绪，到孩子真正"躺平"，拒绝去学校，中间是有一个过程的。在这个过程中，大部分孩子虽然会表现出厌学情绪，但还是会或多或少完成一些作业，这时就需要家长不失时机地肯定孩子的努力，告诉孩子这是一个特别棒的坚持，是非常难能可贵的行为特质——没有因为情绪上的厌烦而放弃对学习任务的重视，带着压力坚守在自己的岗位上是特别了不起的行为表现！

在与孩子的互动中，家长需要适当忽略孩子的懈怠行为，积极地关注、肯定和鼓励孩子的努力行为，以帮助孩子激发出面对学业时的成就感、自信感等，获得积极体验。

在此特别提醒各位家长，孩子的厌学"躺平"状态因人而异，出现厌学情绪的原因也各不相同，如果通过以上的调整和教育，仍旧不能有效改善孩子的厌学状态，那么就需要尽快到专科医院就诊，以便深入分析孩子厌学的原因，由医生制订精准高效的治疗方案。专科医院会通过系统检查，确定孩子产生厌学情绪的原因，有的孩子在学习能力上存在问题，比如注意力、记忆力或理解能力差导致了学习困难，这就需要接受专业的干预治疗，把学习能力提高了，学习轻松了，孩子就愿意学习了；有的孩子存在情感受阻的问题，比如亲子关系不佳或与老师、同学相处受阻等，进而导致厌学，这就需要通过心理干预、认知行为干预等方法解决情感缺陷，接受系统、专业的干预治疗后，孩子就会愿意上学了。

079

如何帮你的孩子建立自信，重燃学习的欲望？

我们在临床工作中，发现一些家长在如何帮助孩子建立自信心、提高学习的欲望等方面有许多困惑，且缺少对相关知识和解决方法的了解。下面我们就和大家聊一聊如何帮孩子建立自信，重燃学习的欲望。

（1）多给予孩子肯定的评价

家长要多给予孩子肯定的评价，要和孩子多沟通，多交流，建立好伙伴式的朋友关系。在孩子取得成绩时，要及时给予鼓励和肯定，在孩子经过努力仍未能取得成功时更要给予鼓励与帮助。在孩子稍有失误或成绩不够理想时，家长不应指责孩子"这也不行，那也不行"，因为如果孩子的成长总在父母的责骂中度过，就很难体验到成功的喜悦，久而久

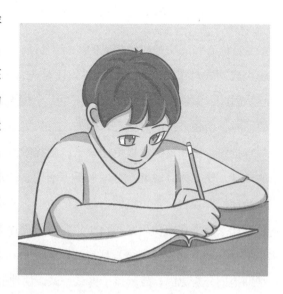

之就总觉得自己什么也干不好，逐渐地对自己的能力产生怀疑，产生消极的自我评价，所以允许孩子失误是每一个家长应该拥有的最起码的宽容。即使孩子未取得成功，家长也要给予鼓励，肯定他们付出的劳动和努力的过程，比如"孩子，我看到了你的努力，我很高兴"，减少使用"你就是太骄傲了""这么简单的题都做错""你要是……就可以……"等类似的话语，否则会让孩子感到高控制、高期待、高压力，让孩子面对的压力和挫败感又增加许多。如果孩子成功了，家长可以在孩子充分表达、享受快乐后，用启发式的方法让孩子自主思考"怎样在现在的基础上提高两三分呢""我还可以做什么"，以提升孩子的自我掌控感，保护孩子对学习的热情与自信，使孩子看到更多希望，进而激发更积极向上的精神。

（2）用发展的眼光赏识孩子

每个孩子都有自己的特点，只要孩子在不断地努力，他就是个值得家长自豪的孩子。当孩子遇到挫折或失败时，家长更应该像知心朋友一样关爱他、鼓励他，让孩子知道家长会和他一起战胜困难。孩子的自我意识和自信心最初都是从

家长的评价中获得进而逐步发展起来的，因此称赞、赏识孩子，就是对孩子个性、能力的肯定。

（3）让孩子不断获得成功的体验

自信心和成功是相辅相成的，有了自信心，孩子就会自主地学习，就更容易获得成功。对孩子来说，更重要的还是先体验到成功感，这样才容易产生自信心。因此，家长放手让孩子去闯，并引导孩子怎样闯，可以在培养孩子各种能力的同时，增强孩子的自信心。例如，家长可以让孩子自己做功课，不陪读，不要一直批评指正和提醒，以免让孩子产生挫败感；多让孩子通过独自参加一些有趣的活动，比如体育锻炼、打球、手工活动、劳动、义卖，以及帮扶他人等社会公益活动，发现自己是可以的，是有价值的，是有能力的，从而增强自信心和责任感。如果孩子在成功后家长给予肯定，再循序渐进地提出下一个孩子可以完成的小目标，就能促使孩子体验到持续性的成功和喜悦，即使孩子失败了，家长也要帮助他们分析原因，鼓励孩子再试一试，使他们知道通过努力能够获得成功。

家庭是孩子成长过程中最好的港湾，而家长就是孩子的第一任老师。孩子在不断成长的过程中，会面临一些新问题和新变化，这就需要家长以更多的耐心、更多的用心去思考，去成长。家长成长了，家庭关系就会发生微妙的变化，在"有阳光、有露水"的家庭环境的滋养下，孩子的学业和未来会变得更好，会发展得更顺利，结出美好的果实。

在此也特别强调，如果家长在亲子沟通和家庭教育的过程中，发现孩子的情绪反应较为激烈，有叛逆挑战的行为，或是消极厌学的"躺平"状态，并难以调整，就应尽快向专科医院的学习困难门诊、心理干预门诊求助，医生会根据孩子的具体表现制订治疗方案，帮助孩子建立对学习的信心和对美好未来的期望。

微信扫描二维码
看医学专家解答视频

学校篇

帮孩子走出困境：学习困难门诊中的128个问与答

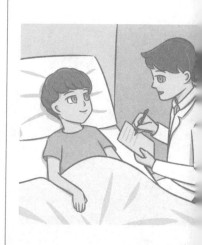

080

课间休息时让孩子去学习，能提高学习成绩吗?

学生的学习成绩在一定程度上决定孩子的未来走向，家长和教育者也在摸索各种方法来提高孩子的学习成绩。有人提出可以利用课休时间让孩子去学习，这种方法真的有助于提高孩子的学习成绩吗?

学习是需要集中注意力的，这样才可以保持知识点的序贯性。注意力又有稳定性、分配性、广度性和转移性四个维度，缺一不可。注意力的稳定性就是指要尽可能长时间专心听讲，不分心走神;注意力的分配性就是指要边看，边听，边记忆，边书写，眼、耳、脑、手各取所需，合理分配注意力;注意力的广度性就是指一目十行，大脑快速运转思考，短时间内获取最多数量的信息;注意力的转移性就是指不同状态间的快速转换，进入各自场景里的角色。人不是机器，任何一项任务的完成都有时限性，超过耐力范围就会产生疲惫感和厌倦情绪。不同年龄段的学生，注意力的稳定时间各有差异，有的是十几分钟，有的是 30～40 分钟，而课间休息就是根据注意力的稳定性而设计的。

学习首先是知识的被动接纳和积累，而后需要主动思考和消化。通过在课间进行短暂的休息，学生可以得到身体和心理上的放松，精力恢复了，才可以在下一节课中，以高度集中的注意力进入学习状态。同时，安排课间休息时间，学生可以有机会与其他同学交流、讨论，分享彼此的观点和想法，这种互动可以让学生更好地理解和吸收所学的知识要点，进而提升学习效率。

学生的学习成绩受多种因素的影响，如学习态度、学习方法、学习习惯等，利用课间休息时间来学习，只是延长了学习时间，但人注意力的集中是有时限的，超过极限后就会产生情绪波动，反而影响学习效果。因此，利用课间休息时间来学习在短时间内或许可以提高学习成绩，但这种做法并不值得推荐。长此以往，学生脱离了注意力的四个维度，肯定不利于学习成绩的提高，甚至导致学生出现厌倦、抵触情绪，身心疲惫，回避学习。老师最好寻找其他更有效的方法来提高学生的学习成绩，比如改进教学方法、提供额外的学习资源、鼓励学生参加课外活动等。

　　无论采取何种方法提高学习成绩，前提都是要让学生有健康的身体和积极向上的心理状态。如果孩子患有某种影响学习的疾病，比如多动症导致的学习困难等，会影响孩子注意力的集中；如果孩子没有良好的生活方式、合理的饮食习惯、良好的睡眠、适当的运动，也会不同程度地影响注意力的集中，而提高学习成绩的前提就是注意力高度集中。因此，当老师和家长发现孩子近期学习成绩在下降时，要告诉孩子，用课间休息时去学习不是提高学习成绩的好方法，不要责备孩子，同时老师和家长要关注孩子的日常情况，如果发现异常，要积极寻求帮助，比如咨询专科医院儿童学习困难门诊的专家，必要时可带孩子就医检查，找到病因，根据病因积极治疗。常用的改善注意力的治疗方法有行为疗法、药物治疗、物理治疗，以及中医治疗等特色治疗。

微信扫描二维码
看医学专家解答视频

081

孩子上课走神、发呆、小动作特别多，老师应该怎样做？

　　孩子上课走神、发呆、小动作特别多，是许多老师在教学过程中可能会遇到的问题。这些行为不仅影响孩子的自身学习，还可能对课堂的整体氛围产生负面影响。

（1）孩子上课走神、发呆、小动作特别多的原因

　　当孩子上课走神、发呆、小动作特别多时，老师要了解学生出现上述表现可能的原因有哪些。

　　①疾病因素：注意缺陷多动障碍等疾病会导致孩子难以集中精力，容易分

心，出现小动作多的情况，影响学习效果。

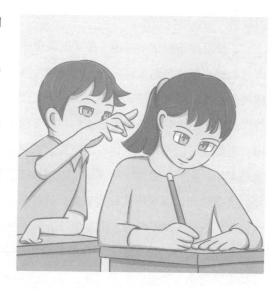

②非疾病因素：非疾病因素包括学习压力过大、缺乏兴趣、睡眠不足等。学习压力大可能会让孩子感到焦虑、紧张，从而影响注意力的集中；缺乏兴趣可能导致孩子对学习内容失去兴趣，无法专注；睡眠不足会影响孩子的精力和注意力，导致他们在课堂上表现不佳。

③其他因素：除上述原因外，还有一些其他因素可能导致孩子上课走神、发呆、小动作特别多，比如对课堂环境不适应、有噪声或其他干扰因素等，也可能导致孩子分心。

基于此，当老师发现孩子上课走神、发呆、小动作特别多时，要提醒家长尽快带孩子去专科医院就诊，明确诊断，如果是由疾病所致，要积极治疗。

（2）老师应该怎样做

老师在具体教学过程中，可以采用下面3种方法帮助孩子。

①制订个性化教学方案：每个孩子都有不同的特点和需求，因此老师可以通过制订个性化教学方案来满足孩子的不同需求。对于注意力不集中的孩子，老师可以采取分段式教学、使用教学卡片或游戏等方式来吸引孩子的注意力。同时，老师还可以针对孩子的学习风格和兴趣爱好制订个性化教学方案，让孩子更好地发挥自己的潜力。在制订个性化教学方案时，老师需要考虑孩子的认知能力和学习水平，根据他们的特点进行有针对性的教学。例如，对于视觉学习者，老师可以使用图片和图表来解释概念；对于听觉学习者，可以通过讲故事或朗读来帮助他们理解；对于动手学习者，可以通过实验或手工制作来帮助他们掌握知识。通过制订个性化教学方案，可以更好地满足孩子的需求，提高他们的学习兴趣和学

习效果。

②激发孩子的学习兴趣：孩子上课走神、发呆、小动作特别多可能是因为对课程不感兴趣或感到无聊。因此，老师可以通过设计有趣的教学活动、使用多媒体教学资源、引入生活实例等方式来激发孩子的学习兴趣和好奇心。例如，老师可以组织小组讨论、角色扮演或游戏等互动活动，让孩子积极参与课堂学习。同时，老师还可以利用多媒体教学资源，如视频、动画和音频等，使课程内容更加生动有趣。此外，引入生活实例可以帮助孩子更好地理解抽象的概念和理论，让他们感受到知识的实用性和趣味性。通过激发孩子的学习兴趣和好奇心，可以让他们更加专注于课堂学习，提高学习效果。

③建立良好的师生关系：良好的师生关系是提高学生学习效果的重要保障。老师需要与学生建立良好的关系，多与学生交流沟通，了解他们的学习和生活情况，及时发现和解决问题。同时，老师还需要关注学生的情感需求，帮助他们克服焦虑和无聊等情绪问题。例如，老师可以在课间与学生交流，询问他们的学习情况和生活情况；在课堂上注意学生的表情和反应，及时调整教学方法和节奏；在课后布置适量的作业和复习任务，帮助学生巩固所学知识。通过与学生的互动和交流，可以增强学生对老师的信任感和认同感，让他们更好地接受老师的教学和指导，同时可以提高学生的学习积极性和主动性。

082

孩子上课多动、发呆，老师把孩子放在第一排有用吗？

在日常门诊中，每天都有许多家长带孩子来求诊，其中有很多孩子上课注意力不集中，多动，走神，发呆，坐立不安，小动作多，比如玩笔、玩橡皮、画画等，有的和同学说话，有的边听课边东张西望，写作业时拖拉，一会儿玩儿，一会儿发呆，需要家长陪着写、盯着写，写作业的速度特别慢，半小时的作业量需要三四个小时才能完成，这些孩子的智力往往非常好，一、二年级时的学习成绩还好，可以考 85～100 分，但三、四年级时成绩开始下滑，有的到了五、六年级就不及格了，甚至只能考十几分，家长非常焦虑。

许多家长会问医生："我们孩子上课多动、发呆，是不是年龄小，自己管束不了自己的缘故？如果把孩子放在第一排，由老师看着学习会不会有用？"

其实，很多孩子上课时多动、发呆并不是年龄小或行为习惯不好引起的，孩子自己也控制不了自己的行为，在这种情况下即使老师把孩子放在第一排时时监督也无济于事，因为这些孩子的行为是大脑前额叶发育不良引起的，是孩子患了多动症导致的，需要专业的医生干预治疗才能恢复。

（1）什么是多动症

我们来回顾一下多动症的定义。多动症是注意缺陷多动障碍的俗称，是一种儿童大脑前额叶功能发育不完全导致注意力缺陷伴多动障碍的行为异常性疾病，其发病机理可能是额叶神经细胞分泌的去甲肾上腺素、多巴胺等神经递质减少，神经兴奋传递减慢，从而对大脑皮层各区功能的控制作用减弱，削弱了对行为和注意力相关神经网络的控制作用，导致注意力缺陷，注意力维持时间短，易走神、发呆，自控力差，小动作多，无法控制地多动，情绪冲动，任性，脾气大，有的还会出现长久性记忆力差，丢三落四，做事没有规划性，形象思维差。如果家长没有及早发现，及早带孩子治疗，会导致一系列的严重后果，对孩子造成巨大的危害，影响孩子一生的幸福！

很多孩子的多动症表现从小就有，从上幼儿园开始就有所表现，只是幼儿园老师宽容度比较大，一般也不会告知家长。孩子上一年级后，有的老师会因为孩子的多动表现比较严重，影响了班级课堂秩序而告知家长，也有的老师因为孩子的学习成绩还可以，所以没有将孩子多动的表现告知家长。

患有多动症的孩子应该及早接受干预治疗，年龄越小，治疗的效果越好，对孩子的危害就越小。如果不及早治疗，一般都会导致孩子学习困难，尤其是到了四、五年级时，学习难度增大，学习成绩会出现大幅下滑，有的孩子会因为老师批评、同学嘲笑、学习成绩差、家长训斥而出现自卑、性格缺陷、对立违抗行为，还有的孩子会继发抽动症、品行障碍、情绪障碍，甚至焦虑症、抑郁症。

（2）多动症该怎样治疗

多动症的治疗和康复时间因人而异，几个月到数年不等。多动症的治疗有治本与治标之分，治本就是改善额叶的功能，促进额叶神经细胞分泌多巴胺和去甲肾上腺素等神经递质，额叶功能恢复了，多动症的症状就消除了，治本的方法一般以中医经络穴位治疗为好，尤其是石学敏院士的"醒脑开窍"针灸治疗法及穴位埋线治疗，效果显著，再辅以物理治疗会起到更好的治疗作用；治标就是给予药物治疗，通过药物让脑内的多巴胺和去甲肾上腺素等神经递质的量增多，从而达到提高注意力、改善多动的效果，但药物治疗具有依赖性，停药后常常会复发，因此药物治疗的作用有限，只能改善部分多动症表现，还有的孩子耐药性差，会有厌食、嗜睡等不良反应。综上所述，临床上治疗多动症应该以治本为主，治标为辅，标本兼治，疗效更佳。

多动症是可以治好的，如果家长和老师能在早期发现，尽早带孩子到专科医院进行专业的检查，接受综合治疗（标本兼治），包括行为干预指导治疗等，是可以让他们和普通孩子一样轻松地读书，快乐地成长的。

083

孩子在课堂上不遵守纪律，我行我素，社交能力差，家长陪读就可以了吗？

在日常门诊中，经常会有家长带孩子来求诊，这些孩子上课时会随意离开座位，有时会在教室里走动，或坐到别的座位上，有时会跑到教室外玩耍，不遵守课堂纪律，有时会喊叫，老师提问时未点名就抢先回答，不让他回答时会发怒，上课时会走神发呆，自己玩自己的，不听老师讲课，很少参与集体活动，不怕老师，社交技能差，和小朋友玩时会随心所欲地抱、拉、推，不能与人建立长期的友谊关系，写作业和考试时随心所欲，有时候不写或仅写几个字，当然也有部分孩子能勉强在校就读，但这些孩子中有很大部分会被学校要求家长陪读。

那么，家长陪读有用吗？

这些孩子一般在智力和语言方面都没有问题，甚至在音乐、计算等方面有特殊才能，但他们的共同特点是有社交障碍，在社交过程中以自我为中心，我行我素，解读别人的情绪及内心想法的能力有缺陷，共情能力差，缺乏规则意识，难以理解幽默、隐喻，虽然愿意与他人社交，但因社交技能不足，很难建立长期友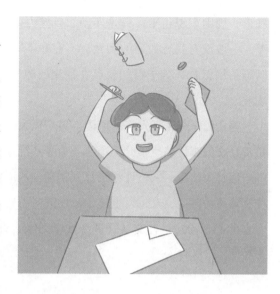谊关系。这些孩子一般从幼儿时期就会出现社交问题，只是因为语言和智力发育正常，家长很难发现，即使幼儿园老师告知家长孩子不遵守纪律、与小朋友相处差，家长一般也只是认为孩子年龄还小，大了以后就好了，没有特别重视，直到孩子上小学一年级以后仍无法融入集体时才来求诊，当然也有的直到孩子上了初中才来求诊。这些孩子其实是患了一种疾病，叫作阿斯伯格综合征，这个疾病与典型的孤独症是有区别的，典型孤独症是指在社交中退缩、回避他人，对周围的人不感兴趣，对物品却有独特的兴趣，而患有阿斯伯格综合征的孩子一开始很愿意社交，只是社交方式笨拙，社交技能差，以自我为中心，另一个区别是典型孤独症孩子语言发育迟缓，在语言沟通方面存在不同程度的障碍，智力偏落后，而患有阿斯伯格综合征的孩子语言和智力都正常。当然，二者也有共同表现，就是一般都会合并注意力缺陷、多动、脾气大，都存在社交问题，一般都兴趣狭窄，喜欢一个人沉浸在自己的世界里。

通过上面的介绍可以了解到，如果孩子患上了阿斯伯格综合征，仅仅靠家长陪读是没有用的。那么老师和家长应该怎样做呢？

老师应提醒家长带孩子到专科医院进行检查，由经验丰富的专业医生根据孩子的表现做出准确的诊断。阿斯伯格综合征应该与重度注意缺陷多动障碍（多动症）相鉴别，二者的主要区别在于多动症孩子没有社交问题，与小朋友相处和谐，规则意识正常，只是多动、自控力差，可能会做一些小动作，听讲情况差，一般没有我行我素的问题，不存在不写作业，甚至不参加考试的情况，而阿斯伯格综合征孩子自幼就存在社交问题，以自我为中心，我行我素，规则意识差。

阿斯伯格综合征发病的原因与典型孤独症一样，也是大脑发育障碍，可能与负责社交的杏仁核、顶叶、小脑及边缘系统发育障碍有关，因此临床上通过专业的中医针灸治疗、穴位埋线治疗及物理仪器治疗能改善阿斯伯格综合征孩子的社交和注意力障碍，在进行上述治疗的同时一般还会结合心理行为干预治疗，通过专业的心理治疗、社交融合训练及学习融合训练提高阿斯伯格综合征孩子的社交技能。

【案例】

患儿9岁，三年级学生，不遵守课堂纪律，多动，常发呆，有时会在课堂上抢答老师提出的问题，经常离开座位，有时喊叫，与同学相处不和谐，没有朋友，经常和同学打架，我行我素，不参加集体活动，曾在某省儿童医院就诊，诊断为"注意缺陷多动障碍"，经药物治疗半年没有效果，妈妈陪读了2年多，但孩子仍无法独自融入学校生活。本次经专家检查，诊断为阿斯伯格综合征，进行穴位埋线、物理仪器治疗、药物辅助治疗、心理行为干预治疗及融合训练4个月后，孩子的症状明显改善，妈妈也不需要陪读了，现在孩子可以独立写作业，可以参加考试，也可以正常地参加集体活动了，与小朋友们相处得也很和谐。

微信扫描二维码
看医学专家解答视频

084

孩子上课听不懂、学不会怎么办？

我们在临床工作中，经常被家长问道："我的孩子上课听不懂、学不会，一碰到难题就说不会做，真的好难，我该怎么办呢？"

下面就介绍一下孩子出现上述表现的常见原因有哪些。

①有的孩子上课听不懂，是因为小的时候老师和家长没有很好地培养孩子的视听、认知及理解能力，不能把老师讲的每个字、每个词、每一句话联系起来，快速思考这一段话在说什么。

②孩子有智力障碍的问题，不论怎样努力都学不会，别人很快就都懂了的知识点，老师给他讲很多遍才能懂。

③孩子患有多动症学习困难，注意力不集中，老师在课堂上讲的内容孩子根本没听到，因此会听不懂、学不会、理解不了。

④老师和家长帮助孩子的方法不对，比如使用的不是以孩子的心智状态和直接经验能够理解的方法，而是自己认为孩子肯定能懂的方式，孩子仍然不明白时，老师和家长就会觉得用了这么好的方法讲了这么多遍怎么还是学不会，于是开始生孩子的气，甚至朝着孩子大喊大叫，弄得孩子不知所措，面对课本时大脑一片空白。

总之，如果孩子有上课听不懂、学不会的情况，家长要积极带孩子到专科医院就诊，明确孩子是否患有导致学习困难的多动症或智力障碍等疾病，如果患有相关疾病要积极接受治疗。老师要根据孩子的具体情况选择合适的讲解方法，培养孩子对学习的兴趣，帮助孩子提高学习成绩。

另外，除接受医院专业的治疗外，老师和家长平时还要加强孩子的思维能力训练，如编程训练、思维导图训练、发散思维训练、推理训练等。

【案例】

　　患儿男，9 岁，因注意力不集中而辍学。孩子的爸爸讲孩子是早产儿，有宫内缺氧、脐带绕颈史，产程近 3 小时，刚出生时口唇青紫，严重缺氧，在保温箱内治疗了 3 周。孩子 3 岁时才开始走路，5 岁时还不会说话，到了 8 岁才上学，但上课不听讲，不参加考试，不写作业，家长很是着急，所以带孩子到专科医院就诊。经专业医生检查，孩子被诊断为智力障碍（智商 59）、注意缺陷多动障碍（注意力缺陷型），给予医康教一体多学科康复体系治疗，采用经络神经调控、针灸、穴位注射、物理治疗，以及注意力训练、认知训练等。经过近半年的中西医综合治疗，患儿的认知能力、注意力大有提高，已经能够主动完成作业了，上课时能认真听讲半小时左右，也能参加考试了，而且学习成绩逐步提高，平均分在 60 ～ 70 分，家长很开心，对治疗效果很满意。

微信扫描二维码
看医学专家解答视频

085

学习困难的孩子都有心理问题吗？

　　学习困难是近半个世纪以来在全球范围内被广泛重视的问题之一。1858 年美国学者特兰德等首次提出学习困难的概念，1962 年柯克等首次对学习困难的概念进行了科学定义，即指在口语、阅读、写作、数学及其他科目上的落后、障碍或发展迟滞。

（1）学习困难概念的内涵

①在听、说、读、写、推理、计算等单一或多方面成绩落后的特殊心理现象。

②伴随一种或多种心理行为问题，比如情绪、认知、社会知觉及社会交往等方面的障碍，而这一状况并不是由身体缺陷或智力落后造成的。

③由多种消极因素共同造成，可能贯穿一生。

（2）学习困难儿童的心理行为问题

学习困难儿童的主要心理行为问题有以下3个方面。

①社会生活适应问题：此类儿童存在诸如自尊心受挫、情绪障碍、有攻击性行为等问题常常是缺乏社交技能的缘故。学习困难儿童的不良个性特征，如冲动、控制性差、缺乏解决问题的能力、存在社会感知问题等，容易使他们在与同学进行社交时被拒绝，从而出现社会忧虑。

②学习和纪律问题：学习困难儿童学习问题的一个重要方面是对学业成绩进行了错误归因，把失败归因于缺乏能力，而不是缺乏努力，把成功归因于外部因素，如任务难度小等，因此在学习过程中缺少坚持，而且易做出违反纪律的行为。

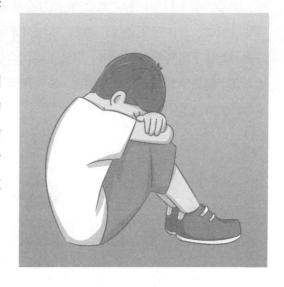

③焦虑、抑郁问题：学习困难儿童面对压力产生的焦虑、抑郁情绪也是引起心理行为问题的重要因素，他们会因成绩差、常常犯错误而被同学嘲笑，因被家长、老师批评而感到焦虑、抑郁，有无能感，睡眠质量下降。因此，学习困难儿童比普通儿童更容易出现焦虑、抑郁症状。

（3）影响学习困难儿童的心理因素

①学习困难儿童的自我认知概念对其心理行为问题的影响：学习困难儿童和普通儿童在其他生活方面的自我认知概念上不存在显著差异，但在学习方面有显著差异，学习困难儿童的自我效能感明显低于普通儿童，如果儿童对自身能力常持消极态度，则会把成绩差归因于自身能力差，认为凭自己的能力很难取得好的成绩，即使努力也是白费，在这种认知概念的影响下，学习困难儿童面对在学习上遇到的困难时更容易放弃。

②家庭因素对学习困难儿童心理行为的影响：家庭的物理环境和心理环境（如父母的期望、教育方式等）对学习困难儿童的社会性发展起着重要作用。学习困难儿童的父母焦虑程度更高，家庭冲突更多，各种家庭不和谐因素最终会导致孩子心理行为问题的产生。

③学习困难儿童社会认知对心理行为的影响：学习困难儿童在社会信息加工方面也存在问题，对肢体语言和表情的敏感性差，常常会做出不适当的反应，消极反应或攻击性反应较普通儿童多，与老师、同学沟通互动时会做出很多非善意的判断，伴有社交技能的不足，进而导致心理行为问题的产生。

学习困难不但是一种"顽症"，而且会给家庭、社会造成诸多不利影响（如逃学、辍学、青少年犯罪等问题）；不仅关系到孩子的成长发展，还是一个社会问题。当孩子出现学习困难时，家长不要认为孩子只是懒惰、矫情，而应该及时了解孩子的想法并与孩子进行沟通，及时带孩子到专科医院就诊，寻求专业人员的帮助，解决孩子的心理问题。

086

孩子学习困难时间长了会出现品行障碍吗？

品行障碍主要是指在青少年期出现的持续存在的对立违抗、攻击他人，甚至反社会的行为，这类行为严重违反了社会规范，和普通的儿童调皮表现是不一样的。近几年来，这种品行障碍的出现是呈逐渐升高趋势的。

（1）品行障碍的表现

品行障碍的表现主要有如下三个类型。

①对立违抗行为：好发于青少年群体，变现为好发脾气，易激惹，对他人的教育漠不关心，常与他人争吵，常与父母或者老师进行对抗，故意干扰别人，违反集体纪律，不接受批评教育。

②有攻击性的行为：对他人进行殴打、威胁、恐吓等，对动物或者年龄小的孩子做出一些伤害行为。

③反社会行为：主要是指违反法律法规的行为，比如抢劫、盗窃、勒索，甚至是强奸。

（2）学习困难的临床表现

学习困难是指智力正常儿童在阅读、书写、拼字、表达、计算等方面的基本心理过程存在一种或一种以上的特殊性障碍，常有以下临床表现。

①阅读困难：包括对文字的理解及诵读困难，常伴写字慢，写字时扭动身体、伸舌等。

②拼写困难：能说能听，也能理解意思，但是拼写的时候会前后颠倒、漏字、加字等。拼写困难可能与发育延迟、注意力缺陷、视听障碍等有关，不总与阅读困难相伴，可能持续终生。

③数学学习困难：数学成绩与根据其智力水平所预期的成绩相比显著落后，凡需要使用计算技能时都很难应付。

④语言障碍：对语言的理解

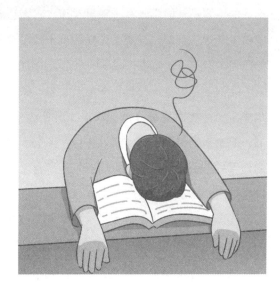

能力完好，但会在需要用声音、语言进行表达时出现障碍。

⑤推理困难：表现为思维和概括能力方面的缺陷。

⑥视觉－空间障碍：由于缺乏精准的知觉辨别能力，致使常不能在某些背景下识别字或图形，对相似的字难以区分。

⑦多动行为和注意力分散：这是学习困难常伴的行为障碍，表现为上课小动作多，无法集中注意力，形成恶性循环。

（3）学习困难导致品行障碍的原因

由以上临床表现可知，这些智力正常的孩子在信息的处理、输出，以及精细动作的控制上的确是有很大困难的，可是这些困难常不被外人理解，甚至他们的老师、家长也会认为他们只是不努力、粗心，是故意的，他们自己也会责怪自己为什么那么笨，为什么就是学不好，时间久了就会产生自卑、自我怀疑情绪，自我效能感低下。

导致学习困难孩子出现品行障碍的原因如下。

①因学习成绩不良，导致自身心理负担重，压力大，觉得自己脑子笨、能力差，破罐破摔，认为自己不是读书的料，索性放弃学习。

②因学习困难，受到同伴的歧视、孤立。孩子一天有八九个小时在校，成绩不好的话容易被同学歧视、嘲笑、孤立，无法参加集体活动，无法融入集体，有些孩子甚至还会遭到霸凌。这样的孩子几乎全天都生活在负性环境中，面临超大的压力，没有一丝愉悦，收到的全是负面的反馈。

③因学习困难，导致亲子关系紧张。家长在家看到的是孩子拖延、注意力不集中，无法按时完成作业，影响正常的生活作息，因此免不了对孩子唠叨、打骂，但这些不但起不到实质性作用，还会引起孩子对父母的反抗。孩子在学校受到伤害，心中委屈，回到家面对不理解自己的父母也无法倾诉，因此亲子关系越来越疏离，孩子甚至会产生仇恨心理。

④容易结识社会闲散人员。当家庭环境和校园环境都无法让孩子放松、愉悦时，出于心理上的自救，孩子会逃离这些环境，比如去网吧打游戏、去街上游荡，过程中容易结识一样不想上学、无所事事的人，在相处的过程中，孩子容易

觉得他们很懂自己，很理解自己，不会像同学那样看不起自己，歧视自己，欺负自己，也不会像老师和父母那样对自己有那么多的要求，所以孩子会和他们成为好朋友、好兄弟，他们做坏事的时候，孩子也就参与进去了。

（4）品行障碍的治疗

品行障碍是生物学因素、心理因素、家庭因素、社会因素共同作用的结果，需要从情绪、行为、家庭教育、学校教育等方面共同努力。

①药物辅助治疗：目前虽缺乏针对品行障碍的药物，但针对其伴随的各种情绪和行为问题进行药物治疗可以促进这些行为的消除，为最终解除品行问题打下基础。

②家庭心理治疗：对家长的教育重点应放在家庭成员的互相影响上，改变家长的教育观点和方法，纠正家长对孩子不良行为所采用的严厉惩罚或熟视无睹的不当教育方式，训练家长学习运用适当的方式与孩子进行交流，即用讨论和协商的方法对孩子进行正面思想强化，辅以轻度的惩罚措施对孩子进行教育。

③个体心理治疗：针对孩子的问题进行心理治疗，让孩子对自己有全面的认识，提升自信，学习沟通技能，建立良好的社交关系，发掘自身优势，树立积极正向的世界观。

087

如果学习困难的学生破坏课堂纪律，老师要怎样处理？

学习困难是指智力正常儿童在阅读、书写、拼字、表达、计算等方面的基本心理过程存在一种或一种以上的特殊性障碍，已成为学龄儿童临床就诊的常见原因之一，通常伴有社会交往、社会认知、自我控制等方面的问题。

有学习困难情况的孩子往往会有心理、情绪上的问题，长时间成绩差会使得孩子变得对学习毫无信心，产生焦虑、抑郁情绪，对学习失去兴趣，在课堂上注意力不集中，调皮捣蛋，影响老师课堂教学，严重的甚至会厌学、逃学等，陷入恶性循环。如果学习困难叠加青春期生理变化，孩子的反抗心理会特别强，不及时解决相关问题的话，很有可能会引发更加严重的行为问题，以至于影响孩子的一生。

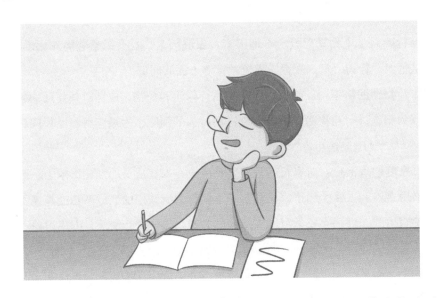

维持良好的教学秩序，保证教学任务的完成是学校老师工作中的重要内容。学生出现上课不认真，破坏课堂纪律的问题时，要注意了解学生不守纪律的原因，比如学习困难、同学关系不良，以及家庭问题、心理问题等。老师应及时、耐心而深入地与学生沟通，及早了解他们的困扰和需求，如果破坏课堂纪律的问题是由学习困难导致的，应及时与家长沟通，向专业医生或心理专家咨询，对孩子进行评估和诊断，及早为孩子提供专业的心理支持和干预，帮助他们建立自信，从而应对学习困难带来的压力和焦虑。部分孩子可能需要接受药物治疗及其他专业治疗，以提高注意力、记忆力等。老师应与家长密切沟通，让家长及时了解学生在校的表现和问题，根据学生的情况制订个性化教育计划，帮助他们更好地应对学习困难，比如安排适合的教育课程、给予课后辅导等。老师与家长的密切合作对改善学生行为、促进学习进步及促进健康成长来说至关重要。

【案例】

患儿男，9岁，注意力不集中，学习困难，阅读能力差，上课时小动作多，交头接耳，影响课堂纪律，语文及数学成绩均不及格，排在班级倒数。老师发现孩子的问题后提醒家长带孩子前来就诊。

环境及成长情况：父母离异，孩子跟随母亲生活，主要由外公外婆抚养，家庭矛盾、冲突多，情感表达交流少，家长对孩子娇纵溺爱。

学习能力测评结果：孩子对词汇的理解能力一般，对指示的服从能力尚可，对感兴趣的内容记忆力较好，与同龄孩子相比词汇量少，语法错误较多，叙事能力及表达能力较差，缺乏时间概念，注意力不集中，对工作程序的理解及执行能力较差，学习障碍儿童筛查量表（PRS）综合得分55分，属于学习障碍儿童。

国际疾病分类（ICD-10）诊断结果：孩子注意力涣散，很难安静、持续地做一件事情，符合多动症诊断标准。

经检查，男孩被确诊患有注意缺陷多动障碍伴学习困难，给予中西医结合治疗及行为心理干预，包括药物治疗、穴位埋线、重复经颅磁治疗、脑电生物反馈疗法等。家长积极配合治疗，并与学校老师密切沟通合作。按疗程规范治疗两个月后，孩子的症状有了明显的改善，上课能够认真听讲，遵守课堂纪律，能够按时完成作业，字迹工整，做抄写作业时没有错字或漏字，学习成绩明显提高，与同学、老师能够正常交流，改掉了从前的坏习惯，能够服从老师的管教，自信心明显提高了，经常得到老师的表扬，同学也说他像换了一个人一样，家长对治疗效果很满意。

088

老师如何判断学生是患有多动症还是调皮？

我们在门诊上经常听到老师们无奈地讲："一个班上总有那么几个让你头痛的学生，你在讲台上苦口婆心地讲课，他在讲台下不是东张西望，就是发呆走神，不是捣鼓自己的小玩意儿，就是乱写乱画，有时甚至交头接耳、大声喧哗，干扰其他学生学习。一年级时凭借自己的小聪明，考试成绩还过得去，到了二、三年级就一个月不如一个月了，与智商一点儿也不匹配。可是这样的孩子还不怕你批评，你说你的，他做他的，怎样说也改正不过来，向家长反映后家长也会批评孩子，但他们还是不知悔改，真拿他们没办法。也有的孩子调皮、好动，但这些孩子上课时可以注意听讲，哪怕走神了，老师一提醒他们就会马上集中精力认真听讲，课堂作业也能按时完成，学习成绩也不受影响。"

这些学生是不是患有多动症呢？如何区分学生是患了多动症还是调皮呢？

一般情况下，老师可以通过观察孩子的注意力是否集中、自控能力的强弱及有没有目的性等来区分多动症和调皮。

①注意力方面：一般调皮的孩子注意力较为集中，课堂上能做到聚精会神，对别人的干扰还会不耐烦；而多动症的孩子在课堂上会心不在焉，无法集中注意力，走神发呆，小动作多，注意力很容易受到外界环境的干扰，做事虎头蛇尾，有始无终。

②自控力方面：孩子再调皮，一旦到了陌生环境，首先会安静下来，然后观察周围环境变化，可以先很好地约束自己，等到对环境熟悉了，觉得可以动起来了的时候才会调皮起来，也能够按照老师、家长的指令去做，也就是说调皮孩子的小动作是可以控制的；而多动症的孩子无论在任何环境下都无法安静下来，即使在严肃的场合或课堂上也会忍不住动来动去。

③目的性方面：调皮孩子的好动行为大多是有一定原因和目的的，做事有一定的计划性，通常会追求一个结果，等结果达到了才会去关注另外一个事情；而多动症的孩子做事通常没有目的性，很多行为是冲动性或一过性的，不能坚持把

事情做完。

通过我们的介绍，相信各位老师和家长对孩子调皮和多动症表现的区别有了更加清晰的认识。在此特别提醒老师和家长：如果发现孩子有持续 6 个月以上不能控制，甚至不自知的多动行为，比如上课时不能安静听讲，小动作多，发呆走神，擅离座位，不能按时完成作业，经过老师和家长的帮助仍不能改正，学习成绩明显下降时，要想到孩子可能得了多动症，要及时带孩子就医诊治，不要拖延。

微信扫描二维码
看医学专家解答视频

089

多动症致学习困难的儿童冲动易怒，自卑，不服从管教，学校老师该怎样做？

多动症导致学习困难的儿童越来越多，呈逐年上升的趋势，因此越来越受到学校老师的关注。如果孩子上课坐不住，静不下来，多动，好动，像安装了马达一样，非常兴奋，而且脾气暴躁，冲动易怒，不服管教，不听指令，有自卑情绪，老师应该怎么办呢？

出现上述情况时，老师要尽快建议家长及时带孩子到专科医院就诊。同时，老师在学校可以通过下面介绍的这些常用方法帮助孩子改善多动症学习困难。

①理解和接纳孩子：多动症患儿出现情绪问题并非他们的本意，而是由大脑功能失调导致的，这需要老师提供足够的理解和接纳，不要因为孩子的情绪问题责备或惩罚他们。

②设置明确的规则：为了帮助多动症学习困难的孩子更好地管理他们的情绪，老师需要给孩子设置明确的行为规则。

③及时表扬和鼓励：当多动症学习困难的孩子能够成功地管理自己的情绪

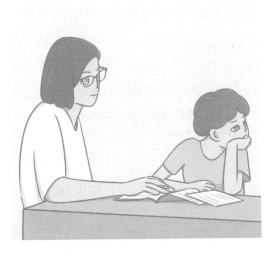

时，老师应该及时表扬和鼓励。俗话说"好孩子是夸出来的"，及时的表扬和鼓励可以在增强孩子自信心和自控力的同时，激励他们在未来更好地管理自己的情绪。

④使用有效的沟通技巧：老师要与学生建立良好的师生关系，进行有效沟通，帮助学生认识到自己的情绪问题，并教会他们如何有效地处理情绪问题。

⑤耐心地处理情绪问题：对于情绪障碍的孩子，老师可以通过协助他们进行深呼吸 5 ～ 10 分钟，然后进行放松训练，如跳绳、拍篮球等，帮助孩子缓解冲动、易怒、不听指令、不服管教、自控力差、自卑情绪等问题，必要时给予心理疏导。尤其是青春期的孩子，问题往往更为严重，老师的耐心教育就显得更为重要了。

【案例】

患儿男，13 岁，六年级学生。患儿三年前在上海某儿童医院被诊断为"注意缺陷多动障碍伴学习困难"，但家长对此并未重视，认为孩子只是调皮，不听话，学习不好，不服管教而已，没有进行规范的治疗，后来孩子的病情越来越严，上课坐不住，随意离开座位，到处乱跑，经常跟周围的同学说话，扰乱课堂纪律，有时东张西望，有时发呆走神，总是心不在焉，学习成绩下滑严重，试卷答不完，各门学科的成绩都不及格，有的只能考二十几分。写作业时拖拖拉拉，粗心大意，近三个月来脾气暴躁，易怒，冲动时会摔东西、打人，有时候甚至自己打自己，自卑，不听老师的话，顶嘴，厌学，不能进行正常的学习。老师积极向家长反映孩子在学校的情况，建议家长尽快带孩子就医，于是家长带孩子来院就诊。接诊医生通过中医望、闻、问、切四诊，初步判断孩子的中医辨证属心肝火旺型，给予中药、针灸、穴位埋线治疗及心理疏导，同时提醒老师在课堂上给予孩子特别的关注。经过两个月的治疗，家长讲孩子和以前比像是变了一个人一样，安静了许多，上课能认真听讲，不乱动了，脾气也有了很大的改善，冲动任性、易怒的情况好转，现已能进行正常的学习生活，回归了校园，此后定期复查即可。

微信扫描二维码
看医学专家解答视频

090

学校老师如何帮助多动症导致学习困难的孩子树立自信心？

多动症学习困难是指智力正常的学生在学习过程中遇到各种困难或障碍，如阅读困难、写作困难、计算困难等，这些多动症学习困难的学生大多学习成绩较差，达不到老师和家长的要求，容易被老师批评，被家长责罚打骂，被同学嘲笑和歧视，从而产生焦虑、自卑的心理，进而厌学，甚至辍学，自暴自弃，自信心不足。"望子成龙""恨铁不成钢"是很多老师和家长的日常状态，但老师和家长要注意，不可单纯地认为孩子成绩不好是懒惰造成的，只要加大惩罚和督促力度，让他们多花时间和精力去学习，就能提高成绩。家长要配合专科医院医生制订治疗方案，对多动症学习困难孩子进行的积极治疗。孩子上课可以专心听讲了，课堂效率会大幅提高，这样学习就轻松了，学习成绩也就容易提高了。学生在学习过程中需要得到老师和家长更多的关心和帮助，克服学习困难，提高学习效果和自信心，实现人生价值。

老师是高尚的职业，是人类灵魂的工程师，承担着教书育人，传道授业解惑的重任。俗话说"严师出高徒"，一个合格的老师能影响孩子的一生。作为一名老师，要有爱心、耐心、责任心，对待多动症学习困难的学生不能一概而论，要了解每个学生的具体情况，包括他们的智力水平、认知能力、情绪状态、兴趣爱好、家庭背景等，并进行专业的评估，因人而异，因材施教，制订个性化教育计划，根据每个学生的优势和劣势，选择合适的教材、方法、策略和评价方式，并定期进行调整。老师要尊重学生的个性和需求，与学生建立良好的师生关系，给予他们适当的指导和支持，并与家长保持密切的沟通和合作，培养学生的自信心和自主性，鼓励他们树立正确的人生观。

总之，在教育引导有多动症学习困难的学生时，老师不能简单地用智力或者努力来判断他们的能力，也不能单纯地用成绩来衡量他们的价值。俗话说"好孩子是夸出来的"，当孩子没考好时，无论是家长还是老师，都不能用"笨""傻""废物"等尖酸刻薄的话讽刺孩子，要用科学的态度和方法帮助孩子提高成绩，只要有进步就要多表扬，用关爱孩子的心和行，用个性化策略和手段帮助他们克服学习困难，提高学习能力和自信心，让他们感受到自己的价值，实现德智体美劳全面发展。

对于多动症学习困难的孩子，老师该怎么办呢？

①当孩子按时完成作业时，老师可以给予适当的奖励，比如表扬、送小礼物或者增加一些额外的活动时间。

②与家长保持沟通，随时了解孩子的学习情况，便于及时发现问题，解决问题。

③帮助孩子解决学习上的困难，孩子遇到听不懂、学不会、理解不了的问题时，老师要及时给予专业的辅导。

④作业收上来后要及时批改，指出孩子的错误，并督促其进行改正。老师要提醒家长在家中为孩子树立良好的榜样，陪伴孩子时切忌自顾自地玩手机。

⑤理解孩子的个性和情感需求，避免过分强调功课，给孩子带来过大的压力。

【案例】

患儿男，五年级学生，在语文、数学和英语等科目上有明显的学习困难：阅读速度慢，理解能力差，经常出现写错别字、漏字、写颠倒字等现象，写作时也很吃力，字迹潦草，语言匮乏，思路混乱；计算时经常出错，不会应用公式或发现数字规律，做完题后不会检查；英语发音不准确，词汇量少，语法错误多。男孩的成绩一直在班里倒数，各科都不及格，老师建议家长带孩子到专科医院检查一下。后来，在专科医生的精心治疗和老师、家长的配合下，孩子的注意力有了很大的提升，学习成绩也逐步提高了，由原来的不及格提高到了六七十分，在班里的排名也提升了很多。看到孩子的学习成绩提高、自信心增强，老师和家长都露出了欣慰的笑容，所有的付出都得到了回报。

091

老师应该如何正确对待多动症导致学习困难的儿童？

一位老师要面对几十个待教育培养的孩子，而由于孩子的先天禀赋不同，所受的社会影响、家庭环境及个人经历也不同，会出现孩子对生活、学习产生的心理变化不同的情况。有的孩子很懂事，很听话，遵守学校纪律，严于律己，宽以待人，在学习上兢兢业业，成绩也不用老师担心，有的孩子上一、二年级时在学习上没什么困难，成绩也过得去，但到了三年级以后上课时不能注意听讲，小动作多，发呆走神，慢慢地就听不懂老师讲的内容了，很难完成作业，成绩慢慢下降，出现了明显的学习困难。如果孩子有类似的表现，很可能是患上了多动症伴学习困难，老师要提醒家长尽快带孩子去专科医院就诊，早诊断，早治疗。多动症伴学习困难的问题是可以通过专科医院的医学干预、学校管理和家庭管理得到纠正的。

那么，老师在学校里应该如何对待多动症导致学习困难的学生呢？

（1）安排孩子坐在前排

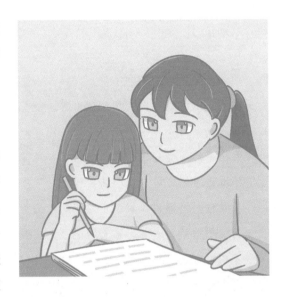

老师可以把孩子安排在前排听课，这样可以及时观察到孩子的变化，一旦孩子出现多动现象，就及时给予提醒，还可以利用一些小技巧，比如眼神对视、轻轻点触或多提问题等，帮助多动症儿童恢复平静。孩子做得好时要多表扬，多鼓励，批评时要注意方式方法，要反复向孩子讲清道理。

（2）在孩子身边安排遵守纪律的同学

老师在安排多动症学生的座位时要特别注意，千万不要让两个好动的孩子坐在一块儿，以免相互影响，也不要把多动症孩子安排在靠窗户的座位，以免窗外的声响干扰孩子学习，可以为多动症孩子安排一个遵守纪律的同桌。

（3）提醒多动症孩子不要在课桌上乱放无关物品

多动症孩子的课桌桌面要保持整洁，除本节课学习需要使用的书本外，不要放其他书本或无关物品。课桌的抽屉里不要放与学习无关的玩具或课外读物。

（4）改进教学方式

对多动症学生可以在正常教学的基础上尽可能提供非文字性强化教育，如电化教育等，从而提高孩子的学习兴趣。

（5）给予适当的行为矫正

老师可使用标记方法，比如用记分牌或五角星等按规定计分，对学生好的行为给予奖励，对不良的行为给予小小的惩罚，以此进行正向强化，帮助孩子较顺利地完成学业。

092

为什么体育课和课间运动对多动症学习困难儿童非常重要？

门诊上的一个男孩今年上小学一年级了，但是他上课的时候非常容易被周围的事情吸引，总是和别的小朋友交头接耳，讲悄悄话，或者东摸摸西看看，弄出各种动静。一次，语文老师偶然间发现他开始安静听课了，后来通过观察发现是前一节上了体育课的缘故。对此，语文老师很是好奇，为什么上了一节体育课能够帮助男孩认真听讲？

其实，这个男孩本身患有多动症，而近年来有关运动干预改善多动症的研究证实了运动干预对多动症人群症状改善的有效性。相信家长都会注意到国内很多中小学会在学生早上到校之后、正式上课之前统一组织跑步或做操，在各科课程中间也会安排课间操和体育课，这样可以使学生更清醒，避免犯困，使老师上课时的气氛更好，有助于学生记忆力、专注力的提高，这其中的原因与我们在运动时体内会产生多巴胺、5-羟色胺和去甲肾上腺素这三种神经递质有关。

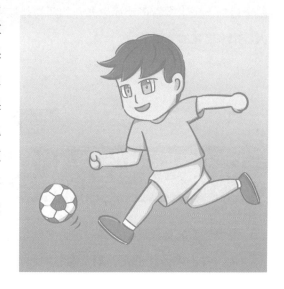

（1）多巴胺

多巴胺是一种神经传导物质，是用来帮助细胞传送脉冲的化学物质，主要负责大脑的情欲、感觉，可传递兴奋及开心的信息，是一种正向的情绪物质。我们在日常生活中可以观察到大部分运动完的人心情都比较愉快，打完球的孩子精神都比较亢奋，脾气都很好。心情愉快了，学习的效果就提升上去了。

（2）5- 羟色胺

5- 羟色胺是人体内产生的一种神经递质，会影响人的食欲、睡眠及情绪等。5- 羟色胺分泌增加会使记忆力变好，记忆力变好了，学习的效果也就更好了。

（3）去甲肾上腺素

去甲肾上腺素，旧称"正肾上腺素"，是儿茶酚胺家族中的一种有机化学物质，是在身体中起着重要作用的激素和神经递质。去甲肾上腺素分泌增加可增强唤醒作用，提高警惕性，增强记忆的形成和恢复，使学生能够专心上课，注意力集中，记得快，学得好，自信心与自尊心也会随之提升。

运动可以减轻孩子的攻击性，加强孩子的团队合作意识，抑制孩子大脑中杏仁核的活化，阻止孩子负面情绪的出现，还可以使多动症孩子大脑内多巴胺的分泌量增加。医生常给多动症患儿开的药物盐酸哌甲酯缓释片的作用其实就是提高大脑中多巴胺的分泌量。

093

老师和家长如何及早发现孩子患上了可导致学习困难的抑郁症？

青少年抑郁是常见的心理问题，多发生于 10 ～ 18 岁，一般由本人主诉或亲人发现，常出现情绪低落，眉头紧锁，唉声叹气，自我评价低，自卑自责等表现，自觉头脑迟钝，注意力难以集中，对学习丧失信心和兴趣，感觉前途渺茫，严重者会出现自伤、自残、自杀的念头或行为。青少年抑郁常伴有焦虑、烦躁、紧张、叛逆、易怒等情绪，还可伴有多动、不听话、拒绝沟通、不守纪律、冲动、反抗、厌学、逃学、离家出走，甚至打架的行为。情绪低落、思维迟钝、意志消沉是青少年抑郁的三大临床症状。

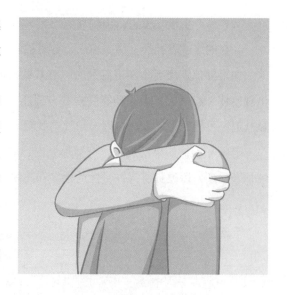

对于青少年抑郁问题，家长一定要及早重视并正确面对，以免造成严重后果。

（1）当孩子有哪些表现时应当引起老师和家长的重视

①对各种事情做出悲观的解释，认知扭曲，对学习毫无兴趣，没有愉快感。

②抵触父母，甚至打骂父母，情绪容易激动，摔砸东西，有时非常自闭，不与家长沟通，出现双相情感障碍和社交障碍的表现。

③容易激动，乱发脾气，虚荣心强，听不进别人的建议和意见。

④上课注意力不集中，学习成绩下降，学习困难，不愿意去学校上学，经常旷课，甚至逃学。

⑤整天忧愁，闷闷不乐，不愿出门，不愿社交，不愿和别人说话，自我评价低。

⑥对前途感到失望，认为自己没有出路。在家"躺平"，总觉得自己活着没有意思，有自残倾向。

（2）孩子长期抑郁会导致的严重后果

①长期在家不出门，封闭自己，与社会脱节，长大后不能自食其力，变成"啃老族"。

②容易产生极端思想，出现离家出走、自残等行为，需要家长实时监护。

③在网络或者社会上结交坏人，容易被骗，误入歧途，影响一生。

如果抑郁症患者不能得到及时、有效的帮助和治疗，病情持续加重，可能会出现躯体、心理、社会等功能受损，自理能力下降，社会交往能力和学习能力明显减退，可导致生活无法自理、与社会脱轨等。

老师和家长如果发现孩子有抑郁倾向，应及时咨询专业医生或心理专家进行评估和诊断，以便提供有针对性的指导和建议。

【案例】

患儿女，13岁，因抑郁及学习困难在当地医院就医两年余，因治疗效果不佳，病情发展至无法正常上学并伴有自残、自杀等行为。

主要症状：厌学，学习困难，睡眠质量差，白天嗜睡，记忆力差，注意力差，脾气大。

心理测评：孩子情绪低落不稳定，情绪表达及情绪宣泄稍弱，情绪处于压抑与克制状态，睡眠质量差，嗜睡，自我计划性较弱，有过自伤、自残、自杀的想法及行为，视物变形，有幻听、幻视、幻触、幻嗅的情况。内心孤独，没有朋友，曾被校园霸凌，不安全感较强，在意外界的看法及评价，常因担心收到不好的评价而不敢表达内心的真实想法，自我意识较弱。量表测评显示重度焦虑及重度抑郁。

测评结果分析：存在焦虑、抑郁情绪；具有内心冲突，有压力；存在视物变形、幻听、幻视、幻触、幻嗅；存在家庭教育问题；存在恐惧情绪；情绪控制能力弱。

治疗方案：经综合检查及心理评估，给予抗抑郁及抗焦虑药物口服、中医穴位埋线治疗（醒脑、益智、镇静、安神）、物理治疗，以及系统的心理干预。老师和家长调整教育方式，在生活中多给予孩子理解、肯定及鼓励，多关注孩子，多与孩子交流沟通，帮助孩子更有效地进行情绪管理，及时对孩子学习上的进步给予正向反馈，肯定孩子的付出与收获，多了解孩子接触的信息源并及时做出正确的引导。

治疗结果：孩子按照疗程规范坚持治疗 3 个月，其间医生多次对老师和家长进行回访指导，使得老师、家长和孩子之间建立了温暖有效的沟通。经过上述综合治疗，孩子的各方面症状都得到了很好的改善，可以正常上学了，学习成绩也有了明显提高，情绪基本稳定，与老师、同学相处融洽，能够进行正常交流。孩子的脸上有了笑容，老师和家长对治疗效果也非常满意。

094

学校老师发现学生存在学习困难时，应该如何正确帮助他们？

所有老师都应该有一颗充满爱与责任的心，因为老师知道教室里的每个孩子对他的家庭来说是多么重要。当老师遇到学习困难的孩子时，应该如何正确地帮助他们呢？

（1）因材施教，适当降低孩子的学习目标

我们在门诊中会遇到过很多因为不能达成老师、家长设置的学业目标和作业任务而感到沮丧、挫败的孩子，这种挫败感会导致孩子学习的信心和主动性减弱。

为了维护孩子学习的信心和主动性，老师可以适当调整教学进度和教学难度，做出符合孩子学习能力的个性化辅导和作业设计，比如在背诵课文时允许孩子拿着提示词，以降低背诵的难度，布置作业时给孩子一些通过一点儿努力就能够很好地完成的学习任务，让孩子在学习中找到成就感，点燃对学习的热情。

（2）发挥期望效应，促进积极进步

心理教育学认为，面对同一挑战和竞争条件，充满信心的人容易取得成功，而孩子是极容易受到暗示的群体，如果老师经常对孩子说"这么简单的题目都不会"等打击性言语，孩子就容易有"老师都这么说了，我肯定特别笨，我什么也学不会"的想法，孩子的积极性和自信心就容易受挫，容易在面对学习时心灰意冷、自暴自弃。相反，如果孩子受到老师积极的心理暗示，就容易对自己充满信心，努力做得比上一次更好。

有一种可以给予孩子积极暗示的心理效应叫期望效应，又叫罗森塔尔效应，是指老师对学生的殷切希望能够戏剧性地获得预期效果的现象，即当老师坚定地认为孩子有潜力，有无限发展的可能性，未来有能力达成某些目标，并把这类积极预期通过言语、非言语信息传递给孩子时，会不断提升孩子的自信心和自我效能感，去除挫败感，也会促进孩子真的往老师期待的方向努力，日积月累，最终让孩子拥有惊喜的变化和进步。

（3）肯定孩子的努力

美国心理学家詹姆斯说过，人最本质的需要是渴望被肯定。孩子也有希望被看见、被肯定的心理，那些努力学习却收效甚微的孩子最怕自己被忽视，被瞧不起，也容易有"破罐子破摔"的心理。

因此，老师首先要善于发现孩子、肯定孩子，及时看到孩子努力的过程、肯努力的态度，并及时给予肯定和表扬，比如"我看到了你的努力"等，给予他们不断坚持的动力，让孩子感受到自己的付出有回报。

其次，老师要善于孩子的闪光点和进步，比如留存学生的各项资料，每隔一段时间对比一次，多发现孩子哪怕是一点点的变化和进步，及时给予肯定和表扬，还要善于运用集体的力量，适度在班级中表扬这些孩子的努力和进步，让孩子体验进步的喜悦，看到成功的希望，让努力真正在孩子心中生根发芽。

（4）建立家校联合教育的合作模式

老师日常要做好家长的沟通工作，及时向家长反馈孩子在校的学习情况，并同步了解孩子在家庭教育中的学习情况。家长和老师可以共同商定适合孩子的个性化教育计划，明确具体的目标和方法，分工合作，共同监督和评估孩子的学习情况，共同鼓励、肯定孩子的努力和进步，相互配合，校内外统一，达到事半功倍的效果。家长和老师可以鼓励孩子积极参与计划的商定，让孩子感受到家庭和学校的支持和关爱，增强学习信心和学习动力。

（5）帮助孩子找到真正的原因，对症下药

孩子出现学习困难的原因是多方面的，可能是学习方法、学习习惯的问题，可能是学习基础、学习条件的原因，可能是单纯的学习态度和学习动机的原因，还可能是学习障碍、注意力不集中等原因。老师需要因人而异，深入了解孩子在学习上存在困难的主要原因，根据不同的情况采取不同的提升方法和改善对策。例如，如果发现孩子是学习方法不对，那么老师多指导孩子掌握正确的学习方法才是帮助他们的关键。

老师可以结合学科学习的特点，帮助孩子掌握注意力、记忆力和思维活动的认知策略，掌握解决本学科问题的策略技巧，以及改进学习方法等，给予这些孩子鼓励和帮助，提高孩子的学习积极性，提升学习效果。

特别提醒：当老师发现孩子在学习上存在困难，且不能靠单纯的日常教育和指导解决时，需要与家长及时沟通，引导家长尽早带孩子到专业医院就诊，以便明确诊断，并为孩子制订个性化治疗方案。

095

老师如何与家长合作帮助学习困难的学生？

学习困难的学生需要社会多方面的支持和关注。在专科医生的帮助下明确学习困难的原因并积极治疗的同时，学校和家庭两方面的力量也要联合起来，共同承担培养孩子的责任，这是改善学生学习困难的基础和前提。老师和家长是孩子

成长过程中最重要的支持者，在孩子面临学习困难时，教师和家长的密切配合就显得尤为重要。

那么，老师如何与家长合作帮助学习困难的学生呢？在具体的教学过程中，老师可以从以下 3 个方面入手。

（1）建立积极的教学环境，提供个性化教学

对学生来说，大部分学习时间都是在学校度过的，因而学校的环境、班级的氛围会对他们产生非常重要的影响。在物理空间上，老师要尽量为学生提供宽敞、明亮、整洁的教室环境，让学生感到自在和舒适。同时，老师还有义务营造团结、自由、积极、友爱的班级氛围，让学生在师生关系、同学关系上感到自在和舒适，感觉自己是被关爱和被支持的，这对学生来讲尤其重要。

另外，学习困难的学生可能在阅读、书写、数理等各方面存在不同的困难，所以老师不能对这些学生一概而论。在平等对待所有学生的基础上，老师应该了解每个学生的学习特点，根据学生的实际情况提供个性化教学方案，包括针对不同学习能力的学生设计不同难度的作业，提供额外的辅导和指导等，有意识地帮助每个学生提高学习能力和自信。当然，这需要老师付出极大的耐心，并且长期坚持，对老师来说是很大的考验和挑战。

（2）与家长保持沟通，建立联合教育的合作模式

老师应与家长保持密切的沟通，及时向家长反映孩子的学习情况，共同讨论如何帮助孩子克服学习困难，增强孩子的学习动力和自信心。老师可以将孩子在课堂上的表现反馈给家长，帮助家长细致地分析，因为很多家长对教育不是很理解，他们只要看到孩子成绩不理想，就会对孩子产生不好的评价和情绪，所以老师要帮助家长理解自己的孩子，了解孩子的困难所在，为什么会出现这个困难，以及怎样给孩子提供支持和帮助。老师要为家长指导学习困难的孩子学习提供帮助。

另外，老师和家长可以共同制订针对孩子学习困难的教育方案，明确具体的目标和措施，分工合作，了解孩子在每一步骤上的进展情况，及时交流，共同监

督和评估孩子的学习情况。在制订方案时，也可以鼓励孩子参与进来，让孩子对自己的学习有掌控感，增强孩子学习的信心。

（3）相互支持，相互赋能，共同前进

对于学习困难的孩子，老师和家长在他们的学习问题上难免会产生各种负性情绪，比如愤怒、焦虑、失望、担忧等，而这些情绪会直接传递给孩子，会让孩子对学习更加丧失信心，因此老师和家长要相互支持，涵容和消化这些负性情绪，转化为正性情绪后再传递给孩子。平时要多发现孩子的闪光点和进步点，并在交流过程中给予孩子肯定，从而增强孩子的成就感，老师和家长也能更有信心地陪伴和帮助孩子。

微信扫描二维码
看医学专家解答视频

帮孩子走出困境：学习困难门诊中的128个问与答

治疗篇

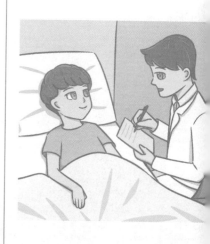

096

如何帮助孩子把学习从一件痛苦的事变成一件快乐的事?

2022 年 10 月，一位家长带着一个 11 岁男孩来医院就诊。家长告诉我们，孩子平时表现得非常聪明，能言善辩，各种益智类玩具孩子玩起来比成年人还要得心应手，可上课时总是走神发呆，每堂课听讲的时间不到 10 分钟，小动作多，玩橡皮，在书本上乱涂乱画，平时在家写作业拖拉磨蹭，一会儿上厕所，一会儿吃水果，一会儿走神发呆，半小时的作业两小时都完不成，自上三年级后学习成绩下滑，有时考不到 70 分，到四年级时晚上因写作业拖拉磨蹭被爸爸多次训斥打骂，而后产生了厌学、对抗情绪，严重时不写作业，有时甚至不参加考试，上课时不回答老师的问题，脾气大，经常和同学打架，考试成绩经常只有十几分。家长在介绍病情时多次流下痛苦的眼泪。

经过系统检查和评估，这位患儿的智商为 92（智力正常），注意力指数 31（重度缺陷），确诊为严重的多动症，同时合并心理异常、对立违抗行为等品行障碍。针对孩子的病情，我们制订了科学、综合的治疗干预方案。首先，要针对多动症进行治疗，让孩子注意力缺陷的问题获得改善，孩子专注力好了，上课可以专心听讲了，课后可以专心地温习功课了，作业也可以专心地完成，学习就会轻松。其次，要同时进行心理行为干预，改善孩子厌学、学习驱动力差的状况，标本兼治，身心同疗。

专科医院治疗多动症一般以治本为主，以药物治疗为辅。治本主要是采用中医经络穴位调控治疗和物理仪器治疗，我们给孩子先后进行了 3 个疗程的穴位埋线及 24 次物理仪器治疗，以促进脑部血液循环，通经活络，平衡阴阳，宁心安神，促进多巴胺和去甲肾上腺素等神经递质的分泌，同时辅助使用托莫西汀进行药物治疗。通过治疗多动症，孩子的注意力逐渐改善，治疗 1 周左右，孩子的注意力就有所提升，1 个月后注意力就有了较大的提高，开始经常获得老师的表扬，上课时逐渐可以专心地听课了，治疗 2 个疗程后孩子的注意力基本达到正常水平，药物也停用了。在进行上述治疗的同时，我们还同步给孩子进行了心理行为干预治疗，逐渐改变了孩子厌学、学习驱动力差、不想学习的状态，使孩子意识到学习是自己的事情，学习是自己的责任，学习知识是每一个学生必须要做的事情。我们对孩子的家长也进行了心理行为辅导，让家长改变了日常生活中对孩子的态度，每天带孩子进行运动，如跳绳、打篮球比赛等，改善了亲子关系。家长开始注意多鼓励孩子，培养他的自律和自立能力，为他制订了读书和学习计划，同时拟定了每周要完成的小目标和奖励措施。每天要求孩子坚持读书半小时，按学校要求按时、高质量地完成作业。最初制订的每周考察激励目标比较低，孩子除个别周没有完成外，其他时间基本都可以轻松完成，孩子通过完成家长制订的目标，不仅获得了奖励，还获得了学习带来的成就感和快乐。经过几个月治疗，孩子的学习内驱力更好了，对抗行为也基本消除了，学习成绩逐渐提高，大约 2 个月后有的科目的成绩达到了 80 分，语文也能考到 60 分以上。3 个疗程，也就是半年左右的治疗结束后，孩子的数学成绩可以达到 90 分以上，语文、英语也能考到 80 分以上了。

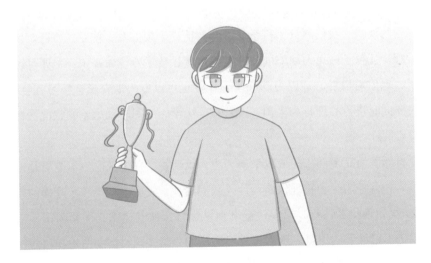

2023 年的 8 月，我们通过电话向孩子的妈妈了解了他的学习情况，妈妈自豪地和我们分享了学校老师对孩子的夸奖，说他的蜕变是惊人的，不仅每门功课都能考到 95 分以上，而且非常乐于助人，成了老师得力的小助手。同时，孩子的妈妈也和我们分享了孩子对她说的话："妈妈，原来学习还挺有意思的，我终于

感受到学习的快乐了！"孩子的妈妈告诉我们，孩子现在不仅可以轻松地完成学校内的学习，而且特别喜欢科学科目，周末在校外学习计算机编程，立志要考国防科技大学。

097

一个不写作业，不参加考试的孩子，是怎样变成物理小神童的？

2023 年 10 月 2 日，一家五口拿着锦旗来到诊室，男孩欢快地说："爷爷奶奶，我这次又考了 100 分，拿到了妈妈给的奖励！您看这是物理老师给的道具模型，可神奇了！"男孩的父母边送锦旗边对医生说："感谢医院，感谢主任，是您让孩子能够轻松快乐地学习了，不仅考试可以考满分，而且现在特别喜欢学物理，初一的物理课程已经全部学会了，物理老师夸他是物理小神童，仅仅半年时间我们孩子像换了一个人似的，我们无法用言语来表达感激之情，只能送面锦旗，表达谢意！"

男孩今年 9 岁多，已经上小学四年级了，从上幼儿园开始就坐不住、多动，上一年级后上课时东张西望，经常和小朋友们说话，小动作多，把橡皮戳成"马蜂窝"，有时还走神发呆，写作业拖拉，边写边玩，严重时 1 小时仅能写 6 个字，妈妈每天陪孩子写作业像打架一样，常常写到晚上 11 点还完不成，一二年级时还能考六七十分，三年级时就只能考二三十分了，父母非常焦虑，二年级时曾带男孩到某省儿童医院就诊，确诊为多动症，服用盐酸哌甲酯缓释片治疗 4 个月，效果不明显，后因厌食停止治疗，又在某训练机构做注意力训练和感觉统合训练 3 个月，也没有看到效果，到三年级下半学期时老师就特批不用写作业、不用参加考试了。

2023 年 4 月，父母带男孩来医院进行检查，智商（IQ）值为 96、注意力指数为 23，确诊为多动症，我们给男孩制订了标本兼治的三位一体的治疗方案，告知家长，首先要把多动症治好，注意力好了，上课可以专心听讲了，作业可以自主完成了，学习就会轻松了，同时给孩子进行心理治疗，调动孩子的学习驱动力，开发孩子的学习潜能，指导孩子用科学的方法和技巧学习，另外建议家长在生活中挖掘孩子的兴趣和特长，因材施教，培养特长，增强孩子的学习自信心。

专科医院治疗多动症一般以治本为主，以药物治疗为辅。治本的治疗主要采用的是中医经络穴位调控治疗和物理仪器治疗，我们给男孩先后进行了 3 个疗程的穴位埋线及 16 次物理仪器治疗，靶向促进了脑部血液循环，通经活络，平衡阴阳，宁心安神，促进额叶分泌多巴胺和去甲肾上腺素等神经递质，同时辅助使用托莫西汀进行药物治疗。通过治疗多动症，男孩注意力不集中的问题逐渐改善，大约治疗 2 周后，男孩的注意力就有提升，经过 1 个疗程，共 2 个月的治疗，男孩的注意力有了较大的提高，开始经常获得老师的表扬，上课时可以逐渐专心听课了，2 个疗程的治疗后，男孩的注意力基本达到正常水平，作业也可以很快地完成了。

在治疗的同时，我们也帮助男孩的妈妈给他制订每周要完成的小目标和奖励政策，最初制订的考察目标比较低，孩子可以轻松地完成，随着他注意力的提高，学习的进步，考察目标逐步提高，要求男孩每天坚持读书半小时，按学校要求按时、高质量地完成作业，男孩除了最初个别周没有完成目标，其他时间基本都可以轻松完成。男孩通过完成妈妈制订的目标计划，不仅获得了奖励，还获得了学习带来的成就感和快乐。

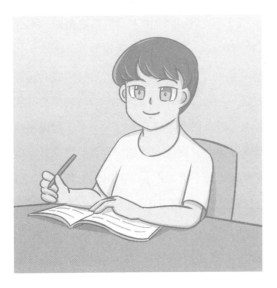

通过我们和男孩父母的沟通，发现他对各种电器也特别感兴趣，我们建议家长可以注重培养孩子该方面的特长，家长接受了我们的建议，暑假时带男孩去参加了很多电器方面的活动，神奇的事情发生了，男孩对其中涉及的物理知识特别感兴趣，讲的内容一学就会，经过暑期一个半月的时间，男孩已将初中一年级的物理知识基本掌握，学校老师都夸他

是小神童，经常送给男孩各种各样的模型。

在治疗的同时，男孩的家长也改变了日常对孩子的态度，每天带他进行运动，如跳绳、打篮球比赛等，改善了亲子关系，男孩从不参加考试到成绩显著提高，仅用了 2 个月的时间，有的科目的成绩已经达到了 80 分，语文也能考到 60 分以上，4 个月后，也就是暑假结束开学后，孩子每门课程的学习成绩都提高到了 95 分以上，数学基本上都是满分。3 个疗程全部结束后，男孩不仅学习成绩非常优秀，而且非常自信，非常自律，非常独立，非常快乐，非常阳光。

098

孩子记忆力差，前记后忘怎么办？

孩子记忆力差是普遍存在的令很多家长头痛的问题，可能由营养不良（如锌缺乏症、铁缺乏症等微量元素缺乏症）、中枢神经系统疾病（如缺氧或缺血性脑病、多动症伴学习困难）等因素造成，也可能由孩子年纪小，脑部发育不完善，或是遗传因素（先天智力障碍）等造成。

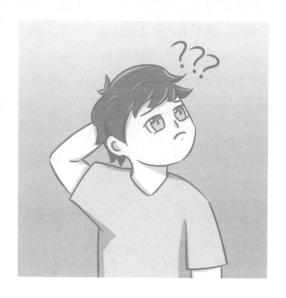

那么有什么办法可以改善孩子记忆力差，前记后忘的情况呢？

（1）改善记忆方法

增强记忆力需要使用正确的方法，如果记忆方法不对，可能会导致孩子记忆力差，记不住东西，所以要进行科学训练，比如适当重复、反复记忆，要主动地去重复，加深印象。

（2）调整生活方式

保持愉悦的心情、良好的睡眠及进行有氧运动等都是好的方法。虽然适当的压力是增强记忆力的基础，但家长要给孩子多一些包容和鼓励，不要打骂孩子，注意培养孩子良好的生活习惯，保证充足的睡眠和好的心情，使孩子更自信。

（3）针对病因进行治疗和调理

患有多动症伴学习困难、缺血性脑病，或先天智力障碍，或成长过程中缺锌、缺铁、缺乏维生素等，都可引起记忆力减退，使得记忆功能特别差，前记后忘，这时就需要找到病因并进行针对性治疗。例如，对于多动症伴学习困难引起的注意力不集中、记忆力差要对症治疗，遵医嘱服用盐酸哌甲酯、盐酸托莫西汀或石杉碱甲等，必要时进行心理干预，可进行增强注意力和记忆力的训练；对于由缺锌、缺铁引起的儿童注意力涣散，记忆力差，则需要积极地调理饮食，增加坚果、瘦肉、鱼肉、新鲜绿色蔬菜等锌、铁含量丰富食物的摄入。

总之，家长一旦发现孩子记忆力特别差，学东西时记不住，建议及时带孩子前往儿童专科医院就诊，在完善检查、明确病因后进行针对性干预。

【案例】

患儿男，8 岁，二年级学生。孩子早产一个多月，有缺氧史，在语言、行走、身高等方面都落后于同龄孩子，5 岁才开始说话，7 岁上小学，老师多次反映孩子上课不认真听讲，东张西望，不答试卷，不写作业，无法掌握简单的 10 以内加减法，记忆力非常差，前记后忘，根本记不住。家长心里着急，带男孩到专科医院检查，经医生检查初步诊断为精神发育迟滞（IQ 62）、多动症，给予 "N+1"（心脑康复调控、针灸、穴位注射、认知训练、注意力训练、经颅磁治疗及心理治疗）综合治疗，

经过 3 个疗程的综合治疗，男孩的认知能力、注意力和记忆力有了很大的提高，做 20 以内的加减题目时只错一两个题，能背十几首唐诗、儿歌了，还能记住爸爸妈妈的电话号码了。学校老师和家长看到男孩在认知、注意力、记忆力方面的进步后，都发自内心地为孩子高兴。

099

我家 8 岁的孩子非常聪明，认识几千个汉字，可是无法阅读，该怎样治疗？

在学习困难儿童中，有一部分存在阅读障碍。阅读障碍是指智力正常，并且与他人享有均等的教育机会，但是阅读水平显著落后于所处年龄与年级应达到的水平。

（1）阅读障碍的类型

阅读障碍主要有以下 3 种形式。

①字词解码障碍：在字形、字音和字义之间的转换活动上显得特别困难，以形似错误为主，是阅读障碍的初级形式，占比 21.6%。

②阅读理解障碍：孩子在认识字词水平上不存在什么问题，面对一篇课文，他们基本上能够认识里面的全部字词，但在阅读完整篇课文后，不能把各部分的意义整合到一起，读完后大脑一片空白，他们不记得或者不理解里面的内容，所以也被称为"读词者"。阅读理解障碍是阅读障碍

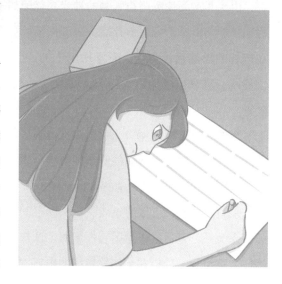

的高级形式，占比 8.1%。

③普通阅读障碍：既有字词解码障碍又有阅读理解障碍，也被称为混合型阅读障碍，占比 70.3%。

（2）阅读障碍的原因

在介绍儿童阅读障碍治疗方法前，我们首先要了解儿童为什么会出现阅读障碍。

国内外相关研究显示，阅读障碍主要与以下 3 种神经功能障碍有关。

①神经系统结构异常：包括大脑皮层神经细胞的异位、视觉巨细胞缺陷、颞顶叶区白质纤维异常、胼胝体大小异常及皮层对称性异常。

②神经系统功能异常：阅读困难在神经系统的核心定位是左侧颞顶叶交界处和角回，小脑和岛叶的功能异常也与之有关。

③大脑激活的时间进程异常。

（3）阅读障碍的治疗

儿童是否存在阅读障碍一般通过两种方法来进行检查：一种是小学普通话默读诊断测验，另一种是朗读评估测验。

由于儿童阅读障碍与大脑的神经功能障碍有密切关系，所以临床上常通过改善脑神经功能来治疗，治疗后大部分阅读障碍儿童都会有较为明显的进步。目前在改善脑功能治疗方面，石学敏院士的"醒脑开窍"针灸治疗、穴位注射、穴位埋线、推拿按摩的疗效显著，同时给予有针对性的物理仪器治疗也有一定的效果。

当然，对于阅读障碍儿童，在进行临床治疗的同时，还需要做针对性教育和特殊的训练，以提高他们的归纳能力、分析能力，以及对理解的监控能力。以下训练策略对阅读障碍儿童有很大的帮助。

①组织策略：可以通过线、箭头和空间组织来描述课文的内容、结构和关键的概念关系，包括故事地图、框架图、认知地图等，可以使用故事语法帮助阅读障碍儿童组织、分析并记住故事中的内容，最重要的是确定故事的基本要素，如

人物、时间、地点和事件等。

②问题产生策略：训练者可以在训练开始前提示儿童快速认真地阅读文章，在阅读过程中要不断提出问题并回答问题，提出的问题要与阅读文章的主要内容有关，使儿童有策略地监控自己的阅读理解过程。

③总结策略：教阅读障碍儿童总结文章，可以提高其阅读理解能力和信息记忆力，通常包括段落要点总结，即用最短的语句概括段落的大概意思，以及分层总结，即根据文章的大体结构找出每部分的主题思想及整篇文章的中心思想。

④师生交互式教学策略：在交互式教学之初，老师的示范作用起关键作用，可以最大限度地调动儿童阅读动机，使儿童对所读文章做更深入的加工并赋予意义，中心环节是预测、提问、总结、澄清，通过综合→分析→综合的认识方式，可以有效促进儿童对阅读材料的深加工。

100

8 岁的孩子很聪明，就是写字困难，结构、偏旁总是写反，父母该怎么办？

在医院学习困难门诊就诊的孩子中，有一部分存在书写困难的问题，写字速度特别慢，笔顺错误，常遗漏偏旁部首，或总是写反偏旁，或"张冠李戴"，写字不是用力太轻看不清楚，就是用力太重把纸划破了；有的会把字母看颠倒，把文字、符号做镜像处理，比如把"p"看作"b"，把"w"看作"m"；有的在数学学习方面对位困难，将运算符号混淆等；有的阅读时跳字、漏字、错行。这些异常会影响儿童阅读、写作和计算等学习活动的顺利进行，每当需要书写时，孩子就会有畏难恐惧情绪，长此以往会导致学习困难、厌学等一系列问题。

（1）为什么智力正常的孩子会出现书写困难

目前国内外相关研究显示，这些出现书写困难的孩子的大脑可能存在两方面问题。

①大脑视觉加工异常：据研究，大脑视觉加工异常可能与和大脑视觉神经系统传导有关的内外侧膝状体巨细胞缺陷有关，巨细胞异常导致视觉分辨力差，视觉－空间位置异常，出现眼动异常，眼球运动不协调，复位次数多，振幅大，从而导致阅读时跳字、漏字、错行，写字时把偏旁部首写颠倒，对文字符号做镜像处理。

②儿童知觉－运动统合能力缺陷：这可能与调节躯体运动的基底核和小脑的神经功能异常有关，各个感官信息通过基底核和小脑的综合处理来协调肢体的肌肉运动，如果存在缺陷，就会导致儿童书写困难，笔顺错误，在日常生活中也会出现动作的不协调，做扣扣子、绑鞋带、拿筷子、跳绳等精细动作存在困难，当然也有小部分儿童的书写困难可能与额中回的书写中枢功能异常有关。

（2）如何改善儿童书写困难？怎样干预治疗才能取得好的治疗效果？

由于书写困难与大脑的神经功能障碍密切相关，临床上对这些书写困难的儿童，首先要进行有针对性的改善脑神经功能的专业治疗。通过改善脑神经功能的治疗，大部分书写困难儿童都会有较为明显的进步。改善脑功能治疗可选用石学敏院士的"醒脑开窍"针灸治疗、穴位注射、穴位埋线及推拿按摩等，与此同时给予有针对性的物理仪器治疗也有一定的效果。

当然，书写困难儿童在接受临床治疗的同时，还需要做有针对性的干预训练，主要有以下4种训练方法。

①视知觉训练：可以让孩子用手指在空中写字，体会手指运动的感觉，或通过滚球、跳绳、走动、玩电动小火车等方式进行视知觉训练，从而改善书写困难。

②手眼协调训练：可以通过系绳子、穿珠子、剪纸、打乒乓球等方式锻炼手眼协调性。

③视觉记忆训练：让孩子用 3 秒的时间看一幅画或者一个物品，然后把画或者物品拿走，让孩子说出画上的内容并且画出来，或者把物品的特征描述出来。完成上述训练后，让孩子在写字前细致地观察整个字的特点，记住以后再进行书写。

④感觉统合训练：书写困难的儿童可以通过感觉统合训练获得改善，训练包括内容触觉训练（如揉按摩球、滑滑梯等）、本体觉训练（如蹦床、滑板、球类训练等），也可以到专业的训练机构进行训练。

在医院的专业治疗和专业训练下，大部分孩子的书写困难都会得到很好的改善，在治疗的同时家长应该多鼓励孩子，陪伴孩子进行书写训练，对孩子的微小进步进行激励和表扬。

101

孩子学习困难，胆小易哭，顶嘴说谎，骂人，家长该带孩子去医院看看吗？

要问当今家长关于孩子最头痛的问题，脱口而出的肯定有这几件：不爱学习，学习不主动，学习困难，遇到困难爱哭，胆小，管不住脾气，情绪大，暴躁，跟家长顶嘴，说谎，骂人。当家长发现孩子出现类似的表现时，应该尽快带孩子去专科医院就诊，明确病因，以免造成更大的危害。

（1）孩子出现这些情况的常见原因有哪些

①疾病和情绪原因：神经系统发育异常，以及情绪、精神心理障碍可导致孩子出现上述表现。

• 神经系统发育异常：由神经发育问题造成的学习困难有特定性学习障碍、注意缺陷多动障碍、精神发育迟缓、孤独症谱系障碍等。

• 情绪和精神心理障碍：指某些情绪不稳的心理状态异常现象，比如学校恐

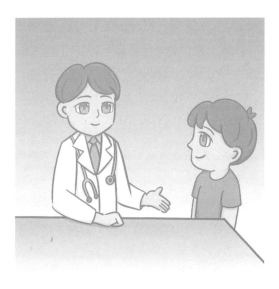

惧症、社交障碍、焦虑、抑郁、敌对、紧张、压力过大、情绪低落等，都会导致孩子学习效率降低，学习成绩停滞不前，甚至倒退，挫败感增强。

②文化和环境因素影响：家庭是孩子第一个真正意义上的教育环境，不良的家庭环境会影响学习，比如家庭关系紧张，父母平时对孩子疏于管理、教养不当等，也容易造成孩子心理受伤，从而出现各种障碍，影响孩子的心理发展，以及学习动力、学习兴趣的培养，导致孩子出现上述问题。

（2）如果不就医有哪些危害

①儿童期未经治疗控制产生的危害主要有以下 5 个方面：

- 注意力不集中，学习成绩差，难于管教。
- 孤立不合群，不自信。
- 自我整理能力差，常有脏乱现象。
- 情绪不稳定，各种行为问题增多。
- 活动过度，因盲目的玩耍方式或行为而更容易遭受意外伤害。

②延续到成年之后的危害主要有以下 4 个方面：

- 长期学业落后，进而影响升学，学历低，就业困难。
- 没有自信，缺乏社交技巧，人际关系和家庭关系不良。
- 自我管理、约束能力差，会造成网络成瘾，还有可能染上嗜烟酒、吸毒等恶习。
- 行事冲动、易怒，影响工作表现和事业发展，更严重的可能出现暴力倾向，引起犯罪问题等。

【案例】

> 患儿女，13岁，初一学生，从小学四年级开始学习成绩逐渐下降，数学 70 ～ 80 分，语文 60 ～ 70 分，不愿意学习，不主动学习，学习困难，家长未重视，上中学后成绩明显下降，各科成绩均在 30 ～ 40 分，上课注意力不集中、走神，不能自己独立完成作业，家长一提到学习就哭，脾气暴躁，敏感多疑，情绪不稳定，抵触上学，常因为想逃避上学而撒谎说身体不适，常跟家人顶嘴，与同学关系紧张。本次因患儿在校跟同学发生冲突，不听老师劝阻，辱骂老师，由父亲、奶奶、老师陪同就诊。经检查，患儿有注意力不集中的表现，注意力指数 38（中下），记忆力指数 28（中等），诊断为注意缺陷多动障碍。经综合治疗 1 个月，患儿已返校正常学习。

102

学习困难治疗后学习成绩会提高吗？

学习困难治疗后学习成绩是否会改善是一个复杂的问题，取决于多种因素，包括病情的严重程度、治疗的有效性、个体对治疗的反应、家庭和学校的支持程度，以及孩子自身的努力和配合程度等。一般来说，大多数孩子经过治疗会有明显的进步。

学习困难是指儿童在学业、社交和情感方面的发展水平明显低于同龄儿童的水平，可能是由生理、心理或环境因素导致的，这些因素包括但不限于注意缺陷多动障碍、智力障碍、语言障碍、沟通障碍、情绪障碍等。

（1）学习困难可能对儿童产生多方面的负面影响

①影响学业成就：学习困难可能导致孩子在学校的表现不佳，无法完成作业

或跟上课堂节奏，这可能导致他们成绩下滑，甚至留级或辍学。

②自信心受挫：由于学业上的失败和挫折，孩子可能会对自己的能力产生怀疑和不自信。长期处于这种状态，可能会导致焦虑、失眠等问题，影响他们的学习和日常生活。

③影响人际关系：学习困难可能导致孩子在社交上遇到困难，由于他们有注意力不集中和行为问题，可能无法与同龄人进行有效的沟通和互动，这可能影响他们的人际关系和社交技能的发展。

（2）如何改善学习困难

①针对病因的治疗：首先需要确定学习困难的根本原因，并针对病因进行治疗。例如，如果孩子患有注意缺陷多动障碍，医生会制订个性化治疗方案来帮助他们改善症状；如果孩子有智力障碍，特殊教育和适应性教育支持是必要的。

②情绪和心理支持：学习困难可能导致孩子面临情绪和心理上的挑战，因此老师和家长要与专业的心理咨询师或心理医生合作，为孩子提供情绪支持和心理疏导，帮助孩子建立积极的自我形象，提高自信心和应对挫折的能力。

③行为治疗：行为治疗是通过建立正确的学习习惯和行为模式，帮助孩子克服学习困难的治疗方式。治疗师会与孩子一起制订个性化学习计划，教给孩子有效的学习方法和技巧，并提供积极的强化和奖励。行为治疗需要家长积极配合和长期坚持。

④康复训练：针对特定的问题和能力障碍，康复训练可以帮助孩子提高认知能力、语言能力、注意力等。康复训练包括专业的教育训练、心理辅导、家庭疗法等，这些训练需要有专业人员进行指导和监督，并根据孩子的具体情况制订个性化方案。

⑤家庭支持：家庭是孩子成长的重要环境，家长的支持对孩子的成长至关重要。家长应该与孩子建立良好的沟通和互动关系，提供情感支持和鼓励。同时，家长要积极参与孩子的教育过程，帮助孩子更好地应对学习困难，可以与学校老师合作，共同为孩子制订个性化教育计划。

总之，通过综合治疗和支持措施的运用，大多数孩子的学习成绩会有明显的提高。改善学习困难的关键是要及早发现并采取积极的治疗措施，同时鼓励孩子保持积极的心态，持续努力。

微信扫描二维码
看医学专家解答视频

103

儿童出现学习困难应该怎样规范治疗？

儿童学习困难是指儿童智力正常，但学习成绩远远落后于正常同龄儿童。学习困难是儿童常见的心理卫生问题之一。

（1）孩子学习落后的宽泛概念

①文化课综合成绩大幅下滑，至少有一门主课成绩不及格，尤其是语文和数学学科。

②排除智力、身体和环境因素造成的学习困难。

国内外相关研究表明，中小学生学习困难的发生率在 10% ~ 17%，小学生偏多。医学统计显示，每 6 个人中就有 1 个会受到不同程度的学习困难影响。如此推算，我国 2 亿多中小学生中有 3000 多万学生受到学习困难的影响，影响上亿家庭成员。

（2）学习困难的 4 种常见表现

①注意力不集中：表现为学习时易分心，不专心听讲，上课时小动作多，喜欢东张西望或发呆。

②阅读障碍：表现为辨别汉字有困难，经常性认错，记字也比较困难。有阅

读障碍，考试时读不懂题目，本来会做的题目白白丢分。

③书写障碍：表现为经常写错字，偏旁位置错误，各部分之间空格太多，写字很慢。写字有困难的孩子经常会出现试卷写不完的情况，做作业的速度也很慢，影响效率。

④计算障碍：表现为算数有困难，加减乘除容易出错，对数字不太敏感，对富有逻辑的问题回答起来有困难，多次出现因计算失误而丢分的情况。

（3）儿童学习困难应该怎样进行规范治疗

①寻求专业帮助：孩子应该接受专业的医学检查和相关评估，以确定学习困难的具体原因，包括神经发育问题（比如多动症）、情绪问题或行为问题等。

②制订个性化方案：根据评估结果，医生为孩子制订个性化治疗方案，包括中医药物治疗、经络穴位治疗、心理支持、行为干预、特殊教育支持等。

③提供学习支持：家长和老师要为孩子提供适当的学习环境和学习支持，比如提供适合的学习材料、调整学习进度、进行课后学习辅导等。

④加强运动：多做各种感觉统合训练，如打篮球、跳绳、荡秋千等。运动有助于提升孩子的注意力、记忆力和肢体协调能力，进而改善学习困难。

⑤改善生活习惯：确保孩子有足够的睡眠和运动时间，保持健康饮食，比如多吃高蛋白且富含卵磷脂和不饱和脂肪酸的食物，少吃辛辣烧烤和酸性水果，这些因素都可能影响孩子的注意力和学习能力。

⑥建立积极的学习态度：家长和老师充分调动孩子的学习驱动力，比如建立奖励机制、肯定孩子的努力和成就、与孩子一起制订学习目标等，鼓励孩子建立积极的学习态度。

⑦家庭和学校密切合作：家庭和学校要建立紧密的联系，家长和老师要多欣赏孩子、鼓励孩子，帮助孩子建立学习自信心，共同制订和执行治疗计划，确保孩子在家庭和学校中得到必要的支持和关注。

⑧定期评估和调整：在治疗过程中，定期评估孩子的进步情况，并根据需要适时优化、调整治疗方案。

需要注意的是，每个孩子的情况都是独特的，因此治疗方法应该由专科医生根据个体情况量身定制，再结合家长、老师的密切合作，以及社会各界的关爱，确保孩子得到最佳的治疗和支持。

微信扫描二维码
看医学专家解答视频

104

学习困难用什么方法治疗效果更好？

一提到学习困难很多家长就会很头痛，感到无能为力，"孩子怎样学都学不好，可玩起来、疯起来一个顶俩，情商也不低，说起话来让你又好气又好笑，总说'我学习不好，但我长大后一定会孝顺你的'，真拿他没办法，现在就想知道用什么办法能把孩子的学习困难治好。"

由于导致学习困难的原因很多，比如各种遗传性疾病、脑病、精神疾病、语言发育迟缓等，因此对学习困难的治疗要分门别类，有针对性。对于由原发病导致的学习困难，首先要治疗原发病，然后给予积极的治疗和康复训练，只有治好原发病，才有可能解决孩子的学习困难问题。

至于学习困难用什么办法治疗效果更好，由于存在个体差异，学习困难不是用一句话、一个方案、一种方法就可以全部解决的，所以很难说哪一种治疗方法效果更好。不过，对于各种原因导致的学习困难，还是有一定规律可循的，除了积极治疗原发病，常用的治疗方法通常包括以下 3 个方面。

（1）针对性训练和教育引导

①特定学习障碍治疗：对阅读困难的干预应尽早开始，同时侧重于发展语言处理功能和流利阅读所需的技能，后期重点强调提高阅读理解能力。

②数学学习障碍治疗：主要包括知觉训练、学习策略训练等，可采用计算机

辅助教学。

③书写障碍治疗：可以让儿童从完成简单的写作任务开始，如记日记等，改善书写障碍。

④神经心理强化训练：包括感觉统合训练、视听认知训练、精细运动训练及手眼协调训练等。

（2）药物治疗

①脑代谢改善药物：常用的药物有吡拉西坦片、奥拉西坦胶囊、奥拉西坦注射液等，可用于提升孩子的阅读、书写能力，以及某些认知方面的信息处理水平，提高短期记忆力，加快阅读速度。

②精神兴奋药物：常用的药物有盐酸哌甲酯片、盐酸托莫西汀胶囊等，可抑制多巴胺和去甲肾上腺素的重吸收并增加其释放量，增强对中枢系统的兴奋作用，改善注意力缺陷的症状。

（3）提升脑功能的治疗

一般通过中医针灸治疗及物理仪器治疗可以提升孩子的注意力、理解力和记忆力，提升脑功能。

此外，使用饮食疗法等也可改善学习困难症状。

在此要特别强调的是，一旦孩子被确诊为学习困难，一定要配合医生积极治疗，避免病情加重，增大治疗难度。

微信扫描二维码
看医学专家解答视频

105

学习困难可以用中医方法治疗吗？

中医学包罗万象、博大精深，是中华民族在长期与疾病的斗争中不断总结归纳出来的医学诊疗体系，其精髓是运用阴阳五行学说来解释和阐述疾病的发生、发展、治疗、转归等规律，为中华民族的繁荣昌盛做出了巨大贡献。

中医学认为，很多疾病都是由阴阳失调、五脏六腑不能正常发挥职能导致的。在临床表现上，有的疾病以邪气盛为主，有的以正气虚为主，有的以实证为主，有的以虚证为主。虚虚实实，实实虚虚，实中有虚，虚中有实。只要认清阴阳失调的本质所在，病在何脏何腑，就可以运用调和阴阳、去有余而补不足之大法，实则泻之，虚则补之，从而使邪气无处藏身而外泄，正气得以修复而病愈。

学习困难是由多种原因导致的一组临床综合征。依据中医学"有诸内必形诸外"的理论，孩子因为某些因素导致阴阳失调，五脏六腑功能失于固守，不能正常发挥生理功能，所以才会出现学习困难，所以要依据临床表现，基于阴阳五行理论，运用八纲辨证和脏腑辨证等手段治疗，不必拘泥于学习困难是由何种原因引起的，不论是由遗传疾病、智力障碍、语言发育异常、精神神经

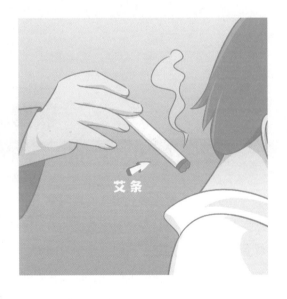

艾条

异常，抑或是环境因素引起的，都可以依据中医辨证施治原则，使阴阳调和，脏腑功能趋于正常，达到学习困难显著改善的目的。所以，中医不但可以治疗各种原因引起的学习困难，同时可以治疗各种原发病，达到治病求本，阴阳和合，药到病除的目的，减少了西医治疗学习困难的局限性和不良反应，也为中医在行为

发育疾病的诊断和治疗上积累了更多的经验，为孩子的健康成长保驾护航。

中医治疗学习困难的方法很多，主要有针灸、中药治疗、推拿等方式，可达到改善和治愈的目的。

①针灸：针灸是运用中医脏腑经络理论，刺激大脑神经网络，促进局部血液循环的方法，在一定程度上可以达到改善学习困难的效果。

②中药治疗：对于学习困难，中医学认为主要是由心肝火旺，或痰火内扰，或心脾两虚，或阴虚火旺所致，治疗上根据辨证给予相应的方药，从而达到治疗的目的。

③推拿：通过推拿可以促进儿童经络畅通，改善儿童血液循环，促使儿童的大脑神经细胞发育，起到改善学习困难的作用。

微信扫描二维码
看医学专家解答视频

106

儿童学习困难的治疗需要心理医生参与吗？

学习困难儿童大多会出现心理问题，老师的批评、同学的歧视、家长的责骂会使孩子逐渐出现自卑、对立违抗、品行障碍及情绪障碍等，同时心理问题反过来也会加重学习困难，所以儿童学习困难的治疗一定是需要心理医生参与的。心理医生会全面评估孩子的情况，通过针对性心理测试，找到明确原因，提供个性化治疗方案，通过进行认知行为治疗、心理教育、放松训练、自我控制训练，运用鼓励法则，改变家长教养方式等方法，改善孩子的行为、社交和情绪等问题，帮助他们提高学习成绩，进而解决儿童学习困难问题。

学习困难是儿童心理问题、成长发展问题与适应性问题，是多学科交织的问题。通过专业的诊断和干预，家长能够进一步理解和支持孩子，成为孩子成长过程中的坚强后盾，进而帮助他们发掘自己的潜力，实现人生理想。

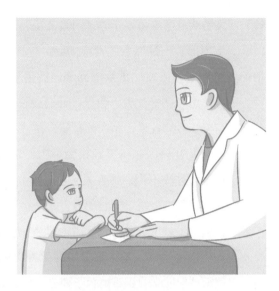

儿童学习困难由多种原因导致，包括但不限于神经发育问题、情绪障碍、精神心理障碍、文化差异和学习方法不当等因素。学习困难也有可能是许多其他因素共同作用的结果，比如学习兴趣匮乏、学习方法不当、家庭和社交环境不佳等，因此除寻求专业的帮助外，家长和老师还应当关注孩子的个体差异和发展特点，提供支持和理解，鼓励他们参与多样化的活动，培养兴趣爱好，并积极提供激励措施，增强孩子的学习兴趣和自信心。

综上所述，儿童学习困难的治疗一定需要心理医生的参与，特别是当问题持续存在并影响到日常生活的时候。

107

学习困难的学生为什么需要接受心理干预？

学习困难是在多重因素作用下，孩子学习状态不好、成绩不佳的结果。

（1）引起学习困难的原因

引起学习困难的原因一般可分为三大类。

①心理因素：常见的心理因素有上学恐惧症、社交障碍、焦虑症、抑郁症、强迫症、敌对、自卑怯懦、暴躁易怒、失眠多梦、自我否定等；常见的手机依

赖、网络游戏成瘾等也属于心理因素范畴。

②生理因素：神经系统发育问题，包括特定学习障碍、注意缺陷多动障碍、精神发育迟缓、孤独症谱系障碍等。特定学习障碍是指孩子智力正常，但在书写、语言、思考、专注力、数学、社会交往、注意力和行为等方面存在障碍，影响到了在校学习的效果，其中读写障碍在特定学习障碍里占比超过 80%。

③家庭及社会因素：家庭教育不当，亲子关系差，父母忽视孩子的心理需求，学校教育方法不当，师生关系差，同学关系差，也可能影响孩子的学习，使孩子出现学习困难，缺乏学习动力。

家长可以带孩子在专业医生及心理咨询师的帮助下找到学习困难的原因，医生及心理咨询师会深入地了解学生的学习问题，并提供有针对性的指导和支持，通过心理干预帮助学习困难的孩子建立自信，成为更好的自己。

（2）具体的心理干预方法

①制订个性化教育方案：针对每个学生的学习特点和需求，制订个性化教育方案，调整课程内容、教学方式和评估标准，以适应学生的学习风格和心理特点。

②进行适应性教学：采用多种教学策略和工具，以适应不同学生的学习特点，比如使用视觉教具、简化语言、调整课程节奏等，帮助学生更好地理解和吸收知识，让学生爱上学习。

③进行认知训练：通过进行特定的认知训练，帮助学生提高注意力、记忆力、思维能力和学习技巧。这些训练可以通过游戏、练习册或在线资源进行。

④提供情绪支持：老师要关注学生的情绪状态，提供情感支持和鼓励，帮助他们树立积极的学习态度，增强自信心，减轻学习压力，缓解焦虑情绪。

⑤家校合作：老师要加强与家长的沟通合作，共同关注学生的学习进展。家长要为孩子创造良好的家庭学习环境，关注学生的心理状态。

学习困难是一个复杂的现象，需要综合考虑生理、心理和社会因素。通过适当的干预和支持，我们可以帮助学生克服学习困难，充分发挥他们的潜力。医生、心理咨询师和家长都应关注学生的个性化需求，提供有针对性的指导和支持，让孩子有信心迎接未来的挑战。同时，我们也要理解学习困难是一个持续的过程，需要家长和老师有很强的耐心。让我们一起为每一个孩子创造更好的学习环境，助力他们走上成功的人生道路。

微信扫描二维码
看医学专家解答视频

108

为什么要给学习困难的孩子使用认知行为疗法？

学习困难是一种智力正常的学龄儿童学业成绩明显落后的综合征。学习成绩明显落后和学习效果差是学习困难的具体结果。

（1）学习困难常有哪些表现

①专注力低下：注意力不集中，做事磨蹭，有头无尾，缺乏时间观念和任务感。慵懒、拖沓，学习迁移能力差，易形成习惯性惰性心理，社会适应技能欠缺，凡事都要依赖别人。

②自控力和坚持力差：缺乏学习热情和自觉性，三分钟热度，不能坚持，做事拖延、马虎，情绪不稳定，易失控。

③缺乏学习动机：学习兴趣不浓，对学习感到乏味，疲惫应付学习任务，感受到学习是苦差事、活受罪，平时混日子，缺乏长远奋斗目标，对学习的社会意义和个人意义认识不统一，动机只体现在口头

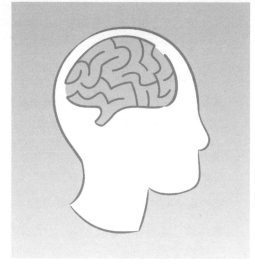

上，很少落实在行动上。

④人际关系障碍：有自卑、自负、嫉妒、控制或社交恐惧等性格特点，不易与同学建立良好的关系，经常寻求反向心理补偿，有对抗心理及对抗情绪。

⑤自我评价差：认为自己不好、无能，低自尊，没有价值感，遇事易受挫，多伴随忧郁、焦虑、窒息感、压抑感，易自卑，易进入自我封闭状态。

（2）为什么要使用认知行为疗法

认知行为疗法（CBT）是一种行之有效的心理健康治疗方法。它的核心原则是基于认知和行为模型，强调认知和行为之间的相互作用，通过改变认知来改变情感及行为，还会教患者应对各种困难情景。

CBT 是一个系统的干预策略，包含了较多的方法。应用系统的干预策略可以干预孩子的想法、情绪感受和行为，帮助孩子识别和挑战可能诱发负面情绪和行为的负面想法，通过用更现实和积极的想法取代消极想法，帮助孩子维护心理健康，提高幸福感。

下面通过一个案例来介绍 CBT 如何应用以及它的作用是什么。

【案例】

患儿男，12 岁，近期因抑郁和焦虑情绪出现专注力下降、睡眠障碍等问题，故前来咨询。

初步评估：对男孩和他的父母进行初步评估，收集有关孩子症状的信息，并确定消极的思维模式和行为来源。

目标设定：男孩和心理医生合作设定"SMART"（一种目标管理原则）。其中，"S"指设定具体且明确的目标；"M"为可量化的评估，指设定可实现、有挑战的目标；"A"为现实性，指的是要在自己的合理范围内做好规划；"R"为相关性，即与目标保持一致；"T"为时限性，也就是制订成长时间线。例如，"我每天练习深呼吸 5 分钟以减少焦虑"，

"当我开始感到悲伤或绝望时，我会识别并挑战消极的想法"，等等。

认知重构：心理医生帮助男孩识别并挑战自己的消极想法，比如"我不够好""每个人都在评判我"等，用更现实、更积极的想法来取代这些想法，比如"我能这样就足够好了"和"我无法控制别人对我的看法"等。

行为激活：心理医生鼓励男孩参加积极向上的活动，比如与朋友和家人共度时光、锻炼身体和追求自己的爱好等。

放松和正念技巧：心理医生教给男孩放松和正念技巧，比如深呼吸和冥想等，以帮助他减轻焦虑和压力。

暴露疗法：男孩有社交恐惧，因此心理医生使用暴露疗法帮助他用安全可控的方式面对恐惧。

家庭作业和练习：心理医生给男孩布置家庭作业，并鼓励他在课外练习在治疗过程中学到的技能。

评估和随访：心理医生定期评估男孩的情况，并根据需要调整治疗方案，还安排了后续咨询以防复发，同时安排男孩巩固在治疗中学到的技能。

通过 CBT，男孩能够识别和挑战他的消极想法和行为，焦虑和抑郁情绪减少，整体幸福感有所提升。

微信扫描二维码
看医学专家解答视频

109

专注力差导致的学习困难，可以单纯进行行为认知干预吗？

孩子的专注力差是让许多家长头痛的问题，如果有以下三种表现就要考虑专注力差的问题：首先在学习上，容易表现为上课开小差、东张西望，老师讲的内

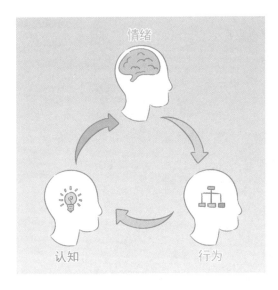

容左耳朵进右耳朵出，写作业时坐不住，一会儿喝水，一会儿上厕所，玩玩这个，摸摸那个；其次在情绪上，容易表现为性格急躁，与人相处时易冲动，长此以往会缺乏自信，产生自卑情绪；最后在日常生活中，容易表现为磨磨蹭蹭、缺乏时间观念、贪玩好动等，长此以往会养成懒惰的坏习惯。

引起专注力差进而导致学习困难的原因有很多，比如遗传因素、神经心理因素、社会心理因素等，其中影响专注力的五大要素如下。

①生活习惯与行为模式：过度的电子产品依赖、不规律的锻炼习惯都可能对专注力产生负面影响。

②生理因素：患儿大脑发育的不完善，以及成长阶段的不同决定了每个孩子的专注时长不同。

③环境因素：家庭和学校的周边环境，如噪声、光线和温度等，都会影响个体的专注力。

④天生气质：某些孩子的气质特点可能导致其天生专注力持续性较差。

⑤其他因素：过度的宠爱、过多的刺激和大肌肉群动作技能的不足等，也是影响专注力的关键点。

综上所述，对于这类儿童要针对各种影响因素进行个性化治疗，才能解决由专注力差导致的学习困难，而不能单纯依靠行为认知干预疗法，因为行为认知干预仅是一种心理治疗方法，旨在帮助儿童改变他们的不良思维模式和行为，改善他们的情绪和心理健康，可见单纯依靠行为干预是解决不了专注力差导致的学习困难的。例如，由大脑额叶和皮质连接缺陷引起的专注力差，就需要通过营养脑神经细胞、促进神经细胞发育来治疗；由多巴胺和去甲肾上腺素等神经递质分泌失调导致的专注力差，就要使用神经兴奋类药物进行治疗。所以，对于专注力差导致的学习困难儿童，可以进行行为干预，但不能单纯依靠行为认知干预。

【案例】

患儿吴某，男，10岁6个月。初诊时间：2023年5月7日。

主诉：注意力不集中2年，不能完成作业1年余。

现病史：患儿母亲反映孩子自上小学一年级以来上课开小差、小动作多、不注意听讲，阅读理解分析能力差，不主动做作业、做作业时拖拉。三年级上半学期还能在老师和家长的监督下坚持把作业做完，近1年来很难把作业做完，错误也特别多。从三年级上半学期开始就在当地学校或医院进行心理干预，并接受感觉统合训练、注意力训练、认知训练等行为认知干预，初期还有点效果，但后来孩子想学习但不会学，一边做作业一边玩耍或发呆，学习成绩逐月下降，各门功课只能考20～30分，家长很无奈，遂带孩子来门诊求治。

相关评估结果：注意力指数40，记忆力55，智商77，语言性学习障碍19，非语言性学习障碍39，婴儿-初中学生社会生活能力量表（S-M）结果为10岁2个月，感觉统合轻度失调，脑电图大致正常。

诊断：注意缺陷多动障碍（注意力缺陷型）；学习障碍。

治疗及随访过程：男孩所患的就是通常所说的专注力差导致的学习困难，治疗上我们采用了盐酸哌甲酯口服来提升孩子的专注力，用吡拉西坦来营养脑神经细胞，用石杉碱甲来增强孩子的记忆力，用中医穴位疗法来调节大脑神经生理功能，治疗1个月后孩子可以坚持写作业了，文字量也增多了，语文老师反馈这段时间孩子的表现还可以，语文考了60分（根据孩子妈妈回忆，孩子从二年级以后语文考试就没有及格过，都是二三十分），孩子也说自己愿意学习了。用同样方案又治疗1个月后，语文期末考试要求写450字的作文，孩子写了605个字，孩子妈妈说"不管这 605 个字的质量好坏，能写出来这么多字我就满足了"。这次期末考试男孩语文考了 63 分，英语由原来的 33 分考到了 53 分，数学由原来的 21 分考到了 47 分，成绩都有所提升，特别是语文成绩已经超过了及格线。后续孩子继续坚持治疗，半年后随访，孩子的各科成绩都有较大提升，都能考 80 多分了。

110

学习困难通过治疗能好吗？会不会复发？

学习困难是指智力正常的孩子在阅读、书写、拼写、表达、计算等方面存在一种或一种以上的特殊性障碍，这种病症有可能是中枢神经功能障碍导致的，也可能与心理行为异常有关，其核心表现是学习困难，学业成绩大幅落后于同龄儿童，如果家长不早期识别和重视，并且带孩子接受有效的干预和治疗的话，对孩子的成长和学习均会造成明显的不良影响，比如孩子会产生自卑心理、易冲动、易激惹、有抑郁情绪、人际交往不良等，严重的话甚至会出现人格障碍或品行障碍，极大地影响孩子的学习和生活质量。

治疗时，医生会进行专业测评和检查，根据引起学习困难的主要原因制订有针对性的治疗方案。例如，有的孩子是由注意力缺陷导致学习困难的，在课堂上经常走神、发呆，注意力集中的时间很短，需要老师经常提醒才能勉强听课，这种类型的学习困难需要通过治疗恢复孩子的注意力和自控能力，可以给予药物治疗结合针灸及物理治疗，同时可以配合一定的康复训练，比如感觉统合训练、家庭运动训练、注意力训练等；有的年龄偏大一点儿的孩子，除了注意力不集中，还合并心理问题，比如厌学、排斥去学校等，这时就需要结合心理干预来综合治疗。

那么学习困难通过治疗能好吗？

经过专业的针对性治疗，大多数孩子的疗效还是较好的，一般治疗 2～3 个月可有明显的好转和改善。大多数孩子的治疗过程需要 4～6 个月，严重者治疗时间可能会更长一些，按疗程治疗者复发率较低。

综上所述，儿童学习困难经过专业的检查和针对性治疗后大多都会得到很好的改善，治愈后一般不会复发。

【案例】

患儿男，从三年级时就开始出现学习成绩明显下降，数学和语文成绩都在及格线以下，对学习没耐心，经常发脾气、撕书、撕作业本，和同学的关系也不好，经常推人、打人，老师经常反映孩子上课时注意力不集中，家长在课后辅导作业时也很是苦恼，后来通过测评及检查，孩子被确诊为注意缺陷多动障碍伴学习困难，经过穴位埋线、超低频经颅磁治疗、针灸治疗、中药汤剂治疗结合盐酸哌甲酯缓释片口服治疗4个月（1个疗程），孩子的注意力明显提高，上课能主动举手回答问题了，对学习也有耐心了，很多时候能主动写作业，成绩也有了明显提高，变得有自信了。目前孩子已经上初二了，平时课堂听讲和自主学习的效率都很高，成绩在班级的中上水平，家长对治疗效果很满意。

111

孩子学习困难，同时有心理、行为障碍，需要接受药物治疗吗？

在医院儿童心理门诊上，我们经常遇到带着孩子前来就医的家长说："孩子上课坐不住，爱说话，总是招惹别的同学，甚至打架，扰乱课堂纪律，做作业时边做边玩，粗心大意，错误多，学习成绩差。近期孩子不写作业，不愿意上学，家长管教时会跟家长顶嘴，发怒，脾气暴躁，任性。孩子出现这种情况是得了什么病？该怎样治疗呢？需要使用药物治疗吗？"

（1）孩子学习困难合并心理、行为异常是什么原因造成的

相关临床研究发现，有些孩子的智力正常或接近正常，但在某些方面的行为表现与实际年龄不相符。有的孩子上课、学习时注意力分散，不分场合地过度活动，情绪易于冲动，焦虑，脾气暴躁，有挫败和沮丧感，学习成绩下降，拒绝上学，可同时伴有认知障碍和学习困难，这种情况临床统称为注意缺陷多动障碍，属于一种儿童常见的慢性神经发育障碍性疾病，它的发病机制是脑功能轻度损伤造成视觉或听觉障碍及运动功能障碍，感知觉功能性缺失或不足造成信息加工通道不畅及感觉统合失调，其临床特异性表现为多动、冲动、品行障碍、注意力缺陷。上述症状持续、广泛存在，不仅会影响学习能力，还会导致学习困难。

如果孩子出现了上述心理、行为异常，家长一定要高度重视，不要有侥幸心理，以免错过最佳治疗时机，要尽早带孩子到专科医院就诊，在专业医生的指导下，积极给予综合干预治疗，帮助孩子顺利完成学业，以免耽误孩子的人生。

（2）学习困难伴心理、行为障碍需要药物治疗吗

注意缺陷多动障碍伴学习困难实际上就是早期的学习技能获得性障碍，其核心障碍就是不能获得正确的学习技能，在此基础上还会出现继发的心理障碍及行为障碍，治疗上一般采用药物治疗配合中医针灸、穴位埋线、物理治疗及康复训练等方法，标本兼治，改善脑额叶功能，改善注意力不集中和多动的表现，提高学习专注力。

当然，注意缺陷多动障碍且合并有心理、行为障碍的儿童不能仅仅依靠药物治疗，还必须进行心理治疗和教育引导，包括家庭亲子教育、行为治疗、自我控制训练、放松疗法、音乐疗愈等，这些心理治疗和教育引导可以帮助孩子缓解病情，稳定情志，提高学习成绩。父母及其他亲人要多陪伴孩子，与他们建立良好的亲子关系，进行友好沟通，给予孩子支持，当他们的行为趋向良好时，家长应给予鼓励和赞赏，避免责怪、体罚或有其他粗暴行为，可以鼓励孩子进行跑步、打篮球、游泳、跳绳等有氧运动，做拉举、攀爬、俯卧撑等力量训练，进行瑜伽、八段锦等柔韧性训练，因为做有氧运动可以改善孩子的身体状况，提高心肺功能，做力量训练可以增强孩子肌肉的力量，促进代谢，做柔韧性训练可以改善关节的灵活性和肌肉的舒展性。

总之，学习困难合并心理、行为障碍孩子的治疗需要社会、学校、家长、孩子、医生等各方面合作起来，共同努力，使这些孩子行为端正，学习进步，身心健康！

【案例】

> 患儿女，12岁，小学五年级学生，上课时心不在焉，手脚不停乱动，与周围同学交头接耳，扰乱课堂纪律，做事丢三落四，做作业拖拉，考试粗心大意，成绩差，在班里垫底，情绪易激惹，爱发脾气，暴躁，冲动任性，常和同学打架。老师经常向家长反映孩子的在校情况，家长感到很焦急，于是带着孩子来专科医院就诊。经检查，孩子被明确诊断为注意缺陷多动障碍伴学习困难，合并冲动控制障碍，给予口服药物（盐酸哌甲酯、氟哌啶醇），配合中医头针、心理干预及经颅磁物理治疗。经过3个疗程的综合治疗，孩子目前情绪稳定，没有焦躁不安的表现，能主动到学校上学，上课专心听讲，按时完成作业，学习成绩明显提高，和同学们可以友好相处，各方面的进步经常获得老师的表扬，家长也非常满意。

微信扫描二维码
看医学专家解答视频

112

孩子注意力不集中，学习困难的情况会不会随着孩子年龄的增长而改善？

在门诊上，很多家长提到孩子注意力不集中，上课时闲不住，不能专心听讲，有些孩子的手总是停不下来，一张纸片、一支铅笔、一块橡皮都是他们手里的宝贝，任凭老师在讲台上面讲得眉飞色舞，他们在下面还是翻来覆去玩个不休。也有一些孩子坐得端端正正，既不摆弄东西，也不影响周围同学，如果单从课堂纪律来说他们肯定是优秀的，但是仔细一看就不难发现问题，他们有时被教室外的事物吸引，有时就呆呆地想心事，看似在听课，但表情呆呆的，眼神迷离飘忽，如果老师突然提问，他们根本不知道老师说的是什么，回家写作业的时候才发现困难重重，可谓"身在课堂心在外"。

在家里，很多孩子经常出现这样的问题：写作业的时候磨蹭，边玩边写，还经常会向家长提出这样或那样与作业无关的问题，做数学题时会抄错数，看错运算符号，抄写课文时会漏字，忘写标点符号，读课文时会漏字、填字、串行等。

遇到上述问题时，很多家长会对孩子发脾气，严厉地训斥孩子，但往往没有太大的起色。有时家长会叹着气对医生说："我这孩子就算是一块石头，也该被焐热了，可是为什么他还是顽固不化呢？"还有的家长反映，孩子已经上五年级了，4+4 还能算成等于 9；一个很简单的字，前面写时写对了，后面再写时却又错了。家长每天早早叫孩子起床学习，中午也不让孩子休息，晚上一学就学到 10 点以后，可是孩子的成绩仍然排在班里后几名。

这样的例子还有很多，老师和家长往往对注意力不集中、学习困难的孩子付出了很多心血，可是收效甚微。有些家长会认为孩子调皮、懒惰、不听话，其实这是一种错误的认识。通过大量的临床观察发现，孩子有这些表现的原因往往是他们的大脑神经在加工传输递质方面出现了一些问题，在学习过程中大脑皮层产生不了应有的兴奋，而为了维持必要的学习和活动过程，他们需要借助一些无关的活动来控制自己。据相关儿童行为研究机构统计，80% 左右的学习困难儿童都患有不同程度的注意缺陷多动障碍。

遇到下列情况时，请家长一定不要训斥、讽刺、挖苦孩子，要积极带孩子去专科医院就诊，明确诊断，免得延误了孩子的早期诊治。

①上课容易开小差、说悄悄话，小动作比较多。

②逃避需要持续用脑的工作，看上去好像不喜欢动脑。

③写作业时漫不经心，定不下心来读书。

④他人讲话时爱答不理，一只耳朵进，一只耳朵出。

⑤刚开始做事情时兴致勃勃，不一会儿就觉得没意思了。

⑥健忘，丢三落四，心不在焉。

⑦情绪容易冲动，控制能力较差。

⑧心理或行为比较幼稚，不能从失败中吸取教训。

⑨低自尊，表现为对很多事情都无所谓。

⑩社交技能差，表现为没有固定的朋友，不能很好地与同龄的小朋友相处。

那么注意力不集中、学习困难会不会随着孩子年龄的增长而改善呢？这是一个许多家长非常关心的话题。早期对该病的研究发现，随着年龄的增长，孩子的多动、注意力不集中症状越来越少了，因此认为注意缺陷多动障碍只是儿童期的疾病，是一种自限性疾病，长大后会自然痊愈。但近年来大量研究发现，孩子的多动、注意力不集中症状并没有完全消失，只是随着年龄的增长，他们会掩饰自己这种不符合社会习俗的行为，多动的情况可能会减少，但注意力缺陷大多依然如故，注意力持续时间短，容易分神，其他能力（如学习能力、记忆理解能力）也没有改善，少部分患者到 20 岁以后注意力会有所改善，但也有近半数患者的症状会持续到成人阶段，甚至可能终身存在。如果孩子在专业的专科医院被确诊为注意缺陷多动障碍，一定要积极接受治疗，包括药物治疗、特殊教育、心理治疗等，有些孩子的治疗周期可能比较长，甚至需要治疗数年才有可能获得较好的疗效，所以家长一旦发现孩子注意力不集中、学习困难要及早带孩子到专业的专科医院诊治，切不可耽误治疗，影响孩子的未来。

微信扫描二维码
看医学专家解答视频

113

孩子今年四年级，学习成绩还行，但是上课走神，多动，写作业拖拉，需要治疗吗？

门诊上有一位四年级的学生，学习成绩还可以，也很聪明，就是上课走神，注意力不集中，小动作特别多，写作业拖拉，难以集中精力去完成一件事，老师课堂教授的内容不能完全掌握，学习成绩逐渐下降。出现上述情况可能是孩子患了多动症伴学习困难导致的。

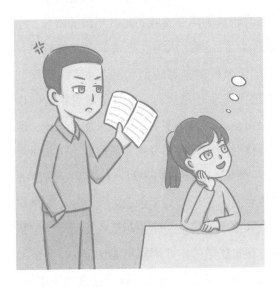

儿童多动症是一种常见的儿童行为异常疾病，这类患儿的智力正常或基本正常，但在学习、行为及情绪方面有缺陷，主要表现为注意力不集中，注意时间短暂，活动过多，情绪易冲动，学习成绩普遍较差，在家庭及学校均难与人相处，在日常生活中常常让家长和老师束手无策。

为什么家长要带孩子积极就诊和治疗？

多动症对孩子的危害很大，而且对家庭也会造成很大影响。多动症的孩子上课注意力不集中，小动作多，写作业拖拉，学习成绩差，由于得不到老师和同学的认可，加上经常被家长批评，久而久之孩子就会丧失自信心，变得自卑，出现厌学及过激行为，使孩子与家长之间产生对抗，甚至产生仇恨心理，这样就会影响家庭和睦。因此，一旦孩子有上课注意力不集中，走神，写作业拖拉的情况，家长要尽早带孩子到专科医院就诊，进行干预治疗，越早治疗，预后越好。

下面简要介绍一下常用的治疗方法。

①中医：针灸治疗、汤方辨证论治等。

②西药：盐酸托莫西汀等。

③物理治疗和康复训练：如数码听筒训练、注意力训练、感觉统合训练等一系列治疗。

④心理治疗：对患儿本人和家庭的心理社会问题，进行一些有针对性的心理咨询、行为矫正（沙盘、绘画等）或家庭治疗。

⑤教育：针对患儿注意力不集中、易分心、多动、易激怒、自尊心弱等特点，以及神经发育延迟的情况，采用一些个性化教育方法。

• 不要歧视、打骂孩子，要有耐心，发现孩子的优点并及时加以表扬，逐渐提高孩子的自尊心。

• 给孩子过多的精力以出路，比如按安排一些户外活动（打球、跑步等）。

• 制订简单的规矩，从小教育孩子一心不可二用。

• 对于有过激行为的孩子，要耐心引导，不要歧视孩子。

【案例】

患儿男，10岁，四年级学生，由外公外婆陪同就诊，韦氏智商测试结果为130。孩子在二年级时就出现上课注意力不集中，走神，喜欢找同学说话，招惹同学，老师偶尔会找家长，但因为孩子非常聪明，学习成绩也还不错，就没有特别重视，现在这些症状不但没有改善，反而加重了，做作业拖拉，每晚作业都要到11点左右才能完成，搞得家长很疲倦、焦虑。孩子的学习成绩越来越差，脾气也比较大，经常和同学吵架，老师经常找家长，家长很是无奈。家长带孩子来医院就诊，经检查孩子被确诊为注意缺陷多动障碍伴学习困难，通过1个月的"N+1"系统治疗，孩子的行为有了明显改善，上课时注意力集中了，小动作减少了，写作业的速度比以前快了，招惹别人的次数减少了，学习成绩也有了明显提高。又经过两个月的治疗，孩子上课注意力集中了，也不招惹别人了，期末考试成绩排到了班级第一名，口算成绩是全年级第一名，家长非常高兴地说："孩子治疗后的变化太大了，我们省心多了，不用天天陪着写作业到很晚了，孩子的脾气变好了，跟我们的关系也融洽多了，真后悔没早点带孩子来治疗。"

114

多动症导致的学习困难，在什么年龄进行治疗效果更好？

多动症是一种神经发育障碍，它的病因复杂，可由神经生物学因素、心理学因素、环境因素等多种因素导致。

需要明确的是，多动症是一种精神行为障碍，需要进行专业的评估和治疗，治疗的目标是控制症状，提高孩子的学习效果和生活质量，同时培养孩子的自我管理能力和社交技能。在治疗年龄方面，6 ～ 13 岁被认为是最佳的治疗时期。这个阶段之所以被认为是最佳的治疗时期，有以下 3 个方面的原因。

①生理发育：在这个年龄段，孩子的生理发育尚未完全成熟，大脑的可塑性较强，因此对于行为的干预和治疗会有较好的反应。

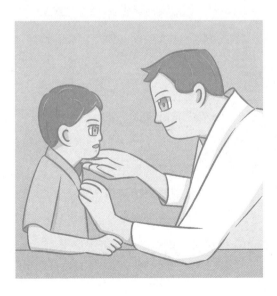

②认知能力：随着年龄的增长，孩子的认知能力逐渐提高，对治疗的任务和要求能够更好地理解和执行，从而提高治疗效果。

③学校环境：这个年龄段的孩子主要是在学校接受教育，因此在治疗过程中得到学校和老师的支持和帮助，有利于治疗的进行。

对多动症的治疗并不是一蹴而就的，需要长期保持耐心和积极配合。治疗方案应该根据孩子的具体情况制订，包括促进脑发育的治本治疗，如中医针灸治疗等，以及治标治疗，如药物治疗、心理治疗、行为疗法、教育干预等。家长和老师也应该积极参与治疗过程，提供必要的支持和辅导，帮助孩子养成正确的学习和生活习惯。

多动症的治疗效果因个体差异而有所不同，虽然并不一定能够完全消除症状，但是大多数孩子经过合适的治疗都会有明显的进步，这些进步可以帮助孩子更好地适应学校和社会生活，提高学习成绩和自信心。

【案例】

患儿男，9岁，老师反映他经常在课堂上分心，难以持续集中注意力，而且多动，经常不自觉地离开座位，这些情况导致男孩在学习成绩上远远落后于同龄人，表现出明显的学习困难，同时这些行为也严重影响了男孩与同龄人的社交关系。经过专业评估，男孩被诊断为注意缺陷多动障碍。针对男孩的状况，医生制订了综合治疗方案。经过几个月的治疗，男孩的症状有了显著改善，注意力集中时间增加了，多动行为减少了，学习成绩有了明显的提高。家长和老师反映，男孩与同龄人的社交关系也有所改善，自信心增强了。这个案例表明，通过综合治疗，注意缺陷多动障碍导致的学习困难是可以得到有效改善的。

115

多动症伴学习困难能不治自愈吗？

这个问题是很多家长非常关心的问题。在医院学习困难门诊，常有家长问道："孩子在当地医院被诊断为多动症伴学习困难，不治疗能自愈吗？"甚至还有的家长感到疑惑："我小的时候也很调皮，学习也不好，长大不是也没事了吗？"那么到底多动症伴学习困难能不治自愈吗？

多动症是造成学习困难最常见的原因之一，绝大多数孩子都需要接受积极的干预和治疗才能顺利地完成学业。在未经治疗的情况下，多动症伴学习困难通常在几年内不会自愈，部分患者成年后可能会自愈，但已经失去了正常读书的机会。

早期发现，早期诊断，早期干预和治疗对多动症伴学习困难的孩子来说是非常重要的。孩子大了就能好是错误的观念，这样只会错过治疗黄金期。近年来多动症伴学习困难的孩子越来越多，数量有上升的趋势，所以家长朋友千万不要有侥幸心理，否则会影响孩子的人生。

不要让孩子输在起跑线上。一旦有老师反映孩子上课坐不住，不认真听讲，动来动去，小动作多，手脚不停，东张西望，心不在焉，容易被外界干扰，交头接耳，学习成绩下滑严重，甚至不及格，粗心大意，不愿意写作业或写作业拖拉磨蹭，边写边玩，脾气暴躁，易怒，甚至不愿意上学、不交作业、不答试卷等，家长应高度关注，带孩子到专科医院就诊。多动症伴学习困难的治疗一般采用医康教一体、多学科康复体系，突出中医特色，辨证施治，发挥中西医结合的独特优势，帮助孩子提升专注力、自控力和学习的动力。

【案例】

医院接诊的一个 10 岁的患儿，上了三年级以后学习成绩明显下滑，上课不能认真听讲，总跟周围同学说话，不遵守课堂纪律，不按时完成作业，考试不及格，成绩在班里垫底，在家写作业时拖拉，边写边玩，一会儿去厕所，一会儿吃东西，一会儿喝水，作业要写到晚上十一二点，还必须有家长陪着，家长也感觉很累。老师多次跟家长反映孩子的情况，但没引起家长的重视，认为孩子再大一些就好了。到了四年级，孩子的情况越来越严重，甚至到了厌学的程度，家长带孩子到当地儿童医院治疗后症状改善不明显，还是会在上课时乱走动，总是打断老师讲课，学习成绩一塌糊涂。来本院就诊时，孩子舌红苔白，面色萎黄，注意力差，前记后忘，饮食、睡眠差，采用中医四诊八纲法诊断为典型的脾胃虚弱、气血不足、心脾两虚型注意缺陷多动障碍伴学习困难，给予补气养血、安神定志、健脾养胃的治疗方案，配合注意力训练、感觉统合训练、心理疏导，治疗三个月后取得了非常好的疗效，孩子上课时能安静地听讲了，回家后也能按时完成作业了，自觉性和主动性有所提高，期中考试平均分在70分以上，取得了很好的成绩，得到了老师的表扬，家长也露出了久违的笑容。

116

给多动症伴学习困难的孩子加强了课后辅导，为什么成绩还是越来越差?

学习困难是社会热议话题，是老师和家长关注的焦点。自医院学习困难门诊设立以来，每天的来诊患者越来越多，而且呈逐年上升的趋势，其中注意力方面引发的学习困难问题尤为突出。一直以来，学习困难的问题是客观存在的，据统计每6个人当中就有1个人受到不同程度学习困难的影响，同时在教育竞争中家长对孩子学习成绩的重视程度高过对孩子心理与精神需求关心程度，这就使得学习困难问题的解决非常迫切。

有很多家长会问："我的孩子考试成绩不及格，学习成绩下滑严重，虽然加强了课后辅导，但学习成绩还是很差，提不上去，我们家长很是焦虑，该怎么办呢?"

其实，孩子学习成绩差的根源可能在于患上了多动症伴学习困难，这类孩子注意力不集中，上课不认真听讲，东张西望，走神发呆，心不在焉，专注力持续时间短，学习动力不足，自控力差。俗话说"磨刀不误砍柴工"，意思是如果刀很钝，不锋利，那么砍柴时既费力，砍得的柴又少，索性先不去砍柴，把刀磨快一些，然后去砍柴，这样砍的柴又多又省力，事半功倍。学习也是如此，但

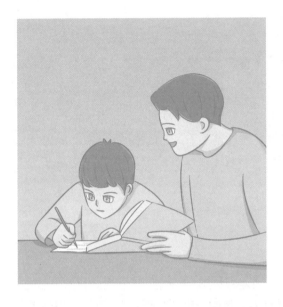

是有的家长走入了一个误区，只顾跟风似的相互攀比，无论寒暑假，还是周六日，都逼迫孩子学习，孩子被搞得压力很大，很累也很烦，最终学习成绩还是越来越差。其实，当孩子开始出现上课注意力不集中，学习成绩下滑，甚至不及格，写作业拖拉磨蹭等情况时，就应该引起家长的重视，及时带孩子到儿童专科医院就诊，遵循早发现、早诊断、早干预、早治疗的原则，在专科医师的指导下进行有针对性的治疗，多动症改善了，学习困难的问题就迎刃而解了，学习的专注力、动力和自信心都将有很大的提升，进入一个越来越好的良性循环。

目前，对于多动症伴学习困难的治疗，国际上多采用物理治疗（经颅磁、电子生物反馈、脑电仿生等），常用的西药有托莫西汀和哌甲酯等。国内的治疗方案多采用医康教一体的多学科康复体系，包括中西医结合治疗（包含中药、头针、体针、舌针、电针、敷贴、推拿、穴位注射、穴位埋线等）、康复训练（包含注意力训练、感觉统合训练、认知训练等）、心理疏导，以及社会、学校、家庭的正确引导教育。

【案例】

李某，男，13 岁，南通人，六年级学生，上课不认真听讲，注意力不集中，小动作多，交头接耳，学习成绩在班里垫底，三门主课的成绩都不及格，甚至有的只能考二三十分，家长十分着急，暑假期间为孩子增强了课后训练，但考试成绩不仅没有进步，反而下降得很严重，只考了十几分，甚至试卷都没答完。经朋友介绍，家长带着孩子来到医院就诊，通过中医的四诊八纲及相关检查，初步诊断为注意缺陷多动障碍伴学习困难，中医辨证为心肝火旺。医生为孩子制订了个性化治疗方案，经过两个多月的治疗，孩子的注意力有了很大的提升，上课时能注意听讲了，老师说孩子注意力的持续时间比原来延长了很多，能认真听讲三十分钟了，写作业也不拖拉了，能积极回答问题了，成绩也考到了六七十分，像变了一个人一样，多次得到老师的表扬。

微信扫描二维码
看医学专家解答视频

117

孩子患有多动症，服药治疗 5 年多，为什么成绩反而越来越差?

在日常的学习困难门诊中，每天都会有许多家长带学习困难的孩子前来求诊，其中经常会有多动症孩子的家长感到疑惑，我们家孩子在大医院看了，医院明确诊断是多动症，专家开了改善注意力的药物，孩子坚持按时服药一年、两年、五年，甚至更长的时间，为什么注意力缺陷的表现却仍然存在，学习成绩还是越来越差呢? 怎样治疗更好呢?

我们先来回顾一下多动症的发病机制是什么。

多动症是一种儿童额叶发育不完全，额叶神经细胞分泌的去甲肾上腺素、多巴胺等神经递质减少，从而减弱了对大脑皮层各功能区的控制作用，缩弱了对中枢神经系统的行为活动控制及对注意力神经的控制作用，导致额叶功能缺陷，引起儿童注意力缺陷、多动、冲动任性等一系列症状的疾病，孩子上课走神发呆、小动作多、无法专心听课、课后写作业拖拉磨蹭、无法专心地温习功课，尤其是随着年龄增大、年级增高，学习知识的难度也越来越大，多动症患儿的学习成绩会逐年下降，到小学高年级或初中时，许多多动症患儿考试不及格，出现严重的学习困难，即使老师增加课后辅导或家长亲自辅导，也没有效果，有的孩子还会出现自卑等性格缺陷及对立违抗行为，孩子难过，家长也异常苦恼和痛苦。许多孩子服用了相关药物，有的甚至坚持服用了多年效果也不明显。

目前治疗多动症常用的药物有两种，一种是哌甲酯，另一种是托莫西汀，这两种药物的作用机制是让脑内的多巴胺、去甲肾上腺素水平增高，相当于外源性补充这两种神经递质，但因为这两种药物代谢得比较快，所以一般早上服用的话，到了下午和晚上基本就分解代谢完了，所以有许多多动症孩子虽然坚持服药数年，但是仍存在注意力缺陷的问题。服用药物的孩子注意力可有所改善，但达不到正常水平，上课时仍然会走神发呆，很难专注听课 30 分钟，且随着年级的升高、所学知识难度的增大，学习成绩会逐渐下降。当然，也有的多动症孩子服用药物后效果不明显。单纯服用药物相当于治标，解决不了额叶自身分泌多巴胺、去甲肾上腺素能力不足的问题，一旦停药，脑内神经递质的分泌还会像用药前一样缺乏，孩子的症状又恢复如初。还有的孩子会因为药物的不良反应而停止用药，常见的不良反应有厌食、恶心、呕吐、头晕、心悸、嗜睡等。因此，单纯服药手段单一，疗效有限，治标不治本。

儿童多动症怎样治疗效果更好呢？

儿童多动症的治疗方法应该是标本兼治，以治本为主，以治标为辅。治本的方法是促进额叶功能改善，提高额叶神经细胞自身分泌去甲肾上腺素和多巴胺的能力，临床上主要应用中医安神益智治疗，涵盖众多传统中医疗法，包括针灸、穴位注射、穴位埋线、中医敷贴、耳穴治疗等，起到调和脏腑，平衡阴阳，改善额叶功能的作用，也可以通过物理因子神经调控治疗，定向调节脑部血液循环，调节脑电活动，改善脑细胞功能。另外，鼓励孩子运动也能起到增强治疗效果的作用。常见的药物治疗及行为心理干预治疗是治标，身心同疗标本兼治才能事半功倍，才能更快、更好地促进多动症孩子早日康复。

118

多动症导致的学习困难，单纯靠吃改善注意力的药物能治好吗？还有哪些治疗方法？

多动症是一种常见的慢性神经发育障碍，表现为注意力不集中、活动过多和冲动行为，可导致学习困难，影响日常生活和社交活动。由于诱发多动症的病因尚不明确，可能与生理、心理、社会等多方面的因素有关，单纯依赖药物可能无法完全解决多动症导致的学习困难问题。我们可以选择多种治疗方法进行综合治疗。

（1）药物治疗

儿童多动症一般需要进行药物治疗，服用前应正确了解药物的作用与不良反应。药物治疗可为教育提供良好的条件，但不能代替教育。药物治疗治标不治本，因为单纯吃药只是通过外源性方法让脑内神经递质水平增高，停药后就无效了，这会造成儿童长期依赖药物，还可能会因为药物的不良反应而不能继续用药治疗。我们目前在临床上大多使用中医特色针灸治疗、物理治疗等方法，从根本上促进脑额叶功能改善，弥补单纯药物治疗的不足。

（2）心理治疗

心理治疗主要包括行为治疗、心理教育、放松训练、自我控制训练及鼓励法则等，这些心理治疗方法可以帮助多动症患儿缓解病情，提高学习成绩。

（3）教育干预

教育干预包括强化法、惩罚法和控制法，可以帮助患儿在学习中更好地集中注意力，提高学习效果，还可以帮助患儿学会自我管理、学习社交技能，更好地适应学校和社会生活。

（4）家庭治疗

家庭治疗可以帮助家庭成员了解多动症的症状和病因，并学习如何应对和管理多动症的症状。不要歧视、体罚或使用其他粗暴的教育方法，在儿童行为趋向良好时家长应及时予以肯定、表扬，以增强其自信心。家庭治疗还可以帮助家庭成员改善与患儿的沟通和关系，更好地支持患儿。

（5）运动治疗

运动治疗是一种非常有效的手段，可以帮助多动症患儿缓解症状和提高注意力。运动治疗可以通过进行有氧运动、力量训练和柔韧性训练等方式进行。有氧运动可以改善患者的心肺功能，力量训练可以增强肌肉力量和提高代谢率，柔韧性训练可以改善关节灵活性和肌肉伸展性。

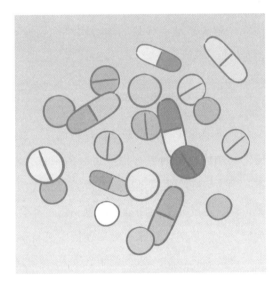

总之，多动症的治疗需要综合考虑药物治疗、心理治疗、教育干预、家庭治疗和运动治疗等方面。通过综合治疗，可以增强孩子的自尊心和自信心，消除他们的紧张心理，帮助他们提高自控能力，更好地应对和管理多动症的症状，提高生活质量和学习效果。父母应与老师、医生保持联系，通过孩子、医生、家长、老师四方面的合作，共同努力帮助多动症伴学习困难的儿童早日康复。

【案例】

陈某，男，10 岁，天津人。因自幼好动，上课不专心听讲，于 2022 年 7 月来我院门诊求治。患儿自幼顽皮好动，做事没有耐心，有始无终，经常破坏玩具，登高爬低。6岁开始上小学，上课、做作业从不专心，稍有动静就分心走神，小动作多，上课时不守纪律，经常说话。在家做作业时粗心大意，常不能按时完成，需要父母监督，父亲经常因此训斥，甚至打骂孩子。平时丢三落四，急躁易怒，冲动任性。近半年来上课打瞌睡，有厌学情绪，学习困难，成绩下降至班级倒数，入睡困难，挑食偏食，大小便正常，舌淡红，苔白腻，脉弦缓，曾在某儿童医院被诊断为"注意缺陷多动障碍"，服用盐酸哌甲酯缓释片治疗3个月余，症状缓解不明显，遂来我院门诊。四诊合参，患儿的中医辨证属肝郁脾虚型，给予疏肝解郁、益气健脾的中药汤剂口服，配合头针、心理干预治疗2个月，专注力明显提高，多动症状明显好转，继续给予益气健脾、养心安神调理2个月，患儿能专心听讲，按时完成作业，期中考试成绩跃居班级中上水平。嘱家长在治疗期间多关心、体谅孩子，不应歧视、打骂孩子，以免加重孩子的精神创伤。家长应当给予孩子正确的引导和帮助，当他们在学习过程中表现良好时，就及时给予奖励，以鼓励他们继续提高，并巩固疗效。

微信扫描二维码
看医学专家解答视频

119

多动症引起的学习困难会导致情绪障碍吗？怎样治疗呢？

患有多动症的儿童大多有注意力不集中的表现，注意时间短，上课时发呆，开小差，做作业磨蹭，缺乏时间观念和任务感，慵懒拖沓，书写笨拙，缺乏学习兴趣和好奇心。随着年龄的增长，这些孩子学习越来越困难，成绩越来越落后，常受到老师的点名批评、同学的歧视、家长的责骂，甚至打骂，孩子的自尊心严重受挫，进而产生自卑情绪，导致情绪障碍。

（1）什么是情绪障碍

情绪障碍的特征是情绪异常，有持久或较大幅度的波动或偏离，孩子长期处于不良情绪的笼罩之中，不能随着时间的推移和环境的变化而改变，失去了自我调节能力。情绪是人对环境变化产生的反应，是人类进化的产物，与自然、社会环境密切相关。

人的四个基本情绪是快乐、悲伤、愤怒和恐惧。除了快乐，其余三个都是负面情绪，或者叫作不良情绪。多动症学习困难的孩子长期自尊心受挫，产生自卑情绪，出现情绪障碍是必然的结果。

（2）多动症伴学习困难合并情绪障碍有哪些临床表现

每个孩子的性格、成长环境不同，多动症引起学习困难的轻重程度不同，导致情绪障碍的表现也不尽相同，常见的有烦躁不安，焦虑失眠，兴趣缺失，自我封闭，焦虑，抑郁，情绪高涨，躁狂发作，强迫，易激惹，自卑，自残，情绪低落，悲观厌世，沉迷于游戏，厌学，逃学，等等。家长一旦发现孩子有上述表现，一定要及时带孩子去专科医院就诊，如果及时进行诊断和治疗，大部分孩子都能重返校园，回归正常的学习生活。

（3）儿童情绪障碍怎样治疗

①中医治疗：对于儿童临床情绪障碍，中医有着悠久、宝贵的辨证治疗经验。

• 中药内服：解郁安神片，逍遥丸，柴胡疏肝散，九味镇心颗粒，舒肝解郁胶囊，等等。

• 中医外治：针刺太冲穴、百会穴、神门穴等，起到醒脑开窍、催眠安神的作用。

②西药治疗：针对儿童临床情绪障碍的表现，可选用苯二氮䓬类药物（如氯硝西泮、阿普唑仑等）、选择性 5- 羟色胺再摄取抑制药（如舍曲林、草酸艾司西

酞普兰片等），对于情感爆发或冲动哭闹的患儿，可选用氟哌啶醇、氯丙嗪等。

③心理治疗：对于儿童情绪障碍，心理治疗非常重要，包括行为疗法、游戏疗法和暗示疗法等，医生要耐心教育引导，帮助患儿克服情绪上的障碍，使他们更好地适应环境，同时要帮助家长正确教育孩子，改善家庭环境，以减少对患儿心理的不良影响。

【案例】

患者田某，女，初二学生，身高 164 厘米左右，衣着整洁，身材苗条，面貌端庄，表情淡漠。接诊医生了解到孩子原来是班里的尖子生，是班长，可是不知为什么近两年来总是不明原因地在上课时不由自主地失神发呆，注意力无法集中，学习成绩一落千丈，从班里的尖子生变成了差生，班长的职务也被免了，容易烦躁发火，焦虑不安，压抑恐惧，失眠多梦，常常一个人在夜里哭泣，痛不欲生，甚至会用刀片一道一道地划自己的手腕。孩子在诉说过程中不停地流下大滴大滴的泪珠，接诊医生轻轻拿起她的手腕，看到的是一道道红红的伤痕。经过检查，孩子被确诊为注意缺陷多动障碍伴学习困难，合并情绪障碍。医生制订的治疗方案如下：中医针灸治疗，安神开窍，调节大脑神经递质的分泌，提高注意力；每天进行一对一心理辅导，包括行为疗法、暗示疗法；重复经颅磁刺激；口服中药及西药。经过一周的住院治疗，孩子的症状明显减轻，嘱其出院后继续服药。2 周后回诊，孩子整个人焕然一新，情绪、面容、沟通谈吐均明显好转，嘱其继续巩固治疗，尽早回归正常的学习生活。

微信扫描二维码
看医学专家解答视频

120

家长如何教育、训练患有多动症伴学习困难的孩子?

对于多动症导致学习困难的孩子，家长一定要具体情况具体分析。家长首先

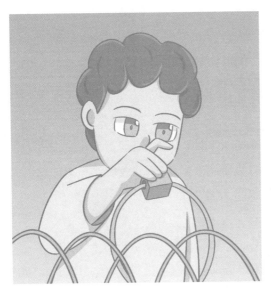

应该带孩子到专科医院就诊，明确病情，在积极配合治疗的同时，理性认识到孩子在学习能力上与其他孩子的差异，为孩子制订个性化教育培养计划，在行为矫正过程中尊重孩子的认知，给予孩子相应的教育训练和关怀。在进行家庭亲子教育的过程中，家长要付出更多的时间与精力，在实践中采取有效的应对策略。

下面介绍一下常用的家庭教育及训练方法。

（1）不宜用"别人家的孩子"做对比

父母应该放下自己心中的胜负欲，不要把孩子当作体现自我成就的工具，而要设身处地地考虑孩子的感受，接纳孩子的不足和普通，这样才能成为孩子在成长道路上的可靠盟友。

（2）给予孩子更多的接纳、理解和包容

孩子因为学习困难，在校园生活中常处于一种高压力状态，会产生大量挫败感。父母要给予孩子更多的接纳与理解，明白孩子并非不努力或不愿意学习；要共情孩子的不容易，比如在孩子放学回家后，尽量为孩子创造轻松、温馨、关爱、理解的家庭氛围，减轻孩子的精神压力；在孩子完成家庭作业的过程中，要

有更多的耐心，尽可能减少对孩子的指责或超出他们能力范围的要求，否则只会增加孩子对学习的恐惧。

（3）在学业上给孩子更多切实的帮助

多动症伴学习困难的儿童因为在专注力、学习能力及时间管理能力上的不足，需要家长给予更多的关注，最好有一位家长专门负责孩子的学业，对其进行监督和帮助。家长要抽出更多的时间陪伴孩子，在与孩子充分沟通、协商的基础上与孩子达成学业上的共识，让孩子感受到家长是在积极关心自己而非控制。当孩子遇到听不懂、学不会、理解不了的问题时，家长要及时给予辅导。

（4）多关注孩子的心理变化，帮助孩子找到更多自信

孩子的自我意识是比较强烈的，他们很容易产生一些不切实际的想法和情绪波动，比如不想学习、厌学、情绪急躁、易激惹等，这时候家长要给予他们更多的关爱和鼓励，帮助孩子树立正确的人生价值观，让孩子感受到自己的价值和能力，激发孩子的自信心，提高孩子的学习动力和学习兴趣。必要时家长可向专业的心理医生寻求帮助。

（5）积极参与学校活动，加强家校联系

家长要与学校老师保持密切联系，一方面可以让学校及时了解孩子的真实情况，给予有针对性的关注与帮助，另一方面有助于家长与老师建立良好关系，及时获得老师对孩子的反馈意见，了解孩子在学校里的学习生活、社会交往等情况，以便更好地帮助、引导孩子。

（6）对孩子的进步给予及时的表扬与鼓励

当孩子按时完成了作业、考试成绩有进步、上课小动作减少时，家长要给予表扬，还可以送一个合适的礼物给孩子以示鼓励。当孩子的点滴进步被别人认可，尤其是被自己信任、爱着的人称赞时，他们会有更多的信心和勇气去面对困难，战胜困难。家长对孩子的进步及时进行表扬与鼓励有利于孩子的健康成长。

【案例】

　　患儿男，11岁，小学四年级学生。患儿上课发呆，走神，东张西望，喜欢咬铅笔、掰手指玩，平时的作业不能按时完成，语文作业中的错别字多，写作文困难，做数学计算时丢三落四，正确率低，学习成绩明显下降，而且情绪急躁，爱发脾气，经常招惹同学，甚至做出攻击行为。学校老师经常向家长反映孩子的问题，家长非常焦急也很无奈，于是带他来医院就诊。经检查，患儿被确诊为注意缺陷多动障碍伴学习困难，医生及时给予认知功能训练、注意力训练、针灸治疗、物理治疗、心理干预、中西药物治疗等多学科联合治疗，并为其制订了个性化家庭教育培养方案，让家长理性地认识到了孩子在学习能力上的问题，在行为矫正过程中帮助家长学会尊重孩子的认知，在生活中要给予孩子相应的教育训练和关怀。在医生的精心治疗和家长的家庭教育指导下，孩子上课时注意力明显提高了，小动作也减少了，学习主动，作业完成得很及时，学习成绩也逐步提高了，这让他更加自信和快乐。看到孩子的进步，老师和家长都感到无比欣慰。这个案例告诉我们，在培养、教育孩子的过程中，家长要付出更多的时间与精力，要有耐心和恒心，采用各种方法激发孩子的学习兴趣，及时予以鼓励和表扬。家长的教育和训练对孩子的治疗，以及成长和发展，都起到积极的作用。

121

多动症导致学习困难的儿童怎样进行社交训练？

　　多动症在临床上以持续存在的与年龄不相称的注意力不集中、多动、冲动为核心症状，可造成学业成就、职业表现、情感、认知功能、社交等多方面的损害。由于在学业上经常遇到挫折，导致焦虑、抑郁等情绪及情感问题，产生自卑心理，多动症导致学习困难的儿童在社会化方面存在障碍，比如与同伴交往的过程中，往往只因遇到小小的冒犯就会情绪失控，常有孤独感。多动症伴学习困难的儿童还可同时出现行为问题，如攻击性行为、退缩性行为等。由此可见，对于多动症导致学习困难的儿童，在接受专科医院正规诊治的同时，家长与教师也要配合医生对孩子进行有效的社交能力和人际关系训练。

那么家长与老师应当如何对多动症导致学习困难的儿童进行社交能力训练呢？

（1）发展良好的亲子关系，营造和睦的家庭氛围

家长要正视孩子的缺点和不足，帮助他们找出原因，分析原因，寻找解决方法，鼓励他们努力上进；要善于发现孩子的闪光点，并对此进行鼓励强化，培养孩子的自尊心和自信心；要用温暖的教养方式增加与孩子的感情交流，营造和睦的家庭氛围。

（2）增强社会技能，改善同伴关系

发展同伴关系要从提高学习困难儿童的社会技能入手，对他们进行系统的社会技能训练，主要包括基本交往技能、情绪情感表达与控制技能、社会关系技能、课堂交往技能、决策与问题解决技能、冲突管理技能训练等内容，训练方法主要有六步直接教学法、隐性课程法和社会解析法。

①六步直接教学法：老师按照固定的教学时间和安排，以课堂教学的形式将社会技能有计划地传授给学生，每个社会技能都有相对应的行为目的、使用步骤、教学策略和评定活动。

②隐性课程法：老师针对学习困难学生的判断力缺乏和情感识别能力缺乏的特点，引导他们对所处社会交往情境的领悟，并根据交往情境的特点选择适当的社会行为对学生进行团体训练。这个方法既重视向学生传授社会技能，又注重将社会技能与各种交往情境相对应，帮助孩子将学到的社会技能用于实际生活。

③社会解析法：社会解析法是一种矫正学生人际交往行为的及时、有效的个别训练方法，能够有效促进学习困难学生社会技能的发展，提高其处理人际关系的能力。

此外，学校还可以通过团体心理辅导的方法改善学生之间的同伴关系。

（3）改善师生关系，发挥教育潜能

老师要更新教育观念，尊重每一位学生，在课内外都要注意与学生进行心理沟通，保持心理相容的师生关系，积极给予鼓励性评价。学习困难学生表现出的问题可能是由多个因素共同影响造成的，因此老师应从各个方面来帮助孩子成长。

【案例】

患儿王某，读一年级时一直在班里排最后一名，尤其是数学学科，当其他同学已经能够运用经验进行口算时，他还需要借助手指进行计算。上二年级后，患儿基本听不懂课堂上数学老师所讲的内容，在课上常常发呆，小动作多，学业成绩越来越差，遇到老师时也不像其他孩子一样主动打招呼，而是能逃则逃，在与其他同学交往时胆小、不主动，要好的同学非常少，同学们都不爱和他一起玩。老师建议家长尽快带孩子到专科医院就诊。

家长带孩子来院就诊后，专科医生在进行常规诊治的同时，到给孩子制订了家庭和学校干预方案。

①为孩子营造积极的家庭情感氛围：不要急于询问孩子在学校的学习情况，要更多关注他在学校的生活情况，建议家长每天与孩子交流三件事：第一，今天课堂上老师的哪句话让他非常赞同；第二，今天班里发生了哪些有趣的事情；第三，有没有需要爸爸妈妈帮助的地方。

②营造浓厚的集体氛围：老师要引导班里的同学不要歧视患儿，而要一起鼓励他。在课堂上一旦孩子有回答的欲望，老师就要给他发言的机会，如果回答正确就给予表扬，如果对题意的理解有偏差，可将他的思考作为拓展内容，肯定他的付出，让他内心中小小的成就感最大化，

渐渐地，在课堂上就能经常看到他举起的手，听到他的发言了。

③对孩子的点滴进步及时给予表扬：家长和老师要主动与孩子聊天，帮助他树立信心，不断地肯定和鼓励他，激发他的学习积极性。

④在孩子的学习积极性提升后加强基础知识的学习：通过上述方法提升孩子的学习积极性后，家长和老师要找到孩子的学习基准点，从最基础的知识开始学习。

经过六个多月的方案实施，孩子在各个方面都取得了进步，课堂纪律变好了，能跟上老师讲课的速度，能够主动做笔记，遇到不会的问题时能主动请教身边的同学，不但学习成绩达到了班级的平均水平，和同学的相处也十分融洽了。

微信扫描二维码
看医学专家解答视频

122

导致学习困难的抽动症，怎样治疗效果更好？

门诊上因学习困难来就诊的孩子不在少数。学习困难的病因比较复杂，如遗传代谢性疾病、神经系统疾病、围生期因素、环境因素、行为发育障碍、多动症、抽动障碍等，所以对学习困难要有针对原发病的治疗，才能解决孩子的学习困难问题。本文重点谈一谈怎样治疗导致学习困难的抽动障碍效果更好。

抽动障碍（俗称"抽动症"）是一种起病于儿童时期、以抽动为主要表现的神经精神疾病，其临床表现多样，以发作性躯体或发声抽动为主要表现。该病可伴有多种合并症，其中以多动症、学习困难最为常见，增强了疾病的复杂性，影响患儿社会适应能力及个性心理品质的健康发展。通过以下综合治疗一般可以取得良好的治疗效果。

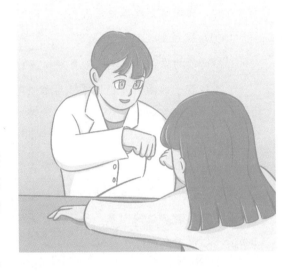

（1）中医治疗

中医学认为，本病多由先天不足，后天失养，感受外邪，或情志失调，久病失治所致，病机关键为肝肾阴虚，心肝火旺，肝风内动，病位在肝，与心、脾、肾关系密切。根据其临床证候特点可辨证选用滋养肝肾、疏肝泻火、息风止痉、宁神益智等治法，可配合针灸疗法，比如头针和体针交替使用，隔日治疗一次。

（2）西药治疗

常用的药物有中枢性 α_2 肾上腺素能受体激动剂（可乐定）、多巴胺 D_2 受体阻断剂（硫必利），D_2 受体部分激动剂（阿立哌唑），5-羟色胺再摄取抑制剂（舍曲林）、去甲肾上腺素再摄取抑制剂（托莫西汀）等。用药时应逐渐、缓慢加量至治疗剂量，根据需要进行强化治疗、维持治疗，若病情已完全控制，可考虑逐渐减停药物，但要保证用药足量、足疗程。

（3）干预训练和教育引导

①心理行为治疗：心理行为治疗是改善抽动症状和社会功能的重要手段。患儿和家长接受心理咨询，有助于调适心理状态，消除病耻感。心理咨询师会指导患儿、家长和老师正确认识本病，淡化患儿的抽动症状，给予患儿行为治疗，包括放松训练、阳性强化、消退练习、认知行为治疗等，通过心理疏导增强患儿的自信心，帮助其提高学习成绩。

②教育干预：在对抽动症患儿进行积极的药物治疗的同时，对患儿的学习问题、社会适应能力和自尊心等方面也要予以教育干预，这种教育干预涉及家庭、学校和社会。家长应鼓励患儿多参加文体活动，应与学校老师多沟通交流，老师应引导学生不要嘲笑或歧视患儿，鼓励患儿大胆与同学及周围人交往，以增强社会适应能力。

③家庭治疗：家长要为孩子营造和谐的家庭氛围，教给孩子健康的生活方式，与孩子建立良好的亲子关系。家长要有爱心、耐心、信心，要以积极的心态帮助患儿康复，与患儿一起做游戏，训练患儿的自控能力，指导患儿做一些需要全神贯注进行的创造性活动，如拼图等，转移患儿的注意力，减少抽动症状。家长要合理安排患儿的作息，让患儿多做户外活动，亲近大自然，看电视的时间不超过20分钟，不看恐怖、惊险、刺激的节目，不玩手机、电脑游戏，鼓励患儿多与同伴交流，正确处理与同伴的关系，使用文明用语，提高自身修养，增强学习动力。

总之，儿童抽动症导致学习困难的治疗方法多种多样，每个孩子的情况都是不同的，家长应该与专业的医生和治疗师密切合作，通过综合治疗控制抽动症状，提高孩子的学习成绩。

【案例】

患者胡某，男，16岁，山西晋中人，以间断眨眼、甩手、喉部异常发声伴学习困难5年，加重1个月为主诉于2023年8月4日就诊。患儿5年前不明原因出现不自主眨眼，每遇情绪变化加重，逐渐出现斜眼、吸鼻子、张口、耸肩，时有干咳，症状时轻时重，未予重视。上初中后由于课程增多，上课不能专心听讲，走神发呆，听不懂老师讲的内容，做作业不用心，考试成绩逐年下降，遇到难题不会做时就发脾气，曾先后被当地和外地医院诊断为"抽动症"，给予硫必利口服等治疗，抽动症状减轻，连续服用3个月后自行停药，后因中考成绩差出现急躁易怒，沉迷于手机游戏，抽动症状加重，频繁眨眼、斜眼、缩鼻、咧嘴、耸肩、甩手、踢腿，经常发出怪叫声，伴神疲乏力，紧张不安，入睡困难，多梦，大便秘结，舌质红苔黄厚，脉弦滑，经辨证属惊风之肝郁痰热、阳亢风动证，予黄连温胆汤合天麻钩藤汤加减，配合长效针灸、心理干预治疗，症状逐渐缓解，大便通畅。1 个月前高中开学后因压力过大，症状出现反复，怪叫声明显，甩手动作频繁，注意力不集中，焦虑不安，老师劝其休学。患者舌苔薄黄，脉弦略数，给予息风定惊、宁心安神之汤药，配合阿立哌唑片口服，同时给予长效针灸、心理干预治疗，嘱咐家长耐心劝导孩子，为孩子创造良好的家庭氛围，以积极的心态帮助孩子，与学校老师多沟通交流，不要嘲笑或歧视孩子，鼓励孩子与同学交往，增强自信心。经中西医结合治疗两月余，加上家人、老师的努力，患者的抽动症状基本消失，上课能专心听讲，继予中药滋阴潜阳、宁神益智，嘱患者随诊。

123

儿童记忆障碍能否治疗？

在日常生活中和学习困难门诊上，我们经常会听到孩子说"我记忆力差，总是记不住，人家记几遍就记住了的东西，我记了十几遍还是记不住，所以我成绩不好"，还有一种情况是"我背课文挺快的，可就是容易忘，今天记住了，明天就忘记了，所以学习成绩不好"。很多家长想了解儿童记忆障碍是否有好的方法可以改善。

（1）记忆的基本原理

在介绍改善记忆障碍的方法之前，我们先来了解一下记忆的基本原理。记忆是大脑的一种能力，是大脑对经历过的事物的识记并能在以后再现的能力。记忆可分为两种形式：一种是外显记忆（陈述性记忆），通常是对事实或事件，以及知识的记忆，能用语言表达出来，比如背诵一篇文章或讲一个经历过的事件，海马、大脑前额叶等参与记忆过程；另一种是内隐记忆（非陈述性记忆），通常是指技能、程序或方法的获得，它们通过运动或活动无意识地表达，一般无法用语言描述，比如学骑自行车、打乒乓球等，内隐记忆主要与新纹状体、额叶皮层、运动皮层及小脑的功能有关。记忆的基本生理机制是神经细胞之间形成突触网络，客观事物以一定的关系经过人体感觉器官在神经通路中形成电信号，该信号通过神经纤维传递到相应的记忆中枢区域，一般是先传递到颞叶海马进行编码、固定、储存，形成短期记忆。大脑会把不重要的信息进行删除、遗忘处理，相反会通过1个月左右的审核筛选出对生存不可或缺的必要信息或在大脑中重复出现的重要信息，由海马有选择性地将相关信息通过前额叶皮层纤维传递到新皮层进行储存，形成长期记忆。短期记忆可能是神经细胞兴奋产生生物电活动而形成的反响震荡，而长期记忆与大脑皮层内神经细胞的化学作用和结构变化有关，比如S100酸性蛋白与钙及效应蛋白结合，形成的蛋白复合体可能参与长期记忆。据相关研究所示，一个人的大脑记忆功能如果被全部开发出来，可以将地球上最大的图书馆藏书内容全部记下来。

由以上介绍可见，记忆与海马、前额叶、新纹状体及大脑皮层密切相关，记忆力与神经组织之间形成的有效神经回路中神经信号的传递情况相关，也与大脑皮层参与长期记忆的神经细胞的结构和功能相关。儿童记忆力差，一般与参与记忆的大脑神经回路功能异常和神经信号传递异常有密切关联。

（2）儿童记忆障碍该如何治疗和改善

①中医外治法：记忆力差的孩子应该到专科医院进行记忆力评估，然后接受专业的中医针灸、穴位注射、穴位埋线等治疗，以通经活络，调和气血，醒脑开窍，促进神经突触的建立、有效神经回路的形成及神经递质的传递，改善神经信号的传递速度，逐渐增强记忆力，尤其是石学敏院士的"醒脑开窍"针刺疗法，效果显著。

②药物治疗：常用的增强记忆力的药物有改善神经递质传递的药物（如石杉碱甲、盐酸美金刚等）及改善神经细胞代谢的药物（如奥拉西坦、吡拉西坦等）。

③加强运动：大量的运动可以促进脑神经递质的分泌，改善记忆力，建议每天跳绳1000～2000个，或者进行30分钟的篮球运动。

④饮食调养：可以多吃一些富含卵磷脂、不饱和脂肪酸及蛋白质的食物，如瘦肉、蛋黄、豆制品、坚果、深海鱼等。

⑤进行记忆训练：除积极治疗、改善记忆力外，日常生活中也可以根据大脑记忆的特点和规律进行相应的记忆训练。大脑的记忆能力与状态密切相关，当人们处于好奇、期待、紧张、兴奋、喜悦、饥饿、寒冷状态，或走动时，记忆力会增强，因此儿童的学习应在开心的状态下进行，要让儿童对所学的知识感兴趣，保持些许的兴奋、好奇，最好在吃饭前进行，房间的温度要偏低，走动时记忆比坐着记忆的效果好。

在日常生活中我们亲身经历或体验过的事情非常容易记牢，能够轻易回想起来，我们一般称之为经验记忆。纯粹的知识记忆因为缺少契机而难以回想起来，因此可以通过联想记忆法来提高记忆效果，也就是把需要记忆的知识内容与自己的经验或经历关联在一起，比如"西汉时期发明了造纸术"这个知识点，可以通过与生活中的经验相联系，用"纸巾吸汗"进行联想记忆，这样很容易就能记住"西汉"时期发明了造纸术。

另外，可以将需要记忆的知识点转化为图形或者画面来让儿童进行记忆，还可以通过听觉途径和触觉途径来促进记忆，用读出声、听录音或者用笔写的方法，通过多路径刺激海马，以达到增强记忆的效果。

⑥合理安排学习时间：想要把短期记忆变成长期记忆需要对大脑进行重复刺激，根据遗忘曲线科学安排复习时间，一般要连续3天重复记忆，然后间隔一周和两周分别进行重复记忆，30天以后再复习一遍，这样在1个月内重复记忆了6遍，就可以将短期记忆转变为长期记忆。另外，在理解的基础上记忆更容易记牢。

人的大脑一般在以下4个时间节点的记忆力较强，分别是早上6：00～7：00、

8：00 ～ 10：00，晚上 8：00 ～ 10：00，以及睡前 1 小时，其中睡前 1 小时的记忆效果最佳，记住的知识可以在入睡后在大脑海马进行进一步的整理和巩固。

微信扫描二维码
看医学专家解答视频

124

孩子记忆力差导致学习困难，如何提升记忆力？

学习困难是由多种原因导致的，要根据不同原因采用不同的干预方式。许多孩子的学习困难是由记忆力差引起的，主要表现为两种形式：一种是记忆困难，记不住，别人半小时就能记住的内容，这些孩子需要三四个小时才能记住，这种情况的出现可能与大脑海马功能差有关；另一种是今天记住明天忘，前脚记住后脚忘，这可能与大脑前额叶皮层、颞叶海马发育异常，或是神经传导异常有关。

孩子记忆力差导致学习困难怎么办？

我们先来了解一下什么是记忆力：记忆力是识别、保持、再认知和重现客观事物反映的内容和经验的能力。记忆代表着一个人对过去活动、感受、经验的印象累积。可想而知，记忆力差是学习困难的重要因素之一。当孩子出现记忆力差的问题时，盲目地让孩子死记硬背，甚至责骂，不但帮助不了孩子，反而会造成孩子反感、抵触，甚至焦虑，结果适得其反，大人、孩子都很痛苦。

如果家长发现孩子因为记忆力差引起了学习困难，应该及时寻求专科医院医生的帮助，通过专业医生的评估检查，确定导致记忆力差的原因，并制订个性化治疗方案，这其中包括西药治疗、中药治疗、中医经络治疗、行为疗法、技能训练等，从不同角度达到增强记忆力的目的。治疗期间家长和老师应予以积极配合。

下面从 4 个方面介绍一下提升记忆力的方法。

（1）临床治疗

①中医治疗：针灸疗法可通过刺激经络起到安神益智、调神醒脑的作用，帮助孩子提高记忆力。临床辨证后还可使用汤药或中成药，如安神补脑液、复方苁蓉益智胶囊等，改善脑部血液循环，健脑增智，增强记忆力。

②西药治疗：常用的西药有奥拉西坦、吡拉西坦、脑活素、石杉碱甲等，可促进脑细胞代谢，提高记忆力。遵医嘱口服磷脂酰丝氨酸、谷氨酰胺、焦谷氨酸等，有助于改善细胞功能，加强信息交流，加速大脑处理问题的进程，提高记忆力。

（2）康复训练

①认知行为训练：通过改变儿童的负面思维和行动模式减轻孩子的心理问题，制定正确的学习策略，提升记忆技巧。

②感觉统合训练：通过感官刺激，如触觉、平衡觉、视觉、本体感觉刺激等，提升记忆力。

③专注力训练：专注力和记忆力是相辅相成的，专注力越强，记忆力越好。

（3）生活方面

①健康饮食：健康饮食对大脑的健康和记忆力的增强至关重要，可适当多吃富含 ω–3 脂肪酸和维生素的食物，如新鲜水果、蔬菜、全谷物、坚果等。

②保证充足的睡眠：睡眠好是增强记忆力的起点，让身体处于良好的状态有助于提高记忆力。

③定期运动：快走、慢跑、游泳、瑜伽等运动通过刺激大脑皮层，加强神经元之间的连接，促进大脑细胞的自我更新，提升记忆力。

④进行专注力练习：通过冥想、深呼吸等方式提高专注力，减少焦虑等负面情绪，有助于提升记忆力。

（4）学习方面

①养成良好的学习习惯：合理安排学习时间，避免一次性学习过多内容，可分段复习重点知识。

②多做笔记：将学习内容总结成笔记，有助于加深记忆。

③多做练习题：通过做练习题可以加深对知识的理解和记忆。

④增加阅读量：多阅读可增加词汇量，锻炼理解能力，有助于提高记忆力。

⑤制作记忆卡片：将需要记忆的内容写在卡片上，随身携带，随时复习。

⑥使用"记忆宫殿"法：这是一种常用的记忆技巧，即把需要记忆的内容与熟悉的场景联系起来，帮助记忆。

⑦分解任务：将学习任务分解后再逐个完成，这样有助于集中注意力，减轻压力，并提高记忆力。

微信扫描二维码
看医学专家解答视频

125

情绪障碍导致的学习困难该如何治疗？

少年正处于生理、心理发展变化较快的时期，他们的思维、心智、情感与成年人相比往往有一定差距，可能还无法很好地表达自己的情绪，遇到困难或者挫折时，往往难以很好地进行处理，这就容易导致他们出现情绪障碍问题。情绪障碍又称为心境障碍或者情感障碍，少年情绪障碍是指发生在少年时期的，以焦虑、抑郁、强迫等为主的精神疾病，是一种比较严重的心理障碍，如果没有得到及时、有效的调整和治疗，容易对他们的成长造成严重的伤害。

少年时期也是学习的关键期，在这段时期，孩子的主要任务是在学校学习，为成年后步入社会进行知识和技能的储备。然而，当他们因为各种原因，比如遗传因素、人际因素、家庭因素、性格因素等而出现情绪障碍时，对他们的学习往往会造成非常大的阻碍，甚至会造成学习困难。

因此，一旦少年出现情绪问题，比如易怒、易悲伤、易焦虑不安等，父母就

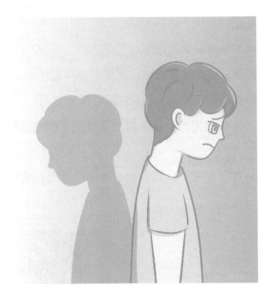

要高度重视，尽早带孩子到医院进行专业的评估和治疗，同时在治疗过程中，父母要积极配合医生，帮助孩子度过人生中的重要时期，健康地成长。

下面介绍一下常用的治疗方法。

（1）心理干预

对于经医院评估为轻度情绪障碍的孩子，可以采用心理干预的方法来帮助他们走出困境。在心理干预的过程中，心理咨询师会根据孩子的情况采用相应的治疗措施。

①行为治疗：对于强迫症、恐怖症、焦虑症等，我们可以采用行为治疗的方法，而且往往能够在非常短的时间内看到效果。行为治疗包括系统脱敏法、暴露疗法、示范法等。例如，具体实施系统脱敏法时，首先建立焦虑的等级层次，然后让孩子学习放松或其他应对策略，并使用学习到的应对策略从第一等级开始，逐步克服各个等级的焦虑，最终完全克服焦虑症状。在这个过程中，父母需要和孩子一起配合医生将孩子的情况进行详细描述，以便制订出符合孩子情况的等级量表。

②认知行为疗法：孩子出现情绪障碍，可能是由一些不合理的认知导致的，比如"我这次没考好，我是一个很失败的人""没有同学会喜欢我，没有人愿意跟我玩""我必须每次考试都得第一"等，这些不合理的认知会导致孩子产生情绪和行为问题。在使用该疗法的过程中，心理咨询师会用专业的方法改变孩子的认知，从而改善孩子的情绪障碍。

③家庭治疗：孩子产生情绪障碍的一个比较常见的原因是家庭系统出现了问题。家庭治疗不是着重于分析孩子个人的内在心理构造与状态，而是将焦点放在家庭成员的互动与关系上，从家庭系统角度去解释孩子的行为与问题。孩子的改

变有赖于家庭整体的改变。家庭治疗需要全家人共同参与，与心理咨询师一起改变家庭文化系统，从而改善孩子的情绪障碍。

（2）西药治疗

当医院评估孩子的情绪障碍程度为中重度时，要通过心理干预配合药物治疗帮助孩子走出困境。治疗情绪障碍的孩子时，一定要先完善相关检查，明确诊断，采取针对性处理，常用的精神类药物有盐酸氟西汀胶囊、奥氮平片、丙戊酸钠缓释片等。在此特别提醒家长，用药时切记要根据医生的指导，从小剂量起步，密切关注孩子服药后的情况，遵医嘱调整用量，不擅自加减用量，不擅自停药。

（3）中医治疗

研究表明，中医在治疗少年情绪障碍方面也有显著疗效。目前常用的中医方法有中药穴位敷贴疗法、中医芳香疗法、针灸疗法、耳穴压豆疗法。在少年抑郁症的治疗上，中医积累了非常丰富的经验，注重辨证论治，针对精神抑郁、胸胁胀闷、善太息等症状，常用方剂为小柴胡汤、四逆散等。中医疗法对人体刺激性小，不良反应少，已被越来越多的患者接受。

少年情绪障碍的缓解和疗愈，将使他们处于平静、轻松、积极、愉悦的心境状态，进而促进他们将更多的心理能量用于学习。

126

孩子的哪些表现可能是感觉统合失调造成的？为什么做了 2 年感觉统合训练后效果不明显？

感觉统合就是人体在所处环境内有效利用自身的感官，从外界获取不同的感觉信息并输入大脑，而后大脑对输入信息进行加工处理并做出适应性反应的

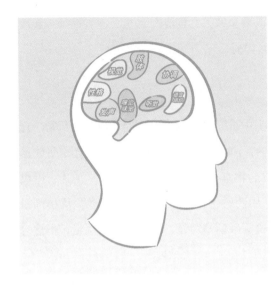

能力。我们俗称的"五感"（视、听、嗅、味、触），以及平衡觉、本体感觉等，都属于感觉。感觉统合不足或感觉统合失调就会影响大脑各功能区、感觉器官及身体的协调作用发挥，导致学习、生活等方面的问题。

　　感觉统合训练，简称"感统训练"，就是针对感觉统合功能异常的训练方法。

（1）感觉统合失调会导致儿童出现哪些表现

　　①视听感觉不良：不喜欢阅读，阅读时会漏字，写字时前后顺序颠倒。对别人说的话听而不闻，经常忘记老师说的话和布置的作业，上课注意力不集中，好动，不喜欢和别人说话，记忆力差，丢三落四。平时家长喊孩子的名字时孩子并不在意，以为与自己无关。

　　②过度敏感：容易紧张，胆小怕事，不合群，孤僻，挑食或偏食，害怕陌生环境，经常咬手指，爱哭，脾气暴躁，不喜欢被他人触碰。

　　③触觉迟钝：反应慢，动作迟缓，大脑分辨能力差。

　　④本体感觉失调：方向感差，动作不灵活、不协调，走路容易摔倒，不能像其他儿童一样会骑车、跳绳或拍球等。精细动作能力差，不会系鞋带、扣纽扣、用筷子，手工能力差。由于儿童总是顾忌身体如何行动，手脚不灵活，因此情绪经常处于紧张、焦虑状态，长此以往就会产生自卑感。

　　⑤平衡觉失调：好动不安，注意力不集中，比普通儿童更容易给家长添麻烦。容易摔跤，做事协调性差，对周围事物的兴趣逐渐减少。

　　感统训练的关键是同时给予儿童多种感觉刺激，并将这些刺激与运动相结合。训练的目的不是增强运动技能，而是改善大脑处理、组织并构成感觉资讯的功能。

感统训练不只是一种生理上的功能训练，更是一种协调心理、大脑和躯体三者之间相互关系的训练。感统训练能够促进孩子感觉系统的发育，增强孩子的自信心和自我控制能力。

（2）感觉统合训练效果不明显的原因

有的家长反映，感统训练做了 2 年，但效果不明显，这时需要从以下 6 个方面探讨原因。

①干预之前是否做了有效的评估：训练之前要对孩子的情况进行评估，明确孩子到底哪里存在问题，再有针对性地制订训练方案，这是感统训练有效的基础。

有些孩子在训练前没有进行准确的评估，但感统训练也有效果，这是因为感统失调后，几乎所有的环节都会存在不足，所以只要我们给予孩子正确的刺激，无论是否具有针对性，都会有激活的效果，但是这种效果在达到一定程度之后，就会停滞不前。

②训练的频次是否足够：有的孩子每周做一次感统训练，每次 1 小时，其余时间不再进行相关的训练，这样训练效果的提升必然是缓慢的。最理想的状态是坚持每天训练，如果无法每天到医院或专业机构训练，也可在家中进行。0 ～ 6 岁是孩子大脑高速发展的时期，抓住这个关键期训练，会有事半功倍的效果。

③训练的质量如何，是否达到标准：有些孩子虽然在做训练，频次也足够，也在做家庭训练，但是质量是不达标的，这样训练的效果也会打折扣。

④家庭成员是否配合：如果家长不加限制地让孩子使用电子产品，不为孩子创造和同龄玩伴玩耍的机会，让孩子长期待在室内不到户外玩耍，甚至帮助孩子穿衣、给孩子喂饭等，就会剥夺孩子自我成长的机会，不利于感觉统合的发展。

⑤是否做到了坚持训练：感统训练的实质就是通过多元、丰富、科学、持续、有针对性的刺激，让孩子的大脑和各大感觉系统在不断相互作用的过程中，实现感统能力的提高。这里面有一个关键词——持续。有些高阶功能的进步是需要多种功能协调的，就像盖房子打地基一样，所有基本条件完备了，更高阶的功能也就出现了，这是从量变到质变的过程，只有达到了一定量的积累，才能带来肉眼可见的质的变化。

⑥是否找对了参照物：每个孩子都是不一样的，每个孩子的感觉统合发展程度也是不一样的。我们应该用孩子现在的表现与 2 年前的表现做比较，而不是将孩子与周围的同龄人做比较。家长要看到孩子自身的发展和进步，不要给自己增添焦虑。

127

孩子厌学，逃学，染上了网瘾，需要接受心理治疗吗？

厌学，顾名思义就是讨厌学习，是由多种因素造成的一种情绪失调状态。孩子厌学的主要表现是把学习看成负担，被动地应付学习，或责任心不强，马虎草率，或行为散漫，经常旷课、迟到，甚至逃学。

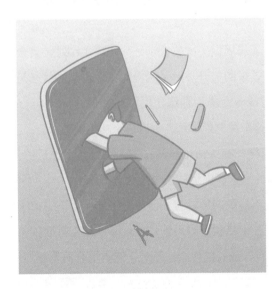

我们常说的"网瘾"指的是网络游戏障碍，是上网者由于长时间、习惯性地沉浸在网络时空当中，对互联网产生强烈的依赖，以至于达到了痴迷的程度而难以自我解脱的行为状态和心理状态。

厌学和网瘾往往被联系在一起，好像厌学就是因为网瘾产生的。其实，这是学生在学习期间遇到的两个不同的问题，这两个问题会相互促进，相互转化，但也能够单独存在，比如有网瘾的孩子并不是都厌学。

（1）孩子厌学，逃学，染上网瘾，可能与哪些因素有关

①孩子的自控力差，学习专注力差，学习效率低，经不起批评，受不了挫折。

②学校老师看到孩子成绩下降、逃课，总是批评孩子。

③没有学习目标与学习计划，没有学习动力，没有学习兴趣。

④孩子厌学后，旺盛的精力转移到了手机、游戏上。

（2）为什么要进行心理治疗

孩子沉迷于虚拟世界，家长就会批评指责，孩子叛逆后心理压力增大，如果得不到疏解，久而久之就会出现心理精神问题，甚至会通过自残来伤害自己的身体，以此发泄内心的情绪。因此，对于厌学、逃学和染上网瘾的孩子，心理治疗是一个重要的环节。心理治疗的主要作用分述如下：

①心理治疗可以帮助孩子和家长了解这些问题背后的原因，并提供有效的解决方案。通过与专业心理医生或治疗师进行交流，孩子可以获得支持和指导，更好地应对厌学、逃学和网瘾等问题。

②心理治疗可以帮助孩子发展更好的自我意识和情感管理能力，这些能力有助于孩子更好地缓解压力，改善焦虑、抑郁等负面情绪，从而提高学习效率和生活质量。

③心理治疗还可以帮助家庭成员建立更好的沟通和互动模式。家庭成员之间的支持和理解是孩子健康成长的重要因素，通过心理治疗，家庭成员可以更好地了解彼此的需求和感受，从而建立更加和谐的家庭关系。

需要注意的是，心理治疗并不是解决所有问题的唯一方法，在某些情况下可能需要结合其他治疗方法，如药物治疗、行为疗法等。此外，家庭、学校和社会也需要共同努力，为孩子提供更好的学习和生活环境，帮助他们更好地成长和发展。

【案例】

患儿男，11岁，山西人，五年级学生，以注意力不集中3年，厌学3个月为主诉就诊。3年前（二年级）家长发现孩子注意力不集中，易分心走神，做作业拖拉，常抄错字或漏字，不能静坐，小动作多，学习成绩一般，因为近 3 年上网课较多，孩子逐渐开始迷恋手机游戏、短视频，3 个月前开始不想去学校，上课听不懂、不想听，觉得老师讲课枯燥乏味，作业基本不做，只对玩手机有兴趣，烦躁易怒，舌尖红，脉弦数。根据孩子的病史，结合各项测评结果，综合考虑诊断为注意缺陷多动障碍伴网络游戏障碍、厌学，制订的综合治疗方案是用针灸疗法通经活络、醒脑开窍，用物理仪器治疗提升注意力，通过口服中药滋肾平肝、宁神益智，再配合心理疏导。医生嘱咐家长要帮助孩子戒除网瘾等不良习惯，建立良好的心理状态；应以启发、引导和鼓励为主，维护孩子的自尊心，培养孩子的自信心；避免恐吓、训斥孩子，不能用言语刺激，也不能与孩子争执，应多进行正面教育和引导，并与学校老师充分沟通，在孩子的教育问题上达成一致，进行医生、家长、学校老师、儿童四位一体的全方位治疗。治疗 1 个疗程后，孩子逐渐远离了手机，注意力有所改善，再治疗 2 个疗程后，孩子的专注力基本达到了同龄孩子的水平，能认真完成作业了。

128

孩子为什么会染上网瘾？通过心理咨询能帮助孩子戒除网瘾吗？

网瘾是指上网者长时间和习惯性沉浸在网络中，对互联网产生强烈的依赖，达到了痴迷的程度，进而难以自主摆脱网络的心理状态。

（1）孩子网络成瘾的主要原因

①家庭支持系统缺失：如果父母的夫妻关系存在问题，导致父母没有将心思放在孩子身上，或者父母忙于工作，不懂得如何教养孩子，会导致青少年与父母

之间缺乏心理沟通和情感交流，青少年只能通过网络寻求情感支持。

②青春期影响：青春期是孩子自我同一性发展的重要阶段，自我意识增强及心理发展不平衡等使青少年感到痛苦而迷茫。如果家长不懂得如何引导孩子，孩子就会到网络上寻求解决方法，进而导致网络成瘾。

③社会压力：青少年面临较多的压力，如升学、就业、家长期望等，如果青少年没有学到缓解压力的方法，就会通过网络逃避问题、转移压力。

④人格发展不健全：如果青少年在成长的过程中有较多的心理创伤，就会导致人格发展不健全，如缺乏安全感、恐惧、焦虑、对立违抗、缺乏自信心等。人格发展不健全会导致青少年出现较多空虚、挫败、迷茫的情绪反应，青少年会逃进网络世界，避免接触让自己产生负面情绪的现实情境，进而导致网络成瘾。

通过系统的心理咨询和综合干预，可以让染上网瘾的孩子变为学习优秀的孩子。下面通过一个真实案例来解读如何通过心理咨询帮助因为心理问题染上网瘾的孩子戒除网瘾，变成学习优秀的孩子。

（2）案例分析

患儿男，13 岁，初一学生，有一个同母异父的妹妹。父母在他 5 岁时离异，母亲再婚，有一个 3 岁的女儿，父亲一直未婚。目前男孩由父亲监护单独抚养，和父亲一起居住。父亲自己开公司，上班时间较为自由。男孩的父亲觉得自己没有给孩子一个完整的家庭，从而心生愧疚，对男孩提出的要求都尽量满足，但父亲性格强势，经常指责、说教，对男孩既溺爱又常批评，两人关系不佳。

男孩因为长期和父亲生活在一起，缺乏母亲的影响，但他对母亲又十分依恋，性格较为内向，不善与人交流，同时由于爸爸的溺爱，生活条件较为优越，逐渐养成了遇事退缩不前，寻求家人保护的习惯。

男孩在六年级的暑假时有了自己的手机，接触到了网络游戏，逐渐沉迷其中。最初男孩会上课睡觉，垂头丧气，学习成绩明显下滑，后期逐渐发展为厌学，装病不愿上学。男孩在班里几乎没有朋友，班内同学反馈，只有和他聊起游戏时他才会愿意多说一些，遇到老师训斥时他往往会选择沉默对抗，但若触碰他的痛点，他的情绪会十分激动，甚至和老师起冲突，班主任开导过几次但效果不明显。男孩无明显自伤、自残迹象。

男孩平时不愿意出门，喜欢待在自己的卧室里，窗帘紧闭，平时的吃饭时间不固定，作息黑白颠倒，身体素质较差，不敢与别人搭话，在家时无法无天，心情好的时候会哄父亲，心情不好的时候会随时发脾气，如摔东西、撞门等，情绪状态极不稳定。

心理咨询的目标主要有以下 5 点：

①建立信任的咨访关系，先成为知心朋友，后成为人生导师。

②激发男孩的改变动机。

③设定解除网络游戏成瘾机制。

④深度解决男孩的原生家庭创伤问题，补齐人格缺陷，打好健全的人格基础。

⑤找到并解决男孩在学习过程中遇到的心理困难，激发男孩的学习动机，教给小明与同学相处的方法，提升他对学习的适应性。

男孩的心理问题较为复杂，所以咨询师采用了较多心理咨询技术进行综合治疗，比如沙盘治疗、行为认知疗法、家庭治疗等。每一个治疗技术针对的问题点不同，我们截取其中一次治疗的过程进行讲解。

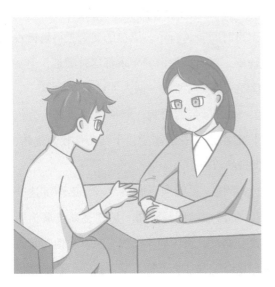

在第三次咨询的过程中，男孩在沙盘中摆放了一个很精致的房子，并将它布置成了家的样子。咨询师发现这是男孩成长过程中很重要的心理创伤，这个创伤是一种童年缺失，咨询师通过沙盘治疗和行为认知疗法，补齐了男孩的心理缺失。

咨询师："你觉得这个房子给了你什么样的感觉？"

男孩："我也说不出来，安全

吧，躺在里面很舒服。"

咨询师："你觉得这个房子的哪些东西，给你提供了安全的感觉？"

（男孩思考片刻。）

男孩："房子特别大，能够遮挡风雨。"

咨询师："那在你家里，谁能带给你这样的感觉呢？"

（男孩思考片刻。）

男孩："我觉得应该是爸爸和妈妈。"

咨询师："'应该'的意思是什么？"

男孩："就是我希望他们给我这种感觉，但实际上……"

（咨询师注意到男孩脸上开始出现悲伤的表情。）

咨询师："实际上是什么情况呢？"

男孩："我觉得很难过，很想哭。"

咨询师："宝贝，想哭就哭吧，老师陪着你呢。"

（男孩开始哭泣。）

男孩："我就是特别希望他们能够给我这种感觉，但是从小到大，爸爸整天批评我，妈妈不在身边，他们从来没有给过我这种感觉，我好难受。"

咨询师："宝贝，我听到你说从很小开始就希望爸爸妈妈给你温暖、安全和受保护的感觉，但是爸爸经常批评你，经常数落你很多事情做不好，又常年见不到妈妈，你觉得爸爸妈妈不爱你，觉得自己一直是孤单一人，遇到困难都是自己一个人扛，所以很伤心，是吗？"

男孩："对对对。"

咨询师借由沙盘呈现的画面，通过专业的提问，探清了男孩更深层次的心理困扰，在确定了这个困扰的内容后给予了温暖的共情。接着，咨询师通过家庭治疗，疏解男孩与父母的关系，重建爱的关系，并且通过行为认知疗法，引导男孩重新思考觉得父母不爱自己这个想法的真实性。经过一系列的心理干预，男孩发现其实父母一直都在爱着自己，只是自己并未从父母对待自己的方式中体会到爱意。咨询师引导男孩回忆从小到大有哪些体现父母爱自己的时刻，进一步帮助男孩巩固新的认知：父母是爱我的，我一直未曾缺失父母的爱。经过这一次的咨询，男孩的情绪有了很大好转，因为他压抑在潜意识中的童年创伤被修复了。男孩对游戏的成瘾程度逐渐下降，开始把更多的精力放到现实生活中。

又经过一系列的心理咨询，半年后男孩游戏成瘾的情况得到了彻底的解决，厌学行为没有再出现，学习成绩也有了较大的提升。